全国中医药行业高等教育"十三五"规划教材

全国高等中医药院校规划教材（第十版）

伤寒论研读

（供中医药类、中西医结合类、针灸推拿学等专业研究生用）

主　编

李宇航（北京中医药大学）

副主编

何新慧（上海中医药大学）　　　　李家庚（湖北中医药大学）
郁保生（湖南中医药大学）　　　　张国骏（天津中医药大学）
储全根（安徽中医药大学）　　　　谷　松（辽宁中医药大学）

编　委（以姓氏笔画为序）

王　军（长春中医药大学）　　　　朱西杰（宁夏医科大学）
乔　羽（黑龙江中医药大学）　　　刘　新（新疆医科大学）
刘英锋（江西中医药大学）　　　　李小会（陕西中医药大学）
李永民（河北北方学院）　　　　　杨　学（第二军医大学）
杨宏宝（广西中医药大学）　　　　何丽清（山西中医学院）
何赛萍（浙江中医药大学）　　　　张沁园（山东中医药大学）
张晓琳（云南中医学院）　　　　　陈　建（福建中医药大学）
罗广波（广州中医药大学）　　　　郑丰杰（北京中医药大学）
赵鸣芳（南京中医药大学）　　　　赵鲲鹏（甘肃中医药大学）
柯向梅（河北中医学院）　　　　　耿建国（首都医科大学）
钱占红（内蒙古医科大学）　　　　彭雪红（贵阳中医学院）
鲁法庭（成都中医药大学）　　　　谢忠礼（河南中医药大学）

秘　书

郑丰杰（北京中医药大学）

主　审

王庆国（北京中医药大学）

中国中医药出版社

·北　京·

图书在版编目（CIP）数据

伤寒论研读/李宇航主编 . —北京：中国中医药出版社，2016. 8（2021. 2 重印）

全国中医药行业高等教育"十三五"规划教材

ISBN 978-7-5132-2433-8

Ⅰ.①伤… Ⅱ.①李… Ⅲ.①《伤寒论》-研究-中医药院校-教材 Ⅳ.①R222.29

中国版本图书馆 CIP 数据核字（2016）第 048655 号

中国中医药出版社出版

北京经济技术开发区科创十三街 31 号院二区 8 号楼

邮政编码 100176

传真 010 64405721

河北省武强县画业有限责任公司印刷

各地新华书店经销

开本 850×1168 1/16 印张 18. 5 字数 433 千字

2016 年 8 月第 1 版 2021 年 2 月第 3 次印刷

书 号 ISBN 978-7-5132-2433-8

定价 51. 00 元

网址 www. cptcm. com

社长热线 010 64405720

购书热线 010 64065415 010 64065413

微信服务号 zgzyycbs

书店网址 csln. net/qksd/

官方微博 http：//e. weibo. com/cptcm

淘宝天猫网址 http：//zgzyycbs. tmall. com

全国中医药行业高等教育"十三五"规划教材

全国高等中医药院校规划教材（第十版）

专家指导委员会

许二平（河南中医药大学校长）

孙忠人（黑龙江中医药大学校长）

孙振霖（陕西中医药大学校长）

严世芸（上海中医药大学教授）

李灿东（福建中医药大学校长）

李金田（甘肃中医药大学校长）

余曙光（成都中医药大学校长）

宋柏林（长春中医药大学校长）

张欣霞（国家中医药管理局人事教育司师承继教处处长）

陈可冀（中国中医科学院研究员　中国科学院院士　国医大师）

范吉平（中国中医药出版社社长）

周仲瑛（南京中医药大学教授　国医大师）

周景玉（国家中医药管理局人事教育司综合协调处处长）

胡　刚（南京中医药大学校长）

徐安龙（北京中医药大学校长）

徐建光（上海中医药大学校长）

高树中（山东中医药大学校长）

高维娟（河北中医学院院长）

唐　农（广西中医药大学校长）

彭代银（安徽中医药大学校长）

路志正（中国中医科学院研究员　国医大师）

熊　磊（云南中医药大学校长）

戴爱国（湖南中医药大学校长）

秘　书　长

卢国慧（国家中医药管理局人事教育司司长）

范吉平（中国中医药出版社社长）

办公室主任

周景玉（国家中医药管理局人事教育司综合协调处处长）

李秀明（中国中医药出版社副社长）

李占永（中国中医药出版社副总编辑）

全国中医药行业高等教育"十三五"规划教材

编审专家组

组　长

王国强（国家卫生计生委副主任　国家中医药管理局局长）

副组长

张伯礼（中国工程院院士　天津中医药大学教授）

王志勇（国家中医药管理局副局长）

组　员

卢国慧（国家中医药管理局人事教育司司长）

严世芸（上海中医药大学教授）

吴勉华（南京中医药大学教授）

王之虹（长春中医药大学教授）

匡海学（黑龙江中医药大学教授）

刘红宁（江西中医药大学教授）

翟双庆（北京中医药大学教授）

胡鸿毅（上海中医药大学教授）

余曙光（成都中医药大学教授）

周桂桐（天津中医药大学教授）

石　岩（辽宁中医药大学教授）

黄必胜（湖北中医药大学教授）

前 言

为落实《国家中长期教育改革和发展规划纲要（2010–2020年）》《关于医教协同深化临床医学人才培养改革的意见》，适应新形势下我国中医药行业高等教育教学改革和中医药人才培养的需要，国家中医药管理局教材建设工作委员会办公室（以下简称"教材办"）、中国中医药出版社在国家中医药管理局领导下，在全国中医药行业高等教育规划教材专家指导委员会指导下，总结全国中医药行业历版教材特别是新世纪以来全国高等中医药院校规划教材建设的经验，制定了"'十三五'中医药教材改革工作方案"和"'十三五'中医药行业本科规划教材建设工作总体方案"，全面组织和规划了全国中医药行业高等教育"十三五"规划教材。鉴于由全国中医药行业主管部门主持编写的全国高等中医药院校规划教材目前已出版九版，为体现其系统性和传承性，本套教材在中国中医药教育史上称为第十版。

本套教材规划过程中，教材办认真听取了教育部中医学、中药学等专业教学指导委员会相关专家的意见，结合中医药教育教学一线教师的反馈意见，加强顶层设计和组织管理，在新世纪以来三版优秀教材的基础上，进一步明确了"正本清源，突出中医药特色，弘扬中医药优势，优化知识结构，做好基础课程和专业核心课程衔接"的建设目标，旨在适应新时期中医药教育事业发展和教学手段变革的需要，彰显现代中医药教育理念，在继承中创新，在发展中提高，打造符合中医药教育教学规律的经典教材。

本套教材建设过程中，教材办还聘请中医学、中药学、针灸推拿学三个专业德高望重的专家组成编审专家组，请他们参与主编确定，列席编写会议和定稿会议，对编写过程中遇到的问题提出指导性意见，参加教材间内容统筹、审读稿件等。

本套教材具有以下特点：

1. 加强顶层设计，强化中医经典地位

针对中医药人才成长的规律，正本清源，突出中医思维方式，体现中医药学科的人文特色和"读经典，做临床"的实践特点，突出中医理论在中医药教育教学和实践工作中的核心地位，与执业中医（药）师资格考试、中医住院医师规范化培训等工作对接，更具有针对性和实践性。

2. 精选编写队伍，汇集权威专家智慧

主编遴选严格按照程序进行，经过院校推荐、国家中医药管理局教材建设专家指导委员会专家评审、编审专家组认可后确定，确保公开、公平、公正。编委优先吸纳教学名师、学科带头人和一线优秀教师，集中了全国范围内各高等中医药院校的权威专家，确保了编写队伍的水平，体现了中医药行业规划教材的整体优势。

3. 突出精品意识，完善学科知识体系

结合教学实践环节的反馈意见，精心组织编写队伍进行编写大纲和样稿的讨论，要求每门教材立足专业需求,在保持内容稳定性、先进性、适用性的基础上,根据其在整个中医知识体系中的地位、学生知识结构和课程开设时间,突出本学科的教学重点,努力处理好继承与创新、理论与实践、基础与临床的关系。

4. 尝试形式创新,注重实践技能培养

为提升对学生实践技能的培养,配合高等中医药院校数字化教学的发展,更好地服务于中医药教学改革,本套教材在传承历版教材基本知识、基本理论、基本技能主体框架的基础上,将数字化作为重点建设目标,在中医药行业教育云平台的总体构架下,借助网络信息技术,为广大师生提供了丰富的教学资源和广阔的互动空间。

本套教材的建设,得到国家中医药管理局领导的指导与大力支持,凝聚了全国中医药行业高等教育工作者的集体智慧,体现了全国中医药行业齐心协力、求真务实的工作作风,代表了全国中医药行业为"十三五"期间中医药事业发展和人才培养所做的共同努力,谨向有关单位和个人致以衷心的感谢!希望本套教材的出版,能够对全国中医药行业高等教育教学的发展和中医药人才的培养产生积极的推动作用。

需要说明的是,尽管所有组织者与编写者竭尽心智,精益求精,本套教材仍有一定的提升空间,敬请各高等中医药院校广大师生提出宝贵意见和建议,以便今后修订和提高。

国家中医药管理局教材建设工作委员会办公室

中国中医药出版社

2016 年 6 月

编写说明

　　《伤寒论》是中医"四大经典"之一，历来都是中医教育的核心。研究生教材应该与学科建设、学科发展紧密结合，突出继承性、探索性和创新性，以提高研究生培养质量为宗旨。

　　本教材是由国家中医药管理局统一规划、宏观指导，国家中医药管理局教材办公室、中国中医药出版社具体组织，全国高等中医药院校联合编写，供中医药高等教育教学使用的系列教材之一，主要供全国高等中医药院校中医类专业硕士研究生及博士研究生使用，亦可供从事中医药或中西医结合的临床医师、教学人员、科研人员，以及自学中医者阅读参考。

　　作为研究生教材，本教材着力体现"连续性、层次性、递增性"的编写特点。

　　连续性：本教材在设计与编写中，既要考虑到与本科教材的衔接，又要尽量减少不必要的重复，注意保持与前一阶段《伤寒论》学习的连续性，由浅入深，由近及远，循序渐进。随着研究生学习消化能力的增强，简化人为加工程序，增加经典原汁原味内容。如对《伤寒论》中十篇398条原文的学习，在本科阶段是按证候归类或方证归类的方式来编排掌握；而研究生阶段的学习，则是在此基础上，依照《伤寒论》原版条文排列次序通读，从而便于全面领悟伤寒六经分证的整体布局、深刻体会条文及条文以外的含义，掌握《伤寒论》辨证论治精神实质。因此，建议阅读本教材应具有一定本科阶段《伤寒论》学习基础，或将本科生教材与本教材联合使用，二者结合，相得益彰。

　　层次性：研究生阶段的学习，要追踪伤寒学科研究进展，了解学科取得的研究成果。本教材着重引入了近30年来伤寒学科所取得的两大成果：一是《伤寒论校注》，这是20世纪80年代在卫生部、国家中医药管理局领导下，组织全国知名伤寒专家，历经10年所取得的《伤寒论》当代文献学研究成果，是《伤寒论》研究具有里程碑意义的成果，该成果20世纪90年代获国家中医药管理局科技进步二等奖。本教材的编写，充分展现《伤寒论校注》研究成果，全面收录宋本《伤寒论》原文815条，并加以导读或串解，以满足研究生阶段教学的需求。二是"经方现代应用的临床与基础研究"，这是中华中医药学会仲景学说分会老一辈伤寒学者带领全国各地同仁共同努力，历经30余年所取得的成果，该成果获2010年度国家科技进步二等奖。本教材编写，部分展现了"经方现代应用的临床与基础研究"成果，如教材中例举了在"古今接轨""病证结合"等学术思想指导下的经方现代临床应用范例，以启迪创新思路，提高读者经方临床拓展运用能力。

　　递增性：与本科教材相比，本教材扩增了大量的知识内容，主要体现在两个方面。一是广度，《伤寒论》原文从本科生教材的398条增至研究生教材的815条，使读者能够了解《伤寒论》十卷22篇的全部内容，包括辨脉法、平脉法、伤寒例、可与不可诸篇等。二是深度，本教材增加了《伤寒论》版本研究、398条条文组织排列意义、伤寒学术流派及其学术特点等内容，并增加《伤寒论》研究难点述要一章，对一些具有争议的问题，如六经气化学说、六经开阖枢等展开讨论，以增加研究生对历代伤寒论注家学术思想、学术争鸣的了解，提高研究生的研究创新能力。

编写体例：

1. 本教材《伤寒论》原文，以刘渡舟教授等点校的《伤寒论校注》为蓝本［刘渡舟，等. 伤寒论校注（修订版）. 人民卫生出版社，2013］，收录了该书所载宋本《伤寒论》十卷22篇的全部原文，以及各卷提要。

2. 为培养学生自学古典医籍的能力，《伤寒论》原文仍用繁体字。本书为横排，故将原文中之"右×味"改为"上×味"。

3.《伤寒论》全书原文按前四篇、中十篇、后八篇分别编号，即前四篇129条，中十篇398条，后八篇288条，合计815条。书中提及原文第××条，默认为中十篇。凡提及前四篇或后八篇条文号码，均加定语说明，以避免混淆。如前四篇第××条，后八篇第××条。

4. 本教材共分九章。第一章为《伤寒论》考证研究，主要包括张仲景事状、《伤寒论》考及《伤寒论》版本研究，以溯本求源；第二章至第四章依次对《伤寒论》前四篇、中十篇、后八篇《伤寒论》原文逐条导读或串解，有助于统观《伤寒论》全貌；第五章为《伤寒论》研究难点述要，包括六经气化学说、六经开阖枢及《伤寒论》397法研究等，以答疑解惑；第六章为伤寒学派及伤寒医家临证精要，选录历代伤寒医家共29位，展示其学术特点，以开阔视野。第七章介绍《伤寒论》经方现代临床应用思路与方法，并附有9个临床应用范例，以启发现代临床拓展应用思路。第八章为《伤寒论》类方归纳与拓展，介绍桂枝汤类、麻黄汤类、苓桂剂类、泻心汤类、白虎汤类、承气汤类、柴胡汤类、理中汤类、四逆汤类和杂方类等经方方剂群，收录《伤寒论》方81首，《金匮要略》方23首，后世医家方52首，从中体会经方临床配伍及衍化规律；第九章阐述仲景重视误治的学术思想并分析伤寒误治医案，对于指导临床应用具有重要现实意义。

5. 本教材列仲景原序于篇首；将宋本《伤寒论》全书815条原文分别按"前四篇""中十篇""后八篇"三部分编排条文索引，连同全书所涉方剂索引、参考书目等作为附录列于书后，便于查阅。

编写分工：第一章由谷松、王军、何丽清编写；第二章由何新慧、耿建国、李永民、杨学编写；第三章由李宇航、赵鸣芳、彭雪红、郑丰杰编写；第四章由李家庚、朱西杰、张晓琳编写；第五章由郁保生、陈建、李小会编写；第六章由郁保生、刘英锋、张沁园、赵鲲鹏、鲁法庭编写；第七章由储全根、刘新、柯向梅、罗广波编写；第八章、第九章由张国骏、何赛萍、谢忠礼、杨宏宝、乔羽编写。各章均由主编或副主编领衔撰写。条文索引、方剂索引由郑丰杰负责。

为保证教材质量，本教材还采用了主编、副主编交叉审稿的模式。具体分工如下：第一章、第九章由李宇航负责，第二章由郁保生负责，第三章由谷松负责，第四章、第六章由何新慧负责，第五章由李家庚负责，第七章由张国骏负责，第八章由储全根负责。

主编李宇航在秘书郑丰杰的协助下，完成全书的校改及统稿工作。

在本教材的审定过程中，钱超尘教授对第一章给予悉心指导，严格把关。王庆国教授对全书进行审阅，提出了精辟意见，保证了教材质量。在本教材的编写过程中，中国中医药出版社和全国高等中医药参编院校在人力、物力上给予了大力支持，在此一并表示衷心的感谢！

　　《伤寒论》研究生教材的编写，尚处于探索阶段。因此，本教材在编写过程中难免有诸多不足或错漏之处，敬请各教学单位、教学人员、广大读者及时提出宝贵意见，以便我们重印或再版时予以修改，使教材质量不断提高。

《伤寒论研读》编写组

2015 年 12 月

目　录

第九章 《伤寒论》重视误治的学术思想研究 243

傷寒卒病論集（张仲景原序）

　　論曰：餘每覽越人入虢之診，望齊侯之色，未嘗不慨然歎其才秀也。怪當今居世之士，曾不留神醫藥，精究方術，上以療君親之疾，下以救貧賤之厄，中以保身長全，以養其生。但競逐榮勢，企踵權豪，孜孜汲汲，惟名利是務；崇飾其末，忽棄其本，華其外而悴其內。皮之不存，毛將安附焉？卒然遭邪風之氣，嬰非常之疾，患及禍至，而方震慄，降志屈節，欽望巫祝，告窮歸天，束手受敗。賫百年之壽命，持至貴之重器，委付凡醫，恣其所措，咄嗟嗚呼！厥身已斃，神明消滅，變為異物，幽潛重泉，徒為啼泣。痛夫！舉世昏迷，莫能覺悟，不惜其命，若是輕生，彼何榮勢之云哉！而進不能愛人知人，退不能愛身知己，遇災值禍，身居厄地，蒙蒙昧昧，蠢若遊魂。哀乎！趨世之士，馳競浮華，不固根本，忘軀徇物，危若冰谷，至於是也。

　　余宗族素多，向餘二百，建安紀年以來，猶未十稔，其死亡者三分有二，傷寒十居其七。感往昔之淪喪，傷橫夭之莫救，乃勤求古訓，博采眾方，撰用《素問》《九卷》《八十一難》《陰陽大論》《胎臚藥錄》并《平脉辨證》，為《傷寒雜病論》，合十六卷。雖未能盡愈諸病，庶可以見病知源。若能尋余所集，思過半矣。

　　夫天布五行，以運萬類；人稟五常，以有五藏；經絡府俞，陰陽會通；玄冥幽微，變化難極。自非才高識妙，豈能探其理致哉！上古有神農、黃帝、岐伯、伯高、雷公、少俞、少師、仲文，中世有長桑、扁鵲，漢有公乘陽慶及倉公，下此以往，未之聞也。觀今之醫，不念思求經旨，以演其所知，各承家技，終始順舊，省疾問病，務在口給，相對斯須，便處湯藥。按寸不及尺，握手不及足；人迎趺陽，三部不參；動數發息，不滿五十。短期未知決診，九候曾無髣髴；明堂闕庭，盡不見察，所謂窺管而已。夫欲視死別生，實為難矣！

　　孔子云：生而知之者上，學則亞之。多聞博識，知之次也。余宿尚方術，請事斯語。

第一章　《伤寒论》考证研究

第一节　张仲景事状及《伤寒论》考

东汉张仲景所撰《伤寒论》（原名《伤寒杂病论》），是我国现存第一部理法方药完备、理论联系实际的医学经典著作，它较为系统地揭示了外感热病及内伤杂病的诊治规律，从而奠定了中医临床医学的基础。因张仲景对临床医学的卓越贡献，而被后世医家尊为医圣。

但由于史书无传，给张仲景事迹考证工作带来了很多困难。《晋书·皇甫谧列传》记载："华佗存精于独识，仲景垂妙于定方"，北宋·林亿等《伤寒论·序》记载："张仲景《汉书》无传，见《名医录》，云：南阳人，名机，仲景乃其字也。举孝廉，官至长沙太守，始受术于同郡张伯祖，时人言，识用精微过其师。所著论，其言精而奥，其法简而详，非浅闻寡见者所能及。"

一、仲景见仲宣时地考

张仲景，南阳人。《三国志·魏书·王粲传》记载：王粲，字仲宣，年十七（193 年）赴荆州襄阳见到张仲景。张仲景见王仲宣事，载于《太平御览》卷七二二《方术部》、卷七三九《疾病部》及皇甫谧《针灸甲乙经·序》。

《太平御览》卷七二二云："《何颙别传》曰：同郡张仲景，总角造颙，谓曰：君用思精而韵不高，后将为良医，卒如其言。颙先识独觉，言无虚发。王仲宣年十七，尝遇仲景。仲景曰：君有病，宜服五石汤，不治……后三十年当眉落。仲宣以其贯长也远，不治也。后至三十，疾果成，竟眉落，其精如此。仲景之方术，今传于世。"《太平御览》卷七三九云："《何颙别传》曰：张仲景过山阳王仲宣，谓曰：君体有病，后年三十当眉落。仲宣时年十七，以其言贯远，不治。后至三十果眉落。""过山阳王仲宣"，谓访问王仲宣也。两处所引基本相同，仅文字繁简略异。《何颙别传》已失传，但何颙确有其人，见《后汉书》卷九十七《党锢列传》之《何颙传》："何颙，字伯求，南阳襄乡人也"，"初，颙见曹操，叹曰：汉家将亡，安天下者，必此人也。"后所言皆中。何颙南阳人，与仲景同郡，是知《名医录》称仲景为南阳人无疑。以何颙预言曹操事业观之，对仲景在荆州遇仲宣之事，应确信无疑。

仲景遇仲宣，又见于皇甫谧《针灸甲乙经·序》。此序写于魏高贵乡公曹髦甘露三年（258 年），上距王仲宣之卒年（217 年）只有 42 年，《何颙别传》不知作于何时何人，而《针灸甲乙经·序》所载，则更为翔实："仲景见侍中王仲宣，时年二十余，谓曰：君有病，四十当眉落，眉落半年而死。令服五石汤可免。仲宣嫌其言忤，受汤勿服。居三日，见仲宣，谓曰：服汤否？仲宣曰：已服。仲景曰：色候固非服汤之胗，君何轻命也？仲宣犹不信。后二十年果眉落，后一百八十七日而死，终如其言。"

考王仲宣卒于建安二十二年（217年），《三国志》卷二十一《王粲传》："建安二十一年从征吴，二十二年春，道病卒，时年四十一。"《针灸甲乙经·序》记载"时年二十余"之"余"字，《医经正本书》引《甲乙经序》无"余"字。考《王粲传》及《针灸甲乙经·序》，仲景见仲宣时间，在仲宣二十岁，与《针灸甲乙经·序》所说"后二十年果眉落，后一百八十七日而死"时间吻合。二人相见地点在荆州之襄阳。仲景何时从南阳赴荆州，已难确考，然建安二年（197年）在荆州，已有史实可征。

总之，仲景遇王仲宣之事，对考证仲景撰著《伤寒杂病论》的时间、地点等，均具有重要意义。

二、仲景任长沙太守考

关于张仲景曾任长沙太守一说，范晔《后汉书》及陈寿《三国志》并未见此记载，此说始见于唐·甘伯宗《名医录》。北宋·林亿等校勘《伤寒论》时引入序言："举孝廉，官至长沙太守"，至明·赵开美《仲景全书·注解伤寒论》各卷卷首皆题以"汉长沙守张仲景述"，张仲景曾为长沙太守之名乃著。在部分地方志中也有相关记载，见明·崇祯年间《长沙府志》、清·康熙年间《长沙府志》以及明清时期《南阳府志》《邓州志》等。1981年在南阳医圣祠发现称两晋时期的碑刻，镌有"汉长沙太守医圣张仲景墓"十一字。

张仲景出任长沙太守的具体时间没有相关文献的明确记载，只能依靠现有文献推测。经学大师章太炎先生对此有过考证，见《章太炎全集·张仲景事状考》："仲宣终于建安二十二年，前二十年遇仲景，时建安二年也。《魏志》粲年十七，以西京扰乱，乃之荆州依刘表。仲景生南阳，仕为长沙太守。南阳、长沙，皆荆州部，故得与仲宣相遇。"考《后汉书·袁绍刘表列传第六十四下》："建安三年，长沙太守张羡率零陵、桂阳三郡畔表，表遣兵攻围，破羡，平之。"因知建安三年以前张羡为长沙太守。据《三国志·桓阶传》："后太祖（曹操）与袁绍相拒于官渡，表举州以应绍……会绍与太祖连战，军未得南，而表急攻羡，羡病死，城陷。"据此可以考知三事：一、张羡病死于官渡之战期间；二、"长沙复立其子怿"时间应在建安五年；三、长沙"城陷"，即刘表平叛时间应在"官渡之战"结束之前，也就是建安五年。

《伤寒论文献通考》中据此推断："是知平羡事至建安六年乃决，表安抚长沙，扩地千里。此时外逼于曹操，内长沙无郡守，约于建安七年刘表乃任仲景为长沙太守，而《后汉书》《三国志》失载。"参照"官渡之战"时间在建安五年，推知至少建安五年以前张仲景不得出任长沙太守，建安六年长沙局势已不可考，至建安七年长沙无太守在册，以兵祸连年史册失载之故。

章太炎先生在其《张仲景事状考》中提到："今谓仲景事何颙、依刘表、交王粲，所与游皆名士，疑其言行可称者众，不徒以医术著也。"东汉末年官制为"九品中正"，士大夫皆由门阀世族出。仲景可在"总角"之年得见何颙，其世族出身可知矣。所以其后"举孝廉"，乃至在建安七年左右受刘表任命"官至长沙太守"亦不足为奇。

综上所述，张仲景出任长沙太守的时间约在建安七年（202年）。

三、撰写《伤寒杂病论》时地考

张仲景在《伤寒杂病论·序》中有此叙述："余宗族素多，向余二百，建安纪年以来，犹未十稔，其死亡者三分有二，伤寒十居其七。感往昔之沦丧，伤横夭之莫救，乃勤求古训，博采众方，撰用《素问》《九卷》《八十一难》《阴阳大论》《胎胪药录》并《平脉辨证》，为《伤寒杂病论》，合十六卷。虽未能尽愈诸病，庶可以见病知源。若能寻余所集，思过半矣。"从"建安纪年以来，犹未十稔"可以看出建安十年是一个重要的时间节点，《伤寒杂病论》应成书于建安十年之后不久。

张仲景开始著书的时间则需要依据相关历史加以推敲。从前节已知，仲景见王仲宣在建安二年，仲景此时已在荆州襄阳，望侍中王仲宣而见其"未病"。建安三年，长沙太守张羡、张怿父子叛刘表，张羡于"官渡之战"期间本欲密谋投靠曹操，却被刘表趁曹操官渡战事吃紧无暇南顾而"急攻"，在这期间张羡病死，长沙人复自立其子张怿为郡守抵抗刘表，不久长沙"城陷"。至于张仲景任长沙太守具体时间则应在长沙局势已稳的建安七年左右，《伤寒杂病论》如在建安十年之后成书，则推知张仲景奉刘表之命出任长沙太守之后开始撰写此书的可能性较大。

依上述考证推断，《伤寒杂病论》一书主要的撰写时间在张仲景官居长沙太守任上，即建安七年至十年（202-205年）左右，主要撰写地点在长沙。

四、"仲景论广伊尹《汤液》"考

张仲景"勤求古训，博采众方"，总结了汉以前医家的理论体系，全面继承了伊尹《汤液经法》并加以扩展，才完成了《伤寒杂病论》的撰写。北宋·林亿等在《伤寒论·序》中载："晋·皇甫谧序《甲乙针经》云：伊尹以元圣之才，撰用神农本草以为《汤液》，汉·张仲景论广《汤液》，为十数卷，用之多验。近世太医令王叔和，撰次仲景遗论甚精，皆可施用。是仲景本伊尹之法，伊尹本神农之经，得不谓祖述大圣人之意乎?"

《汤液经法》相传为伊尹所著，班氏《汉书·艺文志》中载录有"《汤液经法》三十二卷"，此书在《隋书·经籍志》已不见记载。考《隋书·经籍志》主要依据南朝梁·阮孝绪《七录》和柳辩《隋大业正御书目录》而成书，据此知《汤液经法》一书在南朝齐梁之前已亡佚。

"仲景论广伊尹《汤液》"之说最早出自皇甫谧，其在《针灸甲乙经·序》中言："仲景论广伊尹《汤液》为数十卷，用之多验。"皇甫谧所在年代《汤液经法》一书尚且存世，皇甫谧曾阅读过该书。不但如此，皇甫谧还亲见了"王叔和撰次仲景遗论"，在与《汤液经法》对比之后得出结论——《伤寒杂病论》是在《汤液经法》基础上"论广"而成，"论"即阐释化裁，"广"即补充丰富。

南宋·王应麟《汉艺文志考证》中"《汤液经法》三十二卷"条下注云："皇甫谧曰：仲景论伊尹《汤液》为十数卷。"延续了皇甫氏说法。清·姚振宗《汉书艺文志条理》注曰："按后汉张机仲景或取是书论次十数卷也。"认为张仲景取用《汤液经法》为《伤寒杂病论》，并在"张仲景方十五卷"条下注："按王应麟《汉艺文志考证》引皇甫谧曰：仲景论伊尹《汤液》为数十卷。按汉志经方家有《汤液经法》三十二卷，仲景论定者，盖即是书。"得出结论认为皇甫谧所提到的"伊尹《汤液》"即是《汉书·艺文志》记载的《汤液经法》无疑。

无论"伊尹《汤液》"抑或是《汤液经法》，皆是汉以前的医学大成。张仲景在此基础上"撰用《素问》《九卷》《八十一难》《阴阳大论》《胎胪药录》，并《平脉辨证》"，成就了不朽的巨著《伤寒杂病论》。

五、《平脉》韵文成于西汉考

《伤寒论》之"平脉法"重点论述了平人之脉、四时平脉、阴阳相等之平脉等，并阐述了四时太过与不及之脉、脏腑阴阳乘侮之脉、百病错杂之脉等多种病脉。张仲景将"辨脉法""平脉法"列于《伤寒论》诸篇之首，为专论脉诊的重要篇章。但元末王履对这两篇的作者提出了质疑，他认为辨脉、平脉与可汗可下等诸篇为叔和之增入者。此后，自元至清又有黄仲理、方有执、喻嘉言、柯韵伯等亦附从此议。

钱超尘教授通过对"平脉法"中韵文的用韵特点进行分析，得出结论："平脉法"的韵文确实符合西汉时期的用韵特点，该篇为西汉时期的作品，非为王叔和增入。

（一）西汉时期的用韵特点

关于西汉时期的用韵特点，罗常培、周祖谟在《汉魏晋南北朝诗韵部演变研究》第一分册中以汉代韵文材料为主，辅以声训、音注材料，研究得出两汉的韵部阴阳入三类共 27 部。王力在《汉语语音史》"汉代音系"中认为"汉代声母和先秦声母一样，或者说变化不大"，"西汉音系和先秦音系相差不远，到东汉变化才较大"。汉韵的脂、微两部，真、文两部和质、术两部出现合韵的频率很高，几乎看不出每个韵部彼此的区别；鱼部和侯部、真部和元部、支部与歌部、东部与冬部等有经常合韵的现象，但还不足以合为一个韵部。

（二）用韵例举与归纳

下面例举"平脉法"中的两段文字，对其押韵情况进行考证，从而分析归纳"平脉法"中韵文的用韵特点。

1. 原文一：问曰：脉有三部，阴阳相乘（蒸），荣卫血气，在人体躬（冬）。呼吸出入，上下于中（冬）。因息游布，津液流通（东）。随时动作，效象形容（东）。春弦秋浮，冬沉夏洪（东）。察色观脉，大小不同（东）。一时之间，变无经常（阳），尺寸参差，或短或长（阳），上下乖错，或存或亡（阳）。病辄改易，进退低昂（阳），心迷意惑，动失纪纲（阳）。愿为具陈，令得分明（阳）。

本段为蒸、冬、东合韵，是汉韵特点。句式为四字句，起首一句不入韵，其后则严格遵循 OAOA 韵式（O 表无韵，A 表入韵），无一句失韵。韵位皆为韵脚，未见虚字脚。

2. 原文二：师曰：子之所问，道之根源（元）。脉有三部，尺寸及关（元），荣卫流行，不失衡铨（元）。肾沉心洪，肺浮肝弦（真）。此自经常，不失铢分（文）。出入升降，漏刻周旋（元）。水下百刻，一周循环（元）。当复寸口，虚实见焉（元）。变化相乘，阴阳相干（元）。风则浮虚，寒则牢坚（真）。沉潜水蓄，支饮急弦（真）。动则为痛，数则热烦（元）。设有不应，知变所缘（元）。三部不同，病各异端（元）。大过可怪，不及亦然（元）。邪不空见，终必有奸（元）。审察表里，三焦别焉（元）。知其所舍，消息诊看（元）。料度府藏，独见若神（真）。为子条记，传与贤人（真）。

本段真、元、文三部在先秦时期界限昭然，不得混用，然而三部合韵通押正是西汉韵之特点。清·段玉裁曾道："三百篇及群经、屈赋分用画然。"汉以后用韵过宽，真、文、元，三部可以合用。

从这两段入韵文字可以看出，"平脉法"当成于西汉，应该不是张仲景所写，而是他收录西汉《平脉》而著录于《伤寒论》，《伤寒论》原书有《平脉》一节是无疑义的。这与张仲景在《伤寒杂病论·序》中所述相吻："撰用《素问》《九卷》……并《平脉辨证》，为《伤寒杂病论》，合十六卷。"序中所说的《平脉》就是现在通行本《伤寒论》中的"平脉法"。但现在通行本中的"平脉法"有后人羼入的成分，如"平脉法"中有许多段落，见于《脉经》卷一。《脉经》卷五明确指出，上面两小段韵文出于"张仲景论脉"，这也就证明，上面两段韵文，出自仲景著作。

张仲景生于汉末，非常重视脉诊，在《伤寒杂病论》自序中，他严厉批评了那些不重视脉诊的医生；《伤寒论》六经病篇仲景以"辨××病脉证并治"为名，将脉诊置于辨证施治之前；在条文中，每每以脉诊辨主证、辨病位、辨病性，并用以阐述病机，指导治疗，判断预后。由此可知，仲景重视擅长脉诊，他在论著中对脉诊设专篇置于卷首并加以论述是合乎逻辑的，也是合乎情理的。

六、仲景著作散乱时间及叔和整理时间考

（一）仲景著作散乱时间

1. 张仲景的卒年　张仲景的卒年因无确切资料可考，只能根据现有历史资料进行推测。仲景卒年虽不可确考，但他长于王粲，少于曹操、刘表，却是事实。王粲卒于建安二十二年（217 年），刘表卒于建安十三年（208 年），曹操卒于建安二十五年正月庚子（220 年），则仲景卒于建安之末，当为可信。有的学者称仲景卒于建安二十四年（219 年），虽无确据，但仲景卒于建安最后三四年或两三年却较为可信。

2.《伤寒杂病论》成书时间　据《伤寒杂病论》仲景自序"建安纪年以来，犹未十稔……为《伤寒杂病论》合十六卷"推算，《伤寒杂病论》的成书时间当在建安十年（205年）前。

3.《伤寒杂病论》散乱时间　《伤寒杂病论》的成书时间当在建安十年前或更早些时，而张仲景卒于建安最后的三四年或两三年，这期间有十余年时间。仲景《伤寒论序》称此书"虽未能尽愈诸病，庶可以见病知源，若能寻余所集，思过半矣"，仲景视此书过于拱璧，形同生命，故在仲景健在的这十余年间，《伤寒杂病论》绝不致散乱，书籍必保存完好。这是情理中事，不需多作证明。

仲景的著作，散乱于他逝世后的几年间。仲景的著作没有丢失，而是散乱。其原因有二：一是由于书籍载体的原因，尽管汉代已发明了纸张，但是远远没有普及，简策作为当时最佳的文字载体，价廉易得，盛行于世。况且仲景生活的地方荆湘地带多竹，故可推测《伤寒杂病论》最初是写于竹简上的。《金匮要略方论序》："翰林学士王洙在馆阁日，于蠹简中得仲景《金匮玉函要略方》三卷。"所言即是一个佐证。由于竹简书的特性，因运输、多次翻阅，再加上虫蠹等多方面的原因，书中内容出现次序颠倒、丢失、字迹难辨等现象是不可避免的。二是由于战乱、兵火洗劫、传抄者众等原因，后来该书开始出现散乱。

（二）王叔和整理《伤寒杂病论》时间

1. 王叔和整理《伤寒杂病论》的有关记述　王叔和（170-255 年）对仲景著作进行了首次整理，一是编次整理仲景原书，二是《脉经》中转载引述。《伤寒例》曰："今搜采仲景旧

论，录其证候、诊脉声色、对病真方有神验者，拟防世急也。"搜采"二字即是《伤寒杂病论》一书出现散乱情况的明证。《脉经》约成书于 242 年，距《伤寒论》问世约晚 30 年。《脉经》卷七至九为《伤寒杂病论》最集中卷次，以"可"与"不可"之治法排列，收录了《伤寒论》236 条条文，其他篇章亦有散在的条文存在。《脉经·序》："仲景明审，亦候形证，一毫有疑，则考校以求验。"可知叔和对仲景知之甚详，甚或曾见过仲景，那么王氏肯定见到过《伤寒杂病论》散乱的版本，但王氏在《脉经》中不言书名，只以"张仲景"代之，在当时称为《张仲景方论》。纵观现存于世的秦汉以前之古籍书名，多有以姓氏称呼的习惯。惜乎《魏中经簿》《晋中经簿》等官藏书目俱失，无由考证。记之最早者，乃《隋书·经籍志》，名曰"《张仲景方》"。《旧唐书·经籍志》方明确指出："《张仲景药方》十五卷，王叔和撰。"

皇甫谧（215-282 年）在《针灸甲乙经·序》云："伊尹以亚圣之才，撰用《神农本草》以为《汤液》……仲景论广伊尹《汤液》为数十卷，用之多验。近代太医令王叔和撰次仲景遗论甚精，指事施用。""遗论"，显然是指仲景逝世后散乱于世的著作。考究"撰次"一词，即有编集、编纂之意，又有写作、记述之思。一层意思是指把仲景原著已经散乱的条文，进行收集整理，即"还原"整理，是针对王叔和整理编次的《张仲景方》而言；一层意思是指按照"可"与"不可"的类例进行重新编次，进行"深加工处理"，此处是针对《脉经》而言的。从其序中可知，它首次记载王叔和编次整理仲景著作，但是其序中未提及张仲景原书书名，也未提及王叔和撰次的书名。

北魏·张湛《养生要论》云："王叔和，性沉静，好著述，考核遗文，采摭群论，撰成《脉经》十卷。编次《张仲景方论》，编为三十六卷，大行于世。"此处"遗文"与皇甫谧所称"遗论"意思相同，定指张仲景原著后世散乱的条文无疑。整理的方法为"编次"，即按一定的顺序编排，此处是针对王叔和整理张仲景的著作而言，书名定为《张仲景方论》，卷数为三十六卷，至于书名、卷数与仲景原著相差很多，因未见后世流传本，原书面目已不可知。

根据上述史料，判定王叔和首次整理仲景遗著是没有任何疑义的，这也是目前大家比较统一的认识。

2. 王叔和整理张仲景著作的有利条件 首先，王叔和自己可能就见过张仲景。《针灸甲乙经·序》中记载，仲景见侍中王仲宣，时年二十余。其谓仲宣曰："君有病，四十当眉落，眉落半年而死，令服五石汤可免。仲宣嫌其言忤，受汤勿服……后二十年果眉落，后一百八十七日而死，终如其言。"余嘉锡先生于《四库辨证提要·金匮要略论注》中云，仲宣"见张仲景时年二十余，正是仲宣与其族兄凯入荆州依刘表之后，当是举族同行。使叔和果与仲宣同族，又与仲景弟子卫汛交游，当可亲见仲景"。另外，余氏认为："叔和与士安（皇甫谧字）同时，晋初已老，疑其得亲见仲景也。"如果余氏推断正确，那叔和就有机会了解仲景其人及其学术思想，也有机会接触到他全部的著作。

其次，王叔和可以通过仲景的学生卫汛收集到仲景全部的著作。《千金要方》卷二十六《食治篇》录《河东卫汛》记："高平王熙称食不欲杂，杂则或有所犯。有所犯者，或有所伤，或当时虽无灾苦，积久为人作患。"又《医心方》卷二十九《合检禁篇》引高平王熙（叔和）曰："食不欲杂，杂则或有所犯者，当时或无灾患，积久为人作疾。"这两段虽然辞有详略，但文义大同。因此知道卫汛所指王熙即为王叔和。余嘉锡先生认为："汛得引叔和语，则叔和与汛同时。"关于卫汛其人，《太平御览》卷七二二引《张仲景方序》曰："卫汛好医术，少师仲景，有才识，撰《四逆三部厥经》及《妇人胎藏经》《小儿颅囟方》三卷，皆行于世。"作为仲景弟子，卫汛必然是熟悉仲景学术思想和著作的。卫汛在自己的著作中引用了王叔和的话，说明两人不但为同时人，而且很可能见过面，王叔和的年龄还可能稍长于卫汛，卫汛才这样重视王叔和的观点。王叔和与卫汛既然有交往，并有学术上的交流，那么王叔和就可以通过卫汛了解仲景，搜集仲景的著作。

第三，魏文帝、魏明帝时期对社会治安和文化施行了一些积极措施。魏文帝喜好文学，重视文教，明帝继崇儒学，加上社会治安较建安时期颇有好转，客观上为书籍的整理撰次提供了较好的条件。王叔和于建安十八年就任魏太医令，无论从地位还是从条件上，都很有利于他搜集与整理仲景的全部著作。

3. 王叔和整理《伤寒杂病论》时间　皇甫谧《针灸甲乙经·序》云："近代太医令王叔和撰次仲景遗论……甘露中，吾病风。"皇甫谧所说的近代，是指什么年代？据巢元方《诸病源候论》引皇甫谧寒食散解散语："近世尚书何晏，耽声好色，始服此药。"记载曹魏尚书何晏为"近世尚书何晏"。由此可见，皇甫谧之所谓近代，是指曹魏，故其说近代太医令王叔和与近世尚书何晏都是指曹魏时人而言。《针灸甲乙经·序》中又提到"甘露"这年号。在三国时期，该年号出现过两次，一次是256-260年，魏高贵乡公曹髦用之；另一次是265-266年，吴归命侯孙皓用之。《晋书·皇甫谧传》中记载：谧上疏武帝"久婴笃疾，躯半不仁，右脚偏小，十有九载"，参考皇甫谧的卒年，可知皇甫氏患风痹病是在魏甘露年间，而其提到的"王叔和撰次仲景遗论"亦当是指魏甘露之前的事。

王叔和既为魏太医令，整理仲景之书又在甘露之前（258年），故知成书时间距仲景卒年应为39~40年。而实际上，叔和整理仲景著作的时间，可能要比258年早将近30年。在魏文帝曹丕黄初至魏明帝曹睿青龙三年以前这一段时间，明确地说是在220年（黄初元年）至235年（青龙三年）这十五六年时间之内。做出这个结论的根据是：第一，据《后汉书·王粲传》，王粲（字仲宣，汉末文学家）于建安元年（196年）至荆州投奔其祖父的学生刘表；建安十三年（208年）投归曹操，"辟为丞相掾，赐爵内关侯"；建安十八年（213年）"魏国既建"，拜为侍中。近代著名目录学家余嘉锡先生根据高平王氏之见于史传记载，认为"叔和既籍高平，又与仲宣为同时人，疑是其群从子弟"。王粲于建安元年到荆州，"当是举族同行"，即此时叔和就跟仲宣到了荆州。后于魏国建立时与仲宣同仕于魏，为魏太医令。依余氏的观点，王叔和应于建安十八年就担任了魏太医令的官职。这一年正在仲景卒年之前年，所以从时间上说，王叔和是可以从220年即开始从事仲景著作的整理工作。如果情况真是这样的话，应该说在叔和整理工作进行之时，仲景著作是完整无损、没有散佚的。第二，根据南朝·阮孝绪于梁·普通四年（523年）撰成的著名目录学著作《七录》。《七录》虽已亡佚，但《隋书·经籍志》主要是据《七录》及《隋大业正御书目录》而成，《隋书·经籍志》今存。《隋书·经籍志》云："梁有张仲景《辨伤寒》十卷。"《七录》是当时全国性的图书目录，阮氏称此书"天下之遗书秘记，庶几穷于是矣"。《七录序》云：《七录》是据齐·王俭《七志》、东晋·李充《晋元帝四部目录》、西晋·荀勖《晋中经簿》、魏·郑默《魏中经簿》等著名国家藏书目录而撰成的。《七录》既著录《辨伤寒》十卷，则知《七志》《晋元帝四部目录》《晋中经簿》亦必著录《辨伤寒》十卷。曹魏秘书郎郑默于魏明帝青龙三年（235年）撰成《魏中经簿》十四卷。距《魏中经簿》撰成之时间不久，西晋武帝秘书监荀勖根据《魏中经簿》的材料，撰成《晋中经簿》。李充《晋元帝四部目录》在《魏中经簿》《晋中经簿》的基础上，增加时人著述而成，王俭《七志》又收录上述三部目录图书，增加新撰而成。阮孝绪《七录》复收上述四部书目，增加时人新作而成。因而可以推知，《七录》中的《辨伤寒》十卷，溯其原始，必著录于《魏中经簿》中。则王叔和撰次之仲景遗著，至迟于魏明帝青龙三年已经整理完毕。如果从青龙三年算起，距仲景逝世，不过二十年上下，距仲景始撰《伤寒杂病论》的时间最多也只有三十二三年的时间。因此，叔和撰次之本与仲景原著最为接近。

若无王叔和之整理撰次，仲景书早就沉湮无闻。诚如宋臣林亿等所言："仲景《伤寒论》得显用于世，而不堕于地者，叔和之力也。"然其时印刷术尚未发明，医家抄录流传，遂多别本，今所传者为宋治平年间孙奇、高保衡等校定之书，其校定进呈序文中有曰："自仲景于今八百余年，惟叔和能学之。"其言颇得其实，而后之论者以为叔和变乱旧章，掺杂自己之说，使后人不复观仲景之面目，不知叔和为仲景之功臣，已为古今定论。所以，王叔和在《伤寒论》流传史上具有不可磨灭的功绩。

七、仲景《伤寒论》考

张仲景《伤寒杂病论》十六卷，首见于《伤寒杂病论》仲景自序，正史《隋书·经籍志》《旧唐书·经籍志》均未著录。自叔和整理编集仲景遗著后，在正史中，此书名为《张仲景方》，最早著录于《隋书·经籍志》，至唐末此书犹存。欲考仲景著作之流传、演变，必首先从《隋书·经籍志》入手。

（一）《隋书·经籍志》著录

仲景著作著录于《隋书·经籍志》。《隋书·经籍志》对仲景著作著录如下：

《张仲景方》十五卷。

《张仲景辨伤寒》十卷。

《张仲景评病要方》一卷。

《张仲景疗妇人方》二卷。

此四书合计二十八卷。但此二十八卷书不是同一层次、同一水平著作。也就是说，不是指仲景除《张仲景方》十五卷外，尚撰有《张仲景辨伤寒》十卷、《张仲景评病要方》一卷、《张仲景疗妇人方》二卷。后三种著作是医家从《张仲景方》十五卷中根据自己需要分别抄出，姑且定名，流传于社会，而被收入于《隋志》的。

"中经"指皇家宫廷内部书库收藏之书籍，意指宫廷内部收藏书籍的目录。《魏中经簿》成于魏明帝青龙三年（235 年），上距张仲景卒年最多 20 年左右。叔和整理撰次仲景遗文在 220-235 年之间，则《魏中经簿》极有可能著录张仲景著作。王叔和为魏太医令，其撰次书籍恰为宫廷所有，故《张仲景方》著录于《魏中经簿》属情理中事。《晋中经簿》因于《魏中经簿》，则《晋中经簿》载《张仲景方》等书必无疑义。

东晋穆帝著作郎李充于永和五年（349 年）撰成《晋元帝四部目录》。李充以后，又出现一些目录著作，其中尤以王俭（452-489 年）《七志》最为重要。《七志》在探讨《汉书·艺文志》至《隋书·经籍志》数百年古籍之流传存佚上，十分重要。《七志》是在《晋中经簿》《晋元帝四部目录》的基础上撰成的。《七志》虽亡，但其内容为《隋书·经籍志》所收录，《隋书·经籍志》已著录《张仲景方》十五卷、《张仲景辨伤寒》十卷、《张仲景评病要方》

NOTE

一卷、《张仲景疗妇人方》二卷，则《七志》著录仲景诸书，断然无疑。

综上所述，仲景著作著录于《隋书·经籍志》，而《隋书·经籍志》依《七录》而成；《七录》依王俭《七志》而成；《七志》依《晋元帝四部目录》而成；《晋元帝四部目录》依《晋中经簿》而成；《晋中经簿》依《魏中经簿》而成。仲景著作既已著录于《隋书·经籍志》，则可直接上溯于《晋中经簿》及《魏中经簿》，从而直接与王叔和之步武相接。

（二）《张仲景方》唐代犹存

《旧唐书·经籍志》成于唐末五代的后晋刘昫。刘昫所据之资料，全抄唐·毋煚《古今书录》。《古今书录》系据唐《群书四录》压缩而成。由于《旧唐书·经籍志》是抄录《古今书录》而成，所以它收书的时代下限仅至开元而止。在《旧唐书·经籍志》中仲景著作著录如下：

《张仲景药方》十五卷，王叔和撰。

在《隋书·经籍志》中称《张仲景方》十五卷，《旧唐书·经籍志》增"药"字，仍为十五卷，则《张仲景药方》即《张仲景方》。与《隋书·经籍志》相较，《旧唐书·经籍志》无《张仲景辨伤寒》十卷、《张仲景评病要方》一卷、《张仲景疗妇人方》二卷。

北宋·欧阳修等修《新唐书》，对唐代著作进行补充著录。《新唐书·艺文志》对仲景著作作了如下著录：

王叔和《张仲景药方》十五卷，又《伤寒卒病论》十卷。

《张仲景方》在考证仲景著作之流传演变上，至关重要。仲景著作从王叔和整理之时起，至北宋治平二年林亿、孙奇校定并颁行之时止，凡八百余年，传本歧出，书名互异。为考证仲景著作之流传，必须从《张仲景方》的流传演变入手，今综考医书及"史志"，《张仲景方》之著录，见于以下诸书：

1. 葛洪《肘后备急方》卷一第一和第三，提到书名为《张仲景诸要方》即《张仲景方》。
2. 又名《张仲景方》，见《太书御览》卷722。
3. 又名《张仲景方论》，见《太平御览》卷722。
4. 又名《张仲景方》，见《隋书·经籍志》。
5. 又名《张仲景药方》，见《旧唐书·经籍志》。
6. 又名《仲景要方》，见孙思邈《千金要方》卷九。
7. 《新唐书·艺文志》亦名《张仲景药方》。
8. 日本名医丹波康赖所撰《医心方》引张仲景著作计19条，皆云出自《张仲景方》。
9. 9世纪末日本藤原佐世奉敕编撰《本朝现在书目录》（后世通称《日本国现在书目录》）亦载《张仲景方》书名。

书名虽有小异，而内容则完全相同。余嘉锡指出："王叔和所编次者，为《张仲景药方》十五卷。"

综上所述，张仲景遗著经叔和整理，始著录于《隋书·经籍志》，复著录于《旧唐书·经籍志》与《新唐书·艺文志》，则《张仲景方》十五卷至隋、唐两代皆存而未佚。而《张仲景方》十五卷为王叔和整理，保留了《伤寒杂病论》的全部内容或主要内容。

（三）《张仲景方》析于五代

《宋史·艺文志》著录仲景著作如下：

《张仲景脉经》一卷。

又《五藏荣卫论》一卷。

《张仲景伤寒论》十卷。

《五藏论》一卷。

《金匮要略方》三卷，张仲景撰，王叔和集。

《张仲景疗黄经》一卷。

又《口齿论》一卷。

《金匮玉函经》八卷，王叔和集。

《宋史·艺文志》著录仲景著作凡八种二十六卷，无《张仲景药方》十五卷。经考证，《张仲景药方》十五卷未失传，而是在五代时离析为若干分册与若干卷。五代战乱频仍，文化遭受摧残；而在此时，刻板印书之术，得以扩大使用，书籍刻印较易，易于分化离析。《宋史·艺文志》著录的八种二十六卷，就是从《张仲景药方》中离析出来的，流传于社会，至北宋著录于《崇文总目》，继而又著录于《宋史·艺文志》的。

在清代钱侗《崇文总目辑释》中著录有从《张仲景方》中离析出来的书籍：

《金匮玉函要略》三卷，张仲景撰。

《五藏荣卫论》一卷，张仲景撰。

《五脏论》一卷，张仲景撰。

《伤寒论》十卷，张仲景撰，王叔和编。

《张仲景口齿论》一卷。

以上著录凡五种十六卷，较《宋史·艺文志》少《金匮玉函经》八卷、《张仲景脉经》一卷、《张仲景疗黄经》一卷。但由于《崇文总目》原书已佚，《崇文总目辑释》仅是辑录其残文，故较《宋史·艺文志》少三种十卷。从《崇文总目》之撰成，至北宋林亿、孙奇等校定《张仲景伤寒论》十卷、《金匮要略》三卷，《金匮玉函经》八卷，中间相隔二十三四年，此间图书未有遗失，则《崇文总目》原必著录《金匮玉函经》八卷无疑，可惜《崇文总目》原书已佚，不得述其著录详情了。

（四）《伤寒杂病论》存于《张仲景方》

仲景《伤寒杂病论》经魏太医令王叔和整理，名为《张仲景方》十五卷，著录于《隋书·经籍志》《旧唐书·经籍志》《新唐书·艺文志》。至五代后唐长兴三年（932年）以后，离析为八种26卷，著录于《宋史·艺文志》。因此，《张仲景方》十五卷是仲景遗著最早传本，最接近仲景《伤寒杂病论》原貌。

《张仲景方》十五卷，从《宋史·艺文志》著录的离析以后的篇卷观之，分为两大部分：一是《伤寒论》部分，即"张仲景《伤寒论》十卷""《金匮玉函经》八卷"。但从《隋书·经籍志》著录考察，"张仲景《伤寒论》十卷"早在《张仲景方》十五卷成书不久即已离析出来，单独传抄流行，时称《辨伤寒》。因此，《伤寒论》十卷在后来演变和流传过程中，已不包括在《张仲景方》十五卷内。但这绝不是说，它不是从《张仲景方》中离析出来的，而是因为它离析较早，单独流行，至宋犹存，所以著录于《宋史·艺文志》。至于《金匮玉函经》八卷，在后唐长兴三年被离析之前，一直是《张仲景方》的一个组成部分。二是《杂病》部分。这部分从《宋史·艺文志》考察，有下列篇卷：《张仲景脉经》一卷，《五藏荣卫论》一卷、《五藏论》一卷、《金匮要略方》三卷、《张仲景疗黄经》一卷、《口齿论》一卷，计八卷。上述两部分合起来即为《张仲景方》，虽卷数在传抄和离析中已与《张仲景方》稍有不同，但《张仲景方》包括伤寒和杂病两部分主要内容，是确切无疑的，断无疑义的。当然，各卷之间在内容上有所重复、交叉是难免的，但这对于《张仲景方》十五卷包括《伤寒杂病论》的全部内容，是没有任何影响的。

（五）《伤寒杂病论》结构

《伤寒杂病论》最原始整理之本为王叔和整理之《张仲景方》十五卷，最接近《伤寒杂病论》原貌，而此书于五代被离析，原貌已不可睹。但从《金匮要略序》《金匮玉函经》的结构上，尚可窥出《张仲景方》的原始结构；《张仲景方》的原始结构接近《伤寒杂病论》的大体面貌，则《伤寒杂病论》的结构大体可知。

《伤寒杂病论》的原始结构基本框架如下：

1. 《伤寒论》

2. 《杂病论》

3. 药方部分

① 《伤寒论》方居前

② 《杂病论》方居后

（六）关于《伤寒论》"可与不可"诸篇

宋本《伤寒论》卷七、卷八、卷九、卷十为"可与不可"，共八节。《金匮玉函经》卷五、卷六亦为"可与不可"，共十七节。两书中"可与不可"前，均有一段序文，其内容为："夫以为疾病至急，仓卒寻按，要者难得，故重集诸可与不可方治，比之三阴三阳篇中，此易见也。又时有不止是三阴三阳，出在诸可与不可中也。"共 56 字。

序文中的"三阴三阳"，即张仲景《伤寒论》中的"三阴三阳"，这些内容是按"六经"辨证方法撰写的。从《汉书》《三国志》等文献可以发现，在西汉至魏晋时期，"可"与"不可"的辨证方法和治疗手段被熟知和广泛运用，而"六经"辨证治病，尚未普及。据此推测，两书中的小序 56 字，当出自王叔和。

今传之宋本《伤寒论》系按三阳三阴顺序排列，这种结构方式在《脉经》中并不见痕迹。因可推知，按六经顺序排次经文，非《伤寒论》原始面貌。王肯堂《伤寒证治准绳》说："王叔和编次张仲景《伤寒论》立三阳三阴篇，其立三阳篇之例，凡仲景曰太阳病者入太阳篇，曰阳明病者入阳明篇，曰少阳病者入少阳篇，其立三阴篇亦根据三阳之例各如太阴、少阴、厥阴之名入其篇也。"说明《伤寒论》"三阴三阳"，即六经辨证结构，为王叔和编次《伤寒论》时而立。为方便医家临床应用，又排成"可"与"不可"附后。这样"比之三阴三阳篇中，此易见也"。他在编排"可与不可"条文时，同时把那些不属于"三阴三阳"内容的条文，只要是治法与"可"与"不可"治法相关的，也一并收录，即序言所谓"又时有不止是三阴三阳，出在诸可与不可中也"。

可见，《伤寒论》"三阴三阳"的编次结构始于王叔和整理，"可"与"不可"条文则是叔和整理仲景遗文时附在《伤寒论》之后，以方便临证查询。

第二节　《伤寒论》版本研究

一、宋本《伤寒论》版本研究

《伤寒杂病论》成书后不久，这部著作就开始散乱了。据考证，魏（晋）太医令王叔和三次整理编次《伤寒论》，第一次见《脉经》卷七、八、九，以卷七为重心；第二次整理为三阴三阳模式；第三次整理见《伤寒论》卷七第十五节至卷十第二十二节。梁·阮孝绪《辨伤寒》十卷上承两晋《辨伤寒》，见《小品方》残卷（日本秘藏部分残卷，1992 年，日本学者将其影印刊行，并附列了残卷的翻字和注释），下开隋本《伤寒论》及唐·孙思邈本《伤寒论》（见章太炎《伤寒论单论本题辞》，孙思邈本见《千金翼方》卷九卷十，荆南国末帝高继冲进献北宋朝廷者即隋本）。北宋嘉祐年间，朝廷设置校正医书局于编修院，令高保衡、孙奇、林亿等人校定《伤寒论》，分别于北宋治平二年（1065 年）刊刻大字本《伤寒论》及北宋元祐三年（1088 年）刊刻小字本《伤寒论》，史称"宋本《伤寒论》"。

（一）"宋本《伤寒论》"的成书及内容特征

1. 精选底本

北宋校正医书局选定五代十国之一的荆南国末主高继冲（942-973 年）于北宋开宝年间（968-976 年）进献并经编录的《伤寒论》为底本。据今所掌握的历史资料考知，此本传自唐本，宋本《伤寒论》卷七《辨可发汗》重出之 117 条服法"以能洩奔豚气也"之"洩"字系避李世民之"世"字的避讳字，此为全书"世"字回改之未尽者，于考查《伤寒论》在唐代流传，一字千金。

隋本上承南朝阮孝绪《七录》之"张仲景《辨伤寒》"十卷，阮孝绪《辨伤寒》十卷本上承陈延之《小品方》之"张仲景《辨伤寒》"九卷本，阮本与陈本皆来自同一祖本——《张仲景方》十五卷。《小品方》根据东晋初李充《晋元帝四部书目》而成，则高继冲本可追踪至王叔和编次之《张仲景方》十五卷，其来源堪称悠久矣。此书历代藏之书府，至北宋治平元年选为底本。宋本《伤寒论》卷数及篇数与高继冲本完全一致：高继冲进献本十卷二十二篇，治平本亦为十卷之数，内含二十二篇。林亿序云："今先校定张仲景《伤寒论》十卷，总二十二篇。"校定者于卷数篇数皆依底本之旧，无所更动。

2. 选定校本

校勘《伤寒论》选用如下各书为校本：《脉经》《千金翼方》《金匮玉函经》《千金要方》《外台秘要》《仲景杂方》及《本草》等，这仅是从林亿、孙奇等校语中查出的校本名称，至于林亿等在校语中用"诸本""一云"等语所概括的校本更多，已无法一一考其书名。

3. 删除重复之方

林亿序云："除复重，定有一百一十二方。"高继冲进献本重复之方较多，乃删重从简。观序文用"定"字，则 112 方之数，乃校正医书局孙奇、林亿等所定，其先不止此数。

4. 增加校勘文字与条文辨析

卷六第十二节"辨厥阴病脉证并治"下小注："厥利呕哕附。"其意是，将"厥利呕哕"

篇与厥阴病篇的内容合并到一起。这是孙奇、林亿等人所为。《金匮玉函经》卷四《辨厥阴病形证治第九》与《辨厥利呕哕病形证治第十》尚分为两篇。自成无己删去宋本诸小注及校勘语后，人们多不知宋本厥阴病篇之内容如此不相协的原因。继考孙奇、林亿等合所不当合之原因时发现，将此两篇合为一篇，不始于孙、林，孙思邈《千金翼方》卷十《厥阴病状第三》已经将《金匮玉函经》的两节合为一节。孙奇、林亿校定《伤寒论》时，曾以《千金翼方》为校本，受其影响而合之，但附小注以说明，为后人考证提供依据。

又如，卷四《辨太阳病脉证并治下》第141条"寒实结胸无热证者，与三物小陷胸汤，白散亦可服"，此条方证相悖，三物小陷胸汤与三物小白散寒热舛驰，条文必有误文。孙奇、林亿等注云："一云与三物小白散。"所校甚是。《千金翼方》卷九《太阳病用陷胸汤法》作"寒实结胸无热证者，与三物小白散"，无"陷胸汤"三字，《金匮玉函经》卷六亦作"与三物小白散"。用三物小陷胸汤治疗寒实结胸，古今医家异议蜂起。《伤寒总病论》此条下注云："小陷胸汤非也。"《章太炎全集》第8集《医论集·拟重刻古医书目序》指出："其林校《伤寒论》原本，则赵清常影宋所刻，日本安政三年所翻，其异于成无己注本者，卷首独有目录，方下独多叔和按语，又林氏以别本校勘者，成注本亦删去。余昔以《论》中寒实结胸与三物小陷胸汤，白散亦可服，寒热互歧，诸家不决。因检《千金翼方》所引，但作三物小白散，而林校所引别本，正与《千金翼方》同，由是宿疑冰释。今成注本删此校语，则终古疑滞矣。信乎稽古之士，宜得善本而读之也。"

5. 新增子目

所谓"子目"，指每卷前统计"证"与"法"的文字。子目对原文文字虽略有压缩，但与经文基本相同。子目价值巨大，可以考证"法数"与"方数"，亦可以考证宋本刊行后之增补条文等。成无己不明子目作用而删之，是以后人罕见之。

6. 严格区分"证""法"之别，首次确立397法概念

"证"者，无方剂之条文为"证"；"法"者，有方剂之条文为"法"。如《辨太阳病脉证并治第五》下小注云："合一十六法，方一十四首。"第1条子目云："太阳中风，阳浮阴弱，发热汗出，恶寒，鼻鸣干呕者，桂枝汤主之。第一。五味。"其下注云："前有太阳病一十一证。"考宋本《伤寒论》太阳上第1条至第11条皆无方，故谓之"证"。凡子目下注明此方有几味药诸条，皆属于"法"。这就为397法概念的确立奠定了理论基础。可用"有方曰法无方曰证"八字概括宋本《伤寒论》"法"与"方"的定义。"法"数与方剂数在理论上应该相等，但在实际上却不相等，因为重复出现的方剂不计算在法数之内。如《辨太阳病脉证并治上第五》下注云："合一十六法，方一十四首。"按照"有方曰法"的概念理解，方数与法数应当是对等关系，但实际不然。这是因为重复出现的方剂不统计在"法数"之中。比如《辨太阳病脉证并治上第五》子目："太阳病，头痛发热，汗出恶风者，桂枝汤主之。"下注云："用前第一方。"谓使用在第1条子目中出现的桂枝汤方。桂枝汤方无论出现几次，都按照1个方剂计数。今人将"证"与"法"统一标号，成397法，与北宋校正医书局设定"法"的原意不相一致。

7. 将112方分附有关"法"下

《伤寒论》原始结构为"条论于前，方汇于后"，即"前论后方"，至北宋校正医书局孙奇、林亿等校定《伤寒论》时才大规模调整方剂位置。考其来历，与孙思邈《千金翼方》对方剂位置的调整不无关系。《千金翼方》卷九序云："旧法方证,意义幽隐,乃令近智所迷,览之者造次难悟。中庸之士,绝而不思,故使闾里之中,岁致夭枉之痛,远想令人慨然无已。今以方证同条,比类相附,须有检讨,仓卒易知。"孙、林受孙思邈的启发影响是无疑的,但其"方证同条"的规模比孙思邈大,所用"以方附法"的方法亦有所不同。

8. 标明证数与法数

从卷二《辨太阳病脉证并治上第五》至卷十《辨发汗吐下后病脉证并治第二十二》每节题目之下皆注有"合×法,方×首",用以统计本节法数及方数,复在每方之下注明方序,如"方九""方十",等等。"方"字有时或省略。"方"字之有无,有规律存焉:凡经文有方药组成者标以"方"字,凡经文有证候而无方药组成者,省略"方"字,如第15条:"太阳病,下之后,其气上冲者,可与桂枝汤,方用前法。若不上冲者,不得与之。四。"此条无方剂组成,故只标序号,不写"方"字。这些细微处,显现北宋校正医书局制订校定方案之细密。古人著书之条例隐含于行文中,不像今人写于前言中。这些文字,皆校正医书局所增添。

9. 卷首载国子监牒文

孙奇、林亿《伤寒论·序》后附国子监牒文。署名者除高保衡、林亿、孙奇外,尚有朝廷高官范镇、赵概、曾公亮、韩琦等15人,反映出《伤寒论》之雕版刊行为朝廷高度重视。

10. 方下附王叔和按语

成无己删王叔和按语,造成许多疑滞,如成氏删141条王叔和按语,是为大谬。王叔和按语分为两大类,一类按语表示对《伤寒论》某些方剂是否为《伤寒论》所原有提出疑问,用"疑非仲景方""疑非仲景意"表示之;另一类按语是考察《伤寒论》某些方剂的来源与异同。

(1) 对某些方剂是否为《伤寒论》原方提出疑问 王叔和注语字形大小与经文同,而孙奇、林亿等校语皆为小字,因可考见前人对王叔和注语视与仲景同。王叔和注语见以下4条。①卷三《辨太阳病脉证并治中第六》第40条小青龙汤方下云:"且荛花不治利,麻黄主喘,今此语反之,疑非仲景意。"②卷三《辨太阳病脉证并治中第六》第68条芍药甘草附子汤方下云:"疑非仲景方。"③卷四《辨太阳病脉证并治中第七》第173条黄连汤方下云:"疑非仲景方。"④卷五《辨阳明病脉证并治第八》第233条蜜煎导方下云:"疑非仲景意,已试甚良。"

(2) 考察某些方剂来源与异同 见以下7条。①卷二《辨太阳病脉证并治上第五》第25条桂枝二麻黄一汤方云:"本云,桂枝汤二分,麻黄汤一分,合为二升,分再服。今合为一方,将息如前法。"②卷二《辨太阳病脉证并治上第五》第27条桂枝二越婢一汤方云:"本云,当裁为越婢汤、桂枝汤合之,饮一升。今合为一方,桂枝汤二分,越婢汤一分。"③卷三《辨太阳病脉证并治中第六》第103条大柴胡汤方云:"一方加大黄二两,若不加,恐不为大柴胡汤。"④卷四《辨太阳病脉证并治下第七》第146条柴胡桂枝汤方云:"本云,人参汤,作如桂枝法,加半夏、柴胡、黄芩,复如柴胡法。今用人参作半剂。"⑤卷四《辨太阳病脉证并治下第七》第157条生姜泻心汤云:"附子泻心汤,本云加附子。半夏泻心汤、甘草泻心汤,同体别名耳。生姜泻心汤,本云理中人参黄芩汤,去桂枝、术,加黄连并泻肝法。"⑥卷四《辨太阳病脉证并治下第七》第162条麻黄杏子甘草石膏汤方云:"本云黄耳杯。"⑦卷四《辨太阳病脉证并治下第七》第174条去桂加白术汤方云:"附子三枚,恐多也。虚弱家及产妇,宜减服之。"

NOTE

"本云"者，"原本云"之意；"原本"者，《伤寒论》原本也。"本云"不可理解为"原来这样说"等等。《金匮玉函经》作"本方"，误。

由于北宋校正医书局对高继冲进献本的结构、方剂位置诸多方面有所调整，校正医书局的定本《伤寒论》十卷与《辨伤寒》十卷已经不同，不同之处见上。上述宋臣之调整与改动，皆属于《伤寒论》原文与原方剂以外的变动，未改动经文与方剂。综览北宋校正医书局校定的《伤寒论》十卷，自孙奇、林亿等校定《伤寒论》后，传本歧出的局面结束，版本始定于一，成为后人学习《伤寒论》的标准本，故称宋本为"校定"之本。

宋本《伤寒论》的出现，在《伤寒论》的发展史上具有不可估量的意义。宋本《伤寒论》的校讫和颁行，结束了自王叔和以来八百年的传本歧出、经文讹衍倒夺时有出现的混乱局面，从此我国才有一个官定的《伤寒论》标准本。自北宋治平二年至今，又过了九百多年，宋本《伤寒论》以它隽美的刊刻、整齐的版式、精确的校勘而被无数校勘家和收藏家视为无上珍品。

1144 年（金皇统 4 年、南宋绍兴 14 年）成无己《注解伤寒论》刊行，该书注释详明，便于使用，逐渐取代无注释的大字本及小字本《伤寒论》，南宋及元，宋本《伤寒论》未再刊行。

（二）"宋本《伤寒论》"的流传

1. 明·赵开美翻刻"宋本《伤寒论》"

据考证，明万历二十七年（1599 年），江苏常熟著名藏书家赵开美刻行《仲景全书》，此书中包括金·成无己《注解伤寒论》十卷与《金匮要略》三卷。此两书刊成后，他得到一套单传孤本小字本《伤寒论》，并将此书刊行于《仲景全书》后，底本旋即亡佚。同时赵氏又将宋云公的《伤寒类证》也排入了此书。赵开美翻刻之《伤寒论》从字体、字距、行格、栏线，均逼真北宋元祐三年小字本《伤寒论》原刻古貌，人称赵开美辑刻《仲景全书·伤寒论》为"宋本伤寒论"，实乃明·赵开美刻本也。赵开美辑刻《仲景全书》共收书四部，计二十六卷：宋本《伤寒论》十卷、成无己《注解伤寒论》十卷、宋云公《伤寒类证》三卷、《金匮要略》三卷。

2. 明·赵开美翻刻"宋本《伤寒论》"流行途径

（1）传于清代，递传至今 据考证，赵开美翻刻之"宋本《伤寒论》"今世所存有 5 部，皆藏于中国，具体收藏情况如下：

①台湾故宫博物院文献大楼三楼善本书室一部（简称台湾故宫本）。清代咸丰、同治年间，医家姜问岐藏有一部，加盖"姜问岐印""秋农"（问岐字）两枚朱章，后为书商魏子敏购得，又卖给清末大藏书家徐坊。于民国时期，徐坊将此书交京师图书馆，后改为北平图书馆。1941 年由北平图书馆转移至美国国会图书馆，王重民在美国拍摄为缩微胶卷，今北京国家图书馆藏缩微胶卷一套。1965 年《仲景全书》回归台湾，今为台湾故宫博物院图书文献大楼保藏。

②中国中医科学院善本书室一部（简称中国中医科学院本）。清末张某收藏一部，书前钤盖"津沽张/氏藏善/本医书"，又一枚图章为"志刚藏书"，其藏书者或名"张志刚"。新中国成立后此书归"中央卫生研究院图书馆"保藏，今藏中国中医科学院图书馆。

③中国医科大学（沈阳）善本书室一部（简称中国医科大学本）。此部宋本《伤寒论》在

日本占领时期由日本收录于当时的东亚满洲医科大学，《刻仲景全书序》页有"满洲医科大学图书"八字方章、"东亚满洲医科大学"长形条章、"昭和10.11.8"椭圆形章。1955年由中国医科大学收藏，有"中国医科大学图书馆藏书1954.9.20"图章。"文化大革命"前此书一度由辽宁中医学院借藏，"文革"后归还中国医科大学图书馆。现存于沈阳中国医科大学图书馆。

④上海图书馆善本书室一部（简称上海图书馆本）。藏书家范行准藏有一部，乃从清末下传者，卷一首页《刻仲景全书序》第一行下端钤盖"栖芬室图书"，在《仲景全书目录》行下端钤盖"行准"朱章及"汤溪范氏/栖芬室所备医/史参考图书"长方朱章。

⑤上海中医药大学善本书室一部（简称上海中医药大学本）。此书并没有任何私人名章，收藏过程待考。

以上中国所藏5部宋本《伤寒论》皆为赵开美原刻本，文字略有小异。简言之，中国中医科学院本、上海中医药大学本、上海图书馆本为同一板木所刷印，有少许讹字，是为首刻本；台湾故宫本、中国医科大学（沈阳）本在首刻板板木上剜掉讹字，补以正字，加以刷印，谓为修刻本。

（2）传于日本国立公文书馆内阁文库，是为翻刻　据考证，日本内阁本（原藏日本枫山秘府，今藏内阁文库，简称"内阁本"或"秘府本"）系据赵开美原刻本翻刻，翻刻草率，几未校勘，如黑白书口交错、有墨钉、有讹字、卷四末页至卷十末页均无"世让堂/翻刻宋/版赵氏/家藏印"及"世让堂/翻宋本"诸木印牌记、卷十末无"长洲赵应期独刻"木印牌记，无《伤寒论后序》等，与中国所藏5部赵本区别甚多。据内阁本再行翻刻者有宽文本（1668年）、安政本（1856年）等。

附：宋本《伤寒论》篇目

翻刻宋板伤寒论原文（赵开美翻刻本有此九字）
卷第一
辨脉法　第一
平脉法　第二
卷第二
伤寒例　第三
辨痉湿暍脉证　第四
辨太阳病脉证并治上　第五
卷第三
辨太阳病脉证并治中　第六
卷第四
辨太阳病脉证并治下　第七
卷第五
辨阳明病脉证并治　第八
辨少阳病脉证并治　第九

编者注：宋本篇目原为"辨脉法""平脉法"等直至"辨发汗吐下后病脉证并治"，均无"第一""第二"直至"第二十二"字样，后为明确所指，而在各篇目之后依序而加。

二、关于《伤寒论校注》

20世纪80年代初，中共中央、国务院发出加强古籍整理研究的指示，卫生部于1982年制订出《中医古籍整理出版规划》，于同年6月在北京召开"中医古籍整理规划会议"，经过专家共同讨论，决定将包括《伤寒论》在内的十一部中医古籍作为卫生部部级重点中医古籍整理项目。其中，由北京中医药大学刘渡舟教授主编、钱超尘教授为副主编，于1991年6月由人民卫生出版社出版的《伤寒论校注》是"《伤寒论》整理研究"课题的成果之一。研究内容主要是考察版本、校勘文字、训注疑难、阐发奥义。

《伤寒论校注》是以北京图书馆馆藏的明·赵开美摹宋刻本《伤寒论》（缩微胶卷）为底本校注而成，这是自1599年赵开美刊行宋本《伤寒论》后第一次以赵开美本为底本而校注之本。每篇设"提要"，钩玄全篇大意宏旨。各条设"校注"，校勘做到了不遗不漏，详辨互异，校而有据，厘定是非；训注则正字形、明字音、训字义、解词句，书证允当，言必有据。所设"按语"对原文探微索奥，阐发义蕴，启人思悟，颇多精当。书末所附"校注后记"，文献丰富，考证翔实，卓识精到，有很高的学术水平。2013年人民卫生出版社重印此书，钱超尘教授对"校注后记"增补了许多新内容。

该书考证了宋本《伤寒论》源流，保留了宋本原貌，校正了赵开美摹刻本的一些讹字，考出了宋臣校勘的大部分引书，纠正了前人若干误注，补入了若干当注而前人未注之处，且第一次将子目收于书中。既汲取了历代研究成果，又体现了现代研究成就，荣获1992年度国家中医药管理局中医药科技进步奖二等奖。

  《伤寒论校注》出版后，被奉为当代学习研究《伤寒论》的标准本。近年出版的普通高等教育中医药类规划教材《伤寒论选读》、中医药高级参考丛书《伤寒论》以及《伤寒论语译》《白话伤寒论》等多部著作，原文皆以《伤寒论校注》为底本，并大量引用了其中的研究成果。另有一些著作文章则是在《伤寒论校注》研究基础上，在某一方面的深化与发展。将此书作为《伤寒论》底本的引用，涉及全国多所中医药院校，并引起日本、韩国等学者的关注和引用。

第二章　《伤寒论》前四篇 129 条导读

第一节　辨脉法第一（1~34 条）

> **提要：**
> 　　本篇 34 条。首先阐述了辨别脉象之大法：脉分阴阳。大、浮、数、动、滑，为阳脉；沉、涩、弱、弦、微，为阴脉，以此提出辨脉之纲。继而列举了阴结脉、阳结脉、浮脉、沉脉、促脉、结脉、动脉、弦脉、芤脉、革脉等诸多病脉之象及其所主之病；或在表、或在里、或为邪实、或为正虚、或正虚与邪实相兼、或病在气、或病在血、或病在脏、或病在腑。并以寸口脉和趺阳脉相互对比，亦体现"握手必及足"的诊脉方法及其临证意义。

　　問曰：脉有陰陽，何謂也？答曰：凡脉大、浮、數、動、滑，此名陽也；脉沉、濇、弱、弦、微，此名陰也。凡陰病見陽脉者生，陽病見陰脉者死。（1）

　　【导读】根据脉之阴阳推断疾病的预后。可分两段理解：

　　第一段："问曰：脉有阴阳者，何谓也？……此名阴也。"脉的变化虽多，但不外阴阳两大类，大、浮、数、动、滑五种脉象，较之平脉有余，故名为阳脉；沉、濇、弱、弦、微五种脉象，较之平脉不足，故名为阴脉。这种分类法，以阴阳作为辨脉的总纲，具有提纲挈领、执简驭繁的作用。

　　第二段："凡阴病见阳脉者生，阳病见阴脉者死。"了解阴阳的消长，可以判断正邪的盛衰和疾病的预后。阴病见阳脉，是正气旺盛，邪气转衰，正能胜邪，疾病向愈，故谓之生；阳病见阴脉，表明正虚邪盛，正不胜邪，预后不良，故谓之死。

　　問曰：脉有陽結[1]、陰結[2]者，何以別之？答曰：其脉浮而數，能食，不大便者，此為實，名曰陽結也，期十七日當劇。其脉沉而遲，不能食，身體重，大便反鞕，音硬下同。名曰陰結也，期十四日當劇。（2）

　　【词解】

　　[1] 阳结：因热盛而致大便不通，称之为阳结。

　　[2] 阴结：因寒盛而致大便不通，称之为阴结。

　　【导读】辨阳结阴结的脉证及预后。

　　阳结证，阳气偏亢而阴不足，故见脉浮数；阳盛消谷，故能食；阴不济阳，肠胃燥结，故大便秘结不通。阴结证，阴气偏盛而阳不足，故脉沉迟；阴盛故不能食而身重；阳不化阴，浊阴凝滞，故大便反硬。至于对预后日期的推断，临证当具体病情具体分析，不可机械看待。

　　問曰：病有洒淅惡寒[1]，而復發熱者何？答曰：陰脉不足，陽往從之；陽脉不足，陰往乘之。曰：何謂陽不足？答曰：假令寸口脉微，名曰陽不足，陰氣上入陽中，則洒淅惡寒也。曰：何謂陰不足？答曰：尺脉弱，名曰陰不足，陽氣下陷入陰中，則發熱也。（3）

【词解】

[1] 洒淅恶寒：洒淅（xiǎn xī），寒慄貌。形容恶寒如冷水洒到皮肤一样。

【导读】辨恶寒发热的脉象特点和病理机转。

因阴阳偏虚，相互从乘，故恶寒发热。寸口脉微，为阳不足，阳虚则阴往乘之，故洒淅恶寒。尺脉弱，为阴不足，阴虚而阳往从之，故发热。本条恶寒发热乃阴阳偏虚，与外感表病相似而实不同。

陽脉浮，一作微。陰脉弱者，則血虚，血虚則筋急也。其脉沉者，榮氣[1]微也。其脉浮，而汗出如流珠者，衛氣衰也。榮氣微者，加燒針[2]，則血留不行，更發熱而躁煩也。（4）

【词解】

[1] 荣气：即营气。

[2] 烧针：即火针。

【导读】辨营气微、血虚与卫气衰的脉证及误治后变证。

卫属阳主外，营属阴主内。卫气虚则阳浮于外，则脉浮而无力；卫不固外，故汗出如流珠。营气虚而阴弱于内，则阴脉沉而弱，营血不足，筋失濡养，故筋脉拘急。若误用火针治疗，则助阳而损阴，可出现更发热烦躁的变证。

脉藹藹如車蓋者[1]，名曰陽結也。一云秋脉。脉累累如循長竿者[2]，名曰陰結也。一云夏脉。脉瞥瞥如羹上肥者[3]，陽氣微也。脉縈縈如蜘蛛絲者[4]，陽氣衰也。一云陰氣。脉綿綿如瀉漆之絕者[5]，亡其血也。（5）

【词解】

[1] 脉蔼蔼如车盖者：蔼蔼（ǎi），茂盛之象，形容脉浮数中有上拥之象。

[2] 脉累累如循长竿者：累累，连连强直之象，形容脉沉迟中有坚涩之象。

[3] 脉瞥瞥如羹上肥者：瞥瞥（piē），空浮、轻浮之象，如羹上肥，即漂浮在菜汤中的浮油脂状，形容脉浮无根之状。

[4] 脉萦萦如蜘蛛丝者：萦萦（yíng），缠绕貌，如蜘蛛丝之细微，形容脉微细欲绝之状。

[5] 脉绵绵如泻漆之绝者：绵绵，微细、柔软而连续不断，如泻漆之绝，脉来前大后细，形容脉细弱之状。

【导读】辨阳结、阴结及阳气衰微、亡血等脉象特征。

本条借助实物形态来描述脉象，以使读者易于辨别掌握各脉特征。总之，实证的脉象盛而有力、有根，虚证的脉象弱而无力、无根，甚至摸不到。

脉來緩[1]，時一止復來者，名曰結。脉來數，時一止復來者，名曰促。一作縱。脉陽盛則促，陰盛則結，此皆病脉。（6）

【词解】

[1] 脉来缓：脉搏动的次数减少。

【导读】辨结脉与促脉及其病理机转。

结脉与促脉，均为有歇止之脉，但二脉性质不同。结脉是阴盛阳虚，阴气有余，阳虚不能与阴相续，故脉缓而时有歇止。促脉为阳盛阴虚，阳气有余，阴虚不能与阳相续，故脉促时有歇止。

陰陽相搏[1]，名曰動。陽動[2]則汗出，陰動[3]則發熱，形冷惡寒者，此三焦傷也。若數脉見於關上，上下無頭尾，如豆大，厥厥動搖[4]者，名曰動也。（7）

【词解】

[1] 阴阳相抟：抟（tuán），结合、聚集也。阴阳相抟，即阳气与阴气互相搏结。

[2] 阳动：寸口脉动。

[3] 阴动：尺部脉动。

[4] 厥厥动摇：形容动脉搏动的形象，似有根动摇而不移。

【导读】辨动脉的形象和病理机转。可分两段理解。

第一段："阴阳相抟……此三焦伤也。"讲动脉的病因与证候。动脉见于寸口者，寸口为阳，阳为阴乘，阳虚不能固外，故汗出；动脉见于尺中者，尺部为阴，阳陷于阴，阴虚则发热。若不汗出发热，反见形冷恶寒者，为三焦阳气受伤，不能通达温煦之故。

第二段："若数脉见于关上……名曰动也。"辨动脉的形象。动脉与数脉相类，但数脉三部俱见，动脉则或见于关上，或见于寸部，或见于尺部。动脉又与滑脉相似，但滑脉圆滑流利而不居，动脉则动而不移。

陽脉浮大而濡，陰脉浮大而濡，陰脉與陽脉同等者，名曰緩[1]也。（8）

【词解】

[1] 缓：条畅柔和之意，非一息不及四至之谓。

【导读】辨平人和缓脉的形象。

缓脉有数义，一指和缓，一指宽缓，而不与迟脉同类。脉形浮大为阳，濡软为阴，阳脉、阴脉均浮大而濡，是阴中有阳，阳中有阴之象，而寸口、尺中，上下相等，没有偏胜，为阴阳气和，此乃平人和缓之脉。

脉浮而緊者，名曰弦[1]也。弦者，狀如弓弦，按之不移也。脉緊者，如轉索無常也。（9）

【词解】

[1] 弦：状如弓弦之劲急端直。

【导读】辨弦脉的形态及与紧脉的鉴别要点。

脉浮而紧，名曰弦也，说明弦脉中寓有浮紧之象。紧脉与弦脉相类，均劲急有力，但弦脉状如弓弦，端直以长，按之不移；紧脉如转索无常，二者以此为辨。

脉弦而大，弦則為減，大則為芤[1]，減則為寒，芤則為虛。寒虛相搏，此名為革[2]，婦人則半產漏下，男子則亡血失精。（10）

【词解】

[1] 芤：脉浮沉有力，中取无力，状如葱管。

[2] 革：脉浮大，举之劲急有力，按之不足，状如鼓皮，外急中空。

【导读】辨革脉的特征、病机和所主病证。

革脉弦大而芤，可见其与弦脉、芤脉相类，但弦而中取无力，为阳气衰减，阳虚则生内寒；大而中取无力，为革脉，提示血虚不充；故革脉总由阳气衰减和精血不足所致。因此临床所见，妇人多半产漏下之证，男子则多亡血失精之病。

問曰：病有戰而汗出[1]，因得解者，何也？答曰：脉浮而緊，按之反芤，此為本虛，故當戰而汗出也。其人本虛，是以發戰，以脉浮，故當汗出而解也。若脉浮而數，按之不芤，此人本不虛，若欲自解，但汗出耳，不發戰也。（11）

【词解】

[1] 战而汗出：开始有全身寒栗振战，继而发热汗出，又称战汗。

【导读】论战汗的病理机转。

战而汗出病解，为正盛邪却的病理机转。脉浮而紧，多为伤寒表实之脉，若按之反芤，则为伤寒表实兼正气内虚之证。此证脉浮，虽邪在表，但正气暂时不能一鼓作气祛邪外出，待正气得到充旺时，则发生战汗而解。若脉浮数，正气不虚，则表证得汗出而愈，不会发生战汗。故战汗是原本有亏的正气得到鼓舞而奋起抗邪的表现。至于是否战汗而病解，需进一步观察，再作定论。

問曰：病有不戰而汗出解者，何也？答曰：脉大而浮數，故知不戰汗出而解也。（12）

【导读】承前条再论不战汗出而解的机理。

脉大而浮数，证属邪在表，发热盛，邪有向外宣透之势，正气不虚，足以祛邪外出，故不战而汗出病解。

問曰：病有不戰不汗出而解者，何也？答曰：其脉自微，此以曾發汗、若吐、若下、若亡血，以內無津液，此陰陽自和，必自愈，故不戰不汗出而解也。（13）

【导读】论不战不汗出而解的病理机转。

病有不战不汗出而解者，因外感热病过程中，曾用发汗、吐、下之治法，或病中失血、伤津，汗源不继，故不能汗出而解，但正气虽虚弱，而邪气已衰，若正气恢复，阴阳自和则病愈。

問曰：傷寒三日，脉浮數而微，病人身涼和者，何也？答曰：此為欲解也，解以夜半[1]。脉浮而解者，濈然汗出也；脉數而解者，必能食也；脉微而解者，必大汗出也。（14）

【词解】

[1] 夜半：夜半指子时，为阳气生发之时。

【导读】辨表证不同的脉象及病解时的不同证象。

浮为邪在表，数为胃阳旺，微为邪气衰，此为病势向外，正胜邪微，病人身体凉和，此为欲解之征兆。病系寒伤于表，阳气被遏，夜半乃阴尽阳生之时，正气得天阳之助，故为欲解。上条迭经误治，其脉自微，正弱邪衰，故不战不汗出而解。本条未经误治，脉浮数而微，正胜邪衰，故濈然汗出而病解。

問曰：脉病[1]欲知愈未愈者，何以別之？答曰：寸口、關上、尺中三處，大小浮沉遲數同等，雖有寒熱不解者，此脉陰陽為和平，雖劇當愈。（15）

【词解】

[1] 脉病：脉，诊察之意。即诊察疾病的意思。

【导读】通过脉诊而判断疾病的预后。

寒热不解，为外感热病，或为阴阳、营卫不和之内伤杂病。若脉诊寸口、关上、尺中三部浮沉、大小、迟数相等，则为阴阳和平，病情虽剧而当易愈。

師曰：立夏[1]得洪—作浮大脉，是其本位，其人病身體苦疼重者，須發其汗。若明日身不疼不重者，不須發汗。若汗濈濈自出者，明日便解矣。何以言之？立夏得脉洪大，是其時脉，故使然也。四時倣此。（16）

【词解】

[1] 立夏：节气名，为农历四月初旬之时。

【导读】辨脉象与四时的关系及兼表证的治法。

立夏得洪大脉，为脉与四时顺应，虽有身体疼重的表证，当须发汗解表。若明日身不疼不重，濈濈然汗出，为人体正气充盛，又得时令旺气之助，正胜邪却，病当自愈，故不需汗法治疗。本条举立夏得洪大脉为例，旨在说明得四时旺气之脉而病可治愈的机理。

問曰：凡病欲知何時得，何時愈。答曰：假令夜半得病者，明日日中愈，日中得病者，夜半愈。何以言之？日中得病夜半愈者，以陽得陰則解也；夜半得病，明日日中愈者，以陰得陽則解也。（17）

【导读】论阴阳相和则病自解的机理。

承前条运用阴阳学说论述人体正气与天时的关系。日中得病，是阳受病而偏盛，故夜半得阴气之相济而病可愈；夜半得病，是阴受病而偏盛，故日中得阳气之相助而病易解。此即用阳和阴，用阴和阳之理。

寸口脉浮為在表，沉為在裏，數為在府，遲為在藏。假令脉遲，此為在藏也。（18）

【导读】据浮沉迟数四脉以判断疾病的部位。

寸口脉，包括寸关尺在内。以脉之举按言，浮为阳，沉为阴，故浮为在表，沉为在里；以脉之至数论，数为阳，迟为阴，故数为在腑，迟为在脏。此以浮沉数迟判断疾病的部位，是诊脉的常法。临证之际，当脉证合参，方不致误。

跗陽脉[1]浮而濇，少陰脉如經[2]者，其病在脾，法當下利。何以知之？若脉浮大者，氣實血虛也。今跗陽脉浮而濇，故知脾氣不足，胃氣虛也。以少陰脉弦而浮—作沉。纔見，此為調脉，故稱如經也。若反滑而數者，故知當屎膿也。《玉函》作溺。（19）

【词解】

[1] 跗阳脉：指足背部动脉，位于第二、第三跖骨之间，相当于冲阳穴部位。

[2] 少阴脉如经：经者常也，谓少阴脉正常之意。

【导读】以跗阳脉和少阴脉合参，判断疾病的部位和病机趋势。

跗阳脉浮而涩，少阴脉正常，为病在脾而不在肾，故法当下利；若脉浮而大，为气实血虚；今跗阳脉浮而不畅，故主脾胃虚弱之病证。若少阴脉略弦而浮，为调和之脉；若脉反滑数，则为邪热内盛，下注大肠而出现下利便脓血之证。

寸口脉浮而緊，浮則為風，緊則為寒。風則傷衛，寒則傷榮。榮衛俱病，骨節煩疼，當發其汗也。（20）

【导读】辨太阳病表实证的脉证治法。

本条为太阳病表实证，治当辛温发汗，祛邪外出。"浮则为风，紧则为寒。风则伤卫，寒则伤荣"四句，旨在说明风寒袭表，营卫俱病的病机，不可将风与寒和营与卫机械划分。

跌陽脉遲而緩，胃氣如經也。跌陽脉浮而數，浮則傷胃，數則動脾，此非本病，醫特下之所為也。榮衛內陷，其數先微，脉反但浮，其人必大便鞕，氣噫而除[1]。何以言之？本以數脉動脾，其數先微，故知脾氣不治，大便鞕，氣噫而除。今脉反浮，其數改微，邪氣獨留，心中則飢，邪熱不殺穀[2]，潮熱發渴，數脉當遲緩，脉因前後度數如法，病者則飢，數脉不時，則生惡瘡也。（21）

【词解】

[1] 气噫而除：嗳气后感觉舒适。

[2] 不杀谷：杀，消化的意思。不杀谷，即谷物不消化。

【导读】据跌阳脉的变化辨误下后的病机变化与后果。

跌阳脉迟而缓，即和缓不数之意，且知饥能食，是胃气正常之脉证。跌阳脉由迟缓变为浮数，浮则伤胃，数则动脾，此脾胃两伤之脉，是医生误用下法所导致。可有两种转归：

一是"荣卫内陷，其数先微，脉反但浮"。表现为"其人必大便硬，气噫而除"。因营卫之气内陷，故数脉变微，为胃虚和降失职，脾伤不能运化转输，故大便硬，气噫而除。

二是"今脉反浮，其数改微，邪气独留"。症见心中则饥，谷物不消，潮热发渴。这是因为"数脉当迟缓"但未能法数同前而恢复和缓之象。因此，若是邪热经久不退，症见"病者则饥，数脉不时"，热郁肌腠，则生恶疮。

需指出的是，文中出现的"其数先微""其数改微"两个微字，是对数脉程度的形容，而非微脉。

師曰：病人脉微而濇者，此為醫所病也。大發其汗，又數大下之，其人亡血，病當惡寒，後乃發熱，無休止時，夏月盛熱，欲著複衣；冬月盛寒，欲裸其身。所以然者，陽微則惡寒，陰弱則發熱，此醫發其汗，使陽氣微，又大下之，令陰氣弱。五月之時，陽氣在表，胃中虛冷，以陽氣內微，不能勝冷，故欲著複衣。十一月之時，陽氣在裏，胃中煩熱，以陰氣內弱，不能勝熱，故欲裸其身。又陰脉遲濇，故知亡血也。（22）

【导读】辨阳微阴弱的脉证及病机转归。

脉微为阳气虚衰，脉涩为阴血不足，微而涩则阴阳两伤，乃因大汗、大下误治所致。阳气伤则恶寒，阴血亏则发热，阴阳俱虚，故恶寒发热无休止时。夏季阳气在表，胃中虚冷，不能胜阴寒，故欲着复衣，冬季阳气在里，胃中烦热，不能胜内热，故欲裸其身。尺脉为阴，阴脉迟涩，为津伤血虚之特征。

脉浮而大，心下反鞕，有熱，屬藏[1]者，攻之[2]，不令發汗；屬府[3]者，不令溲數，溲數則大便鞕。汗多則熱愈，汗少則便難，脉遲尚未可攻。（23）

【词解】

[1] 属藏：指病邪在里。

[2] 攻之：治疗的意思。

[3] 属府：指病邪在表。

【导读】辨可攻与不可攻及发汗利小便的禁忌。

脉浮而大，心下反硬，有热，为病在里，阳热之邪结于心下胃脘，当用治里之法，不可治以汗法。所谓攻之，并非专用攻下，包括清降通泄等法。若病势在表而兼有里证，治宜先表后里或表里双解，不可用利小便法，否则易伤津液而致大便硬。只要津液不伤，邪在表，经发汗治疗即可汗出热解病愈。反之，则汗源匮乏，大便亦难，病易生变。若脉迟为里实未甚，或病属阴结，不可误用攻下之法。

脉浮而洪，身汗如油，喘而不休，水漿不下，形體不仁[1]，乍靜乍亂[2]，此為命絕也。又未知何藏先受其災，若汗出髮潤，喘不休者，此為肺先絕也。陽反獨留，形體如煙熏，直視搖頭者，此為心絕也。唇吻反青，四肢漐習[3]者，此為肝絕也。環口黧黑[4]，柔汗[5]發黃者，此為脾絕也。溲便遺失，狂言、目反[6]直視者，此為腎絕也。又未知何藏陰陽前絕，若陽氣前絕，陰氣後竭者，其人死，身色必青；陰氣前絕，陽氣後竭者，其人死，身色必赤，腋下溫，心下熱也。（24）

【词解】

[1] 形体不仁：即身体不知痛痒。

[2] 乍静乍乱：乍，忽然的意思。乍静乍乱，指神识时而安静，时而躁扰不宁。

[3] 四肢漐习：漐习，小鸟学习振奋腾飞之状。四肢漐习，形容手足震颤摇动之状态。

[4] 环口黧黑：黧，音黎，黄黑色。环口黧黑，指口的周围带黄黑色，为脾土败绝的征象。

[5] 柔汗：即冷汗。

[6] 目反：指眼睛上视，不能转动。《素问》称之戴眼。

【导读】辨五脏及生命将绝的脉证。可分为三段理解。

第一段："脉浮而洪……此为命绝也。"辨生命将绝的脉证。脉来浮洪涌盛，为气不归根，阳从外越；身汗如油，为津液外脱；喘而不休，为气脱；水浆不下，为胃气败绝；形体不仁，为营卫不行不用，气血衰竭；乍静乍乱，为神明不用。综合以上脉证，均为生命将绝之征象，故曰"此为命绝也"。

第二段："又未知何脏先受其灾……此为肾绝也。"根据五脏生理、病理特点，辨五脏绝证。共同的病机是阳衰阴竭，故有相同的症状出现，如第一段所描述，然五脏又各有特征，如肺绝见喘不休，心绝见直视摇头，肝绝见四肢漐习，脾绝见柔汗发黄，肾绝见溲便遗失等。

第三段："又未知何脏阴阳前绝……心下热也。"辨阳气与阴气哪个前绝，哪个后竭的证候。寒病多阳气先绝，阴气后竭，故其人死，身色必青；热病多阴气先绝，阳气后竭，故其人死，身色必赤，腋下温，心下热也。

寸口脉浮大，而醫反下之，此為大逆，浮則無血，大則為寒，寒氣相搏，則為腸鳴，醫乃不知，而反飲冷水，令汗大出，水得寒氣，冷必相搏，其人即饐[1]。音噎，下同。（25）

【词解】

[1] 饐：音噎。是气逆而噎塞，与哕的情况略同，但哕有声而噎无声。

【导读】论寸口脉浮大属里虚寒证。

寸口脉浮大，有虚实之别。本条为里虚证，血虚中寒，阳气虚浮于外，故脉当浮大而无力，误用下法，或汗法，则为逆治，致变证百出。

趺陽脉浮，浮則為虛，浮虛相搏，故令氣饐，言胃氣虛竭也。脉滑則為噦，此為醫咎，責虛取實[1]，守空[2]迫血，脉浮，鼻中燥者，必衄也。（26）

【词解】

［1］责虚取实：用治疗实证的方法治疗虚证。

［2］守空：营在内为守。守空，即在里的营血空虚之意。

【导读】论趺阳脉浮属里虚证。

趺阳脉浮，浮则为虚，此浮脉当浮而无力，如医者不明，误用祛实之法，可致胃气更虚，或有水停，或竭其营血，而症见噎、哕，或鼻燥衄血等变证。

諸脉浮數，當發熱而洒淅惡寒。若有痛處，飲食如常者，畜積有膿也。（27）

【导读】论脉浮数之外感与痈疡辨证。

脉浮数，多见外感表证，然多伴发热恶寒。虽发热恶寒，但有局部疼痛，且饮食如常，这是疡科痈疡外证。痈疡初起，可见脉浮数，发热恶寒，与外感表证类同，须注意鉴别。

脉浮而遲，面熱赤而戰惕[1]者，六七日當汗出而解。反發熱者，差遲[2]。遲為無陽不能作汗，其身必癢也。（28）

【词解】

［1］战惕：即震颤发抖。

［2］差迟：差，同瘥。差迟，即病愈的日期延迟。

【导读】辨阳虚不能作汗的脉证和病理机转。

脉浮为邪在肌表，脉迟为阳气虚弱，如阳虚不甚，待到六七日时战惕汗出而解，此亦属战汗而解。如阳虚较甚，则病程更为延长，由于正气虽能奋起与邪争而发热，但不能蒸动津液而化汗解邪，使邪气怫郁肌表而身痒。

寸口脉陰陽俱緊者，法當清邪[1]中于上焦，濁邪[2]中于下焦。清邪中上，名曰潔也；濁邪中下，名曰渾也。陰中於邪，必內慄[3]也。表氣微虛，裏氣不守，故使邪中于陰也。陽中於邪，必發熱頭痛，項強頸攣，腰痛脛酸，所為陽中霧露之氣。故曰清邪中上，濁邪中下。陰氣為慄，足膝逆冷，便溺妄出。表氣微虛，裏氣微急，三焦相溷[4]，內外不通。上焦怫音佛，下同鬱，藏氣相熏，口爛食齗[5]也。中焦不治，胃氣上沖，脾氣不轉，胃中為濁，榮衛不通，血凝不流。若衛氣前通者，小便赤黃，與熱相搏，因熱作使，遊於經絡，出入藏府，熱氣所過，則為癰膿。若陰氣前通者，陽氣厥微，陰無所使，客氣內入，嚏而出之，聲嗢[6]乙骨切。咽塞。寒厥相追，為熱所擁，血凝自下，狀如豚肝。陰陽俱厥，脾氣孤弱，五液[7]注下。下焦不盍，一作闔。清便下重，令便數難，齊築[8]湫痛[9]，命將難全。（29）

【词解】

［1］清邪：指雾露之邪。

［2］浊邪：指水湿之邪。

［3］内慄：自觉心中寒冷震颤。

［4］溷（hǔn）：混乱不分之意。

［5］食齗（shí yín）："食"通"蚀"；"齗"同"龈"。食齗，即齿龈腐烂。

［6］声嗢：嗢（wā），指声混浊而难出。

NOTE

［7］五液：即五脏的津液。

［8］齐筑：齐同脐，筑，为竹制乐器。齐筑，形容脐部悸动如筑。

［9］湫痛：湫（qiū），凉貌。湫痛，即脐下部凉痛。

【导读】辨清邪、浊邪的脉证特点与上、中、下三焦的病理变化及转归。

本条总的精神是旨在说明外在的致病因素与人体机能的关系及病理演变转归。外邪侵袭，各从其类而伤人，不仅有所伤部位之分，还有伤阳或伤阴的病理区别。若在上焦、在阳位发生病变，则会出现发热、头痛、项强、颈挛、腰痛、胫酸等症状；若在下焦、在阴位发生病变，则会出现心中恶寒振栗、足膝逆冷、大小便失禁等症状。若上焦怫郁，里热熏灼，可出现口腔和牙龈溃烂。但无论是伤阳伤阴，还是伤表伤里，当病情发展到一定程度，势必影响中焦脾胃，胃气以降为顺，病则反而上逆，脾以运化为健，病则不能转输。脾胃既病，中焦呆滞，营卫化生无源，三焦相混，内外不通。若卫气先得畅通，则小便黄赤，邪热内郁则发生痈脓，若荣气先得畅通，则会出现喷嚏、声音混浊难出、咽部噎塞，大便下血如豚肝等症状。此时病情虽已严重，但仍有治疗的余地。至于阴阳俱厥，中焦衰败，五液尽泄于下，下焦不阖，大便频数而下重，脐腹拘急绞痛，则病重而危殆。

脉陰陽俱緊者，口中氣出，唇口乾燥，踡臥足冷，鼻中涕出，舌上胎滑[1]，勿妄治也。到七日以來，其人微發熱，手足溫者，此為欲解；或到八日以上，反大發熱者，此為難治。設使惡寒者，必欲嘔也；腹內痛者，必欲利也。（30）

【词解】

［1］胎滑：即舌胎白腻而滑。

【导读】辨表里疑似的脉证及预后。

脉寸关尺俱紧，标志着邪盛，鼻塞流涕，用口呼吸，唇口干燥，是表闭寒郁；踡卧足冷，鼻中涕出，舌上苔滑，则为阳虚里寒之象。当此寒热虚实难辨，证情在疑似之间的时候，治当谨慎从事，切勿乱投药物，即所谓"勿妄治也"。若病至七、八日，热微而手足温和，为邪退正复，病情向愈；若反发高热，为正虚邪盛，病势转剧而难治。此外，还可根据病情而推断转归。设使恶寒者，为寒邪束表，胃郁气逆而欲呕；若腹部疼痛，为脾寒气陷，必发生腹泄。

脉陰陽俱緊，至於吐利，其脉獨不解；緊去入安[1]，此為欲解。若脉遲，至六七日不欲食，此為晚發[2]，水停故也，為未解；食自可者，為欲解。病六七日，手足三部脉[3]皆至，大煩而口噤[4]不能言，其躁擾者，必欲解也。若脉和，其人大煩，目重[5]瞼內際黃[6]者，此欲解也。（31）

【词解】

［1］紧去入安：成本"入"字作"人"字，可从。指邪去人安。

［2］晚发：后来续发的病。

［3］手足三部脉：即寸口、趺阳、少阴三部脉。

［4］口噤：即口不能张开。

［5］目重：目胞微肿。

［6］脸内际黄：脸的中央部分色黄。

【导读】承上条辨病之欲解与未解。

脉阴阳俱紧，紧主寒象。吐利为里寒偏盛，脉证合参，脉紧不解，说明寒邪仍盛，病亦未解。若脉象转为和缓，为阳复阴退，故病欲解，即紧去人安。若脉紧转为脉迟，至六七日不欲食，则为脾阳虚弱，寒水内停，病为未解。若中阳振奋，食欲恢复，则知疾病欲解。若病六七日，手足三部脉皆至，且出现大烦、口噤不能言，手足躁扰者，为正邪交争，正胜邪却，也是紧去人安之象征，故为欲解。若大烦时伴目胞微肿，脸的中部色黄，根据病人脉象调和，则为中气恢复，正气胜而病欲解的征象。总之，病欲解的表现是脉象转为平和，且手足三部脉皆至，知饥能食。反之，则为未解。

脉浮而數，浮為風，數為虛，風為熱，虛為寒，風虛相搏，則洒淅惡寒也。（32）

【导读】辨风邪在表的脉证与机理。

风邪外袭皮毛，卫阳抗邪于表，故脉浮发热。数为正邪交争于表，在里的阳气反而不足，阳为阴遏则生外寒，故云脉数为虚为寒。外实内虚，风虚相搏，故洒淅恶寒。

脉浮而滑，浮為陽，滑為實，陽實相搏，其脉數疾，衞氣失度[1]。浮滑之脉數疾，發熱汗出者，此為不治。（33）

【词解】

[1] 卫气失度：卫气失去循行的常度。

【导读】从脉象辨阳亢阴竭危候。

脉浮而滑，浮主病在阳，滑主邪气实。

邪热盛实，脉由浮滑转为数疾，卫气失其常度，发热汗出不解，且邪热不为汗衰，此为孤阳独亢，阴液外亡，故断为不治。

傷寒欬逆上氣[1]，其脉散[2]者死，謂其形損故也。（34）

【词解】

[1] 上气：气壅于上，不得下行。

[2] 脉散：举之浮散，按之如无，来去不明而散乱无根，称之散脉。

【导读】辨伤寒咳逆上气的危候。

伤寒咳逆上气，是临床常见证候。本条对咳逆上气断为死候的判断，全在"脉散""形损"上看出。病人脉散无根，形肉已脱，为元气将散，真脏脉现，故断为死候。本条论死证，可与24条生命将绝及五脏绝证合参。

第二节　平脉法第二（35~79条）

提要：

　　本篇45条。论述了平人不病之脉、四时平脉、阴阳相等之平脉等。"平脉"亦有辨脉之义，故篇中也阐述了多种病脉，如四时太过与不及之脉，脏腑阴阳乘侮之脉，百病错杂之脉等。

　　辨脉篇以阴阳为辨脉之纲，本篇则用五行生克理论以分析疾病纵横逆顺及生死预后之法，两篇合观，脉法备焉。

問曰：脉有三部，陰陽相乘[1]，榮衞血氣，在人體躬。呼吸出入，上下於中，因息遊布[2]，津液流通。隨時動作，效象形容[3]，春弦秋浮，冬沉夏洪。察色觀脉，大小不同，一時之間，變無經常，尺寸參差[4]，或短或長，上下乖錯，或存或亡。病輒改易，進退低昂[5]，心迷意惑，動失紀綱。願為具陳，令得分明。師曰：子之所問，道之根源。脉有三部，尺寸及關，榮衛流行，不失衡銓[6]。腎沉心洪，肺浮肝弦，此自經常，不失銖分。出入升降，漏刻[7]周旋，水下百刻，一周循環。當復寸口，虛實見焉，變化相乘，陰陽相干。風則浮虛，寒則牢堅，沉潛水滀[8]，支飲急弦。動則為痛，數則熱煩，設有不應，知變所緣[9]。三部不同，病各異端，大過可怪，不及亦然。邪不空見，終必有奸[10]，審察表裏，三焦別焉。知其所舍，消息診看，料度府藏，獨見若神。為子條記，傳與賢人。（35）

【词解】

[1] 阴阳相乘（chéng）：是指阴阳相依，阴阳互根，对立统一之意。

[2] 因息游布：借气息活动，而使营卫、津液得以游行敷布。

[3] 效象形容：效仿脉象，加以形容。

[4] 尺寸参差：尺寸之脉不一致，有浮沉迟数之不同。参差，是高低不齐之意。

[5] 进退低昂：指脉之往来或快或慢，或高或低。

[6] 不失衡铨（quán）：指荣卫运行不失正常法度。衡铨，量轻重的器具，这里喻作正常法度。

[7] 漏刻：古计时器，以百刻分于昼夜，一百刻约合现在的二十四小时。

[8] 水滀（xù）：指水液停聚。

[9] 设有不应，知变所缘：脉与病不相符者，应该分析其原因。

[10] 邪不空见，终必有奸：邪气并非空无所见，穷究其源，必有邪恶可见。

【导读】本条以问答形式提出寸口脉平脉的总纲。可分三段理解：

第一段："问曰：……愿为具陈，令得分明。"描述人体脉的基本特点，指出正常脉象是有变化规律的，受四时之气的影响，会产生春弦、夏洪、秋浮、冬沉等变化。同时，针对脉的部位、脉的搏动、病脉、寸脉与尺脉等不同，提出了请教的问题。

第二段："师曰：……变化相乘，阴阳相干。"主要讲了四个问题：一是诊脉部位分寸、关、尺三部；二是脉的搏动往来与人体营卫气血的流行一致；三是补充正常脉象的变化规律，不仅如受四时之气的影响，会产生相应变化，亦受五脏特性的影响，而有心洪、肾沉、肺浮、肝弦等变化；四是脉会于寸口，随脏腑气机的升降出入，与漏刻相应，漏水下一百刻，共行五十度而周于身，复会于寸口。因此，可据寸口脉的变化来诊察人体的虚实等病变情况。

第三段："风则浮虚，……为子条记，传与贤人。"讲病脉的变化，如受外邪侵犯，可有风则浮虚，寒则牢坚，水饮则沉等脉象；如内患疾病，可有支饮则急弦，痛则动，烦热则数等脉象。如果病情与脉象不一致，则要分析其原因，可根据三部脉象的太过与不及、阴阳变化相乘之理等斟酌诊察，明确病之所在，则辨治自当准确若神。上述罗列内容，望后学者铭记。

師曰：呼吸者，脉之頭[1]也。初持脉，來[2]疾去[3]遲，此出[4]疾入[5]遲，名曰內虛外實也。初持脉，來遲去疾，此出遲入疾，名曰內實外虛也。（36）

【词解】

[1] 头：源头。脉随呼吸之气出入而行，故言呼吸者，为脉之源头。

[2] [3] [4] [5] 来、去、出、入：气之呼出者为来为出，气之吸入者为去为入。

【导读】本条主要是从呼吸时脉的快慢变化来判断内外虚实状况。

气为血帅，脉随呼吸而行，医者以呼吸来测病人的脉动，此为平脉之大法。来者为阳，去者为阴。呼出以候外，吸入以候内。初按脉搏时，脉来得快去得慢，也就是呼出时脉的跳动快而吸入时脉的跳动慢，称作内虚外实。初按脉搏时，脉来得慢去得快，也就是呼出时脉的跳动慢而吸入时脉的跳动快，称作内实外虚。

問曰：上工[1]望而知之，中工[2]問而知之，下工[3]脈而知之，願聞其說。師曰：病家人請云，病人苦發熱，身體疼，病人自臥，師到診其脉，沉而遲者，知其差也。何以知之？若表有病者，脉當浮大，今脉反沉遲，故知愈也。假令病人云腹內卒痛[4]，病人自坐，師到脉之，浮而大者，知其差也。何以知之？若裏有病者，脉當沉而細，今脉浮大，故知愈也。（37）

【词解】

[1][2][3] 上工、中工、下工：是指医生的技术水平有高低之分。

[4] 卒痛：骤然发作的疼痛。

【导读】论四诊合参，以测疾病转归。

一个水平高超的医生，应能四诊合参，准确分析。如病家来请医生，说病人发热、身痛，却能安静地休息，医生到病家诊查，脉显沉而迟，说明病情已缓解。又如病人言腹中急痛，但不是护腹以拒按，反而是安坐其处，脉又显浮而大，不是里证所现之脉，说明病情已缓解。

師曰：病家人來請云，病人發熱煩極。明日師到，病人向壁臥，此熱已去也。設令脉不和，處言[1]已愈。設令向壁臥，聞師到，不驚起而盻視[2]，若三言三止，脉之嘻唾者，此詐病[3]也。設令脉自和，處言此病大重，當須服吐下藥，針灸數十百處乃愈。（38）

【词解】

[1] 处言：断言。指告诉病人。

[2] 盻（xì）视：怒视也。

[3] 诈病：假装或伪装患病。

【导读】论四诊合参，舍脉从证，或舍证从脉的方法。可分两段理解：

第一段："师曰：……处言已愈。"讲四诊合参，舍脉从证法。病人发热烦极，但能向壁静卧，可知其烦热已去，脉虽尚未恢复正常之象，可断言已愈。

第二段："设令向壁卧，……针灸数十百处乃愈。"讲四诊合参，舍证从脉法。病人向壁卧，见医生到来，并不惊起，目光带有敌意，问其所患，又语言无序，不知所患何处，或诊脉时咽唾，然脉是平和的，此乃诈病。宜精神疗法，以诈治诈，故意夸大病情，吓唬他需重法治之，其可自愈也。

師持脉，病人欠[1]者，無病也。脉之呻[2]者，病也。言遲[3]者，風也。搖頭言者，裏痛也。行遲者，表強[4]也。坐[5]而伏者，短氣也。坐而下一脚者，腰痛也。裏實護腹，如懷卵物者，心痛也。（39）

【词解】

[1] 欠：打哈欠。

[2] 呻：病人因痛苦而呻吟。

[3] 言迟：舌謇，语言不流畅。

[4] 表强：因筋脉拘急，而行步不利。

[5] 坐：古人坐状，两膝着地，臀着于足跟。

【导读】论切脉与望、闻、问诊合参诊病法。

医生持脉时，病人打呵欠，是无病之象。诊脉时，病人呻吟不止，是有病之象。言语迟钝者，是中风之象。言语之时摇头者，是里有所苦。行动迟缓者，是经表受邪，经脉强急不舒之象。坐而身体前伏者，是喘疾不得息也。坐时必须放下一脚者，是腰痛病。双手揣腹拒按，如怀揣鸡蛋者，是心下实邪作痛。

師曰：伏氣[1]之病，以意候之，今月之內，欲有伏氣。假令舊有伏氣，當須脉之。若脉微弱者，當喉中痛似傷，非喉痺也。病人云，實咽中痛。雖爾，今復欲下利。（40）

【词解】

[1] 伏气：邪气伏藏于体内，过时发病。

【导读】论伏气病的特点及其平脉辨证。

感受时令之气不即发病，亦不能从脉证而察之，故只能意会。预测本月之内，可能有伏气发病。假使以前确有邪气内伏，应当在脉象上及早诊查。如病人脉微弱，此乃邪伏少阴而成里虚寒证，虽言咽中痛，然不属热毒壅喉的喉痹，病人"复欲下利"即是佐证。

問曰：人恐怖[1]者，其脉何狀？師曰：脉形如循絲累累[2]然，其面白脱色也。（41）

【词解】

[1] 恐怖：恐惧惊怕。

[2] 累累：羸惫之貌。这里是指细小无力的意思。

【导读】论受惊恐刺激的色脉变化。

患者本身神气弱，血气不足，受惊吓更使气机逆乱，故其脉细而有衰惫之象，恐则气下，故面白而失色。

問曰：人不飲[1]，其脉何類？師曰：脉自濇，唇口乾燥也。（42）

【词解】

[1] 人不饮：指因不正常饮水而至津液匮乏之证。（此解依据《医宗金鉴》）

【导读】辨阴液匮乏的脉证。

阴液亏虚，多见唇口干燥。阴液匮乏，脉道不得充养，所以脉涩不利。

問曰：人愧者，其脉何類？師曰：脉浮而面色乍白乍赤。（43）

【导读】辨羞愧时的脉证。

羞愧的人心神不定，因心主血脉，故脉见虚浮，面色亦时白时赤而变化不定。

問曰：經說脉有三菽[1]六菽重者，何謂也？師曰：脉人以指按之，如三菽之重者，肺氣也；如六菽之重者，心氣也；如九菽之重者，脾氣也；如十二菽之重者，肝氣也；按之至骨者，腎氣也。菽者，小豆也。假令下利，寸口、關上、尺中，悉不見脉，然尺中時一小見，脉再舉頭[2]一云按投者，腎氣也；若見損脉[3]來至，為難治。腎為脾所勝，脾勝不應時。（44）

【词解】

[1] 菽（shū）：豆也。

　　[2] 脉再举头：一呼一吸，脉来尚能达到四至。

　　[3] 损脉：一呼一吸，脉来不足四至。

　　【导读】本段讨论诊脉指法轻重与五脏的对应关系，以及以下利为例来说明肾气的重要性。可分两段理解：

　　第一段："问曰：经说脉有三菽、六菽重者……肾气也。"以菽豆多少来衡量切脉之轻重，以候肺心脾肝肾五脏之气。

　　第二段："假令下利……为难治。"以下利无脉为例，如果寸口、关上、尺中均无脉，而尺部时一小见，脉再举头者，反映肾气未绝，尚可医治。若是尺部无脉为无根之脉，故为难治。

　　问曰：脉有相乘，有縱[1]有橫[2]，有逆[3]有順[4]，何謂也？師曰：水行乘火，金行乘木，名曰縱；火行乘水，木行乘金，名曰橫；水行乘金，火行乘木，名曰逆；金行乘水，木行乘火，名曰順也。（45）

　　【词解】

　　[1] 纵：放纵其势，指五脏所主之脉乘其所胜。

　　[2] 横：反乘不胜，指五脏所主之脉反侮其所不胜。

　　[3] 逆：以下犯上，指五脏所主之脉子行乘母。

　　[4] 顺：以尊临卑，指五脏所主之脉母行乘子。

　　【导读】用五行生克论脉之相乘的理论。

　　五脏禀五行之气，各有主脉，并有四时平脉与之相应，如春脉弦（肝木），夏脉洪（心火），长夏脉缓（脾土），秋脉浮（肺金），冬脉沉（肾水）。脉有相乘，即为病脉，如夏应见洪脉，反见沉脉，为水行乘火的纵克；冬应见沉脉，反见洪脉，为火行乘水的横克；春应见弦脉，反见洪脉，为火行乘木的逆克；夏应见洪脉，反见弦脉，为木行乘火的顺克。一般来说，纵克病甚，横克病微，逆克病虚，顺克病实。

　　問曰：脉有殘賊[1]，何謂也？師曰：脉有弦、緊、浮、滑、沉、濇，此六脉名曰殘賊，能為諸脉[2]作病也。（46）

　　【词解】

　　[1] 残贼：伤害的意思。指伤害正气的邪气。

　　[2] 脉：《脉经·卷一·辨灾怪恐怖杂脉第十二》作"经"，可参。

　　【导读】列举六种常见病脉以概他脉。

　　病邪侵犯人体，伤害正气，或五脏疾病互相影响伤伐，均可从脉象反映出来，一般而言，弦为肝气横逆，紧为寒邪内结，浮为病在表，滑为痰火壅滞，沉为病在里，涩为营血虚滞。但也有一脉而主数病者，还需脉证合参。

　　問曰：脉有災怪[1]，何謂也？師曰：假令人病，脉得太陽，與形證相應，因為作湯，比還送湯，如食頃，病人乃大吐，若下利，腹中痛。師曰：我前來不見此證，今乃變異，是名災怪。又問：何緣作此吐利？答曰：或有舊時服藥，今乃發作，故為災怪耳。（47）

　　【词解】

　　[1] 灾怪：指病变不合常理。如脉证与药治相符，而反发生意外的变化，称作灾怪。

NOTE

【导读】论发生灾怪情况时，当知犯何逆，随证治之。

脉证相符的太阳病，对证下药，理应病情缓解，然服药后反发生呕吐、下利、腹痛等急剧变化，此为灾怪，究其原因可能是先前服的药物所致。因此，医生了解病情必须详尽，才能避免失误。

問曰：東方肝脉，其形何似？師曰：肝者，木也，名厥陰，其脉微弦濡弱而長，是肝脉也。肝病自得濡弱者，愈也。假令得純弦脉者，死。何以知之？以其脉如弦直，此是肝藏傷，故知死也。（48）

【导读】论肝脏的平脉、病愈脉及死脉。

四方分主五脏，各有本脉，而皆以胃气为本。脉有胃气，就是和缓悠扬之象。肝在五行与木相合，在经脉与足厥阴相合，其脉微弦而濡弱，主肝无病。肝病如得濡弱之脉，主邪气退而正气复，其病将愈。如果弦多于濡，脉欠柔和，则主肝病，甚至出现纯弦之脉，主胃气已绝，即真脏脉见，故为死证。

南方心脉，其形何似？師曰：心者，火也，名少陰，其脉洪大而長，是心脉也。心病自得洪大者，愈也。假令脉來微去大[1]，故名反，病在裏也。脉來頭小本大[2]，故名覆，病在表也。上微頭小[3]者，則汗出。下微本大[4]者，則為關格不通，不得尿；頭無汗者，可治，有汗者死。（49）

【词解】

[1] 来微去大：指脉来不盛去反盛之意。

[2] 头小本大：头，指脉之来；本，指脉之去。即脉来小去大。

[3] 上微头小：上微，指脉浮而微；头小，指脉来小。

[4] 下微本大：下微，指脉沉而微；本大，指脉去大。

【导读】论心的平脉、病愈脉、病脉及死证的脉证。

心于五行属火，在经脉与手少阴相合，其脉洪大而长。心病见到洪大的脉，为得心脉之正，故易于痊愈。洪脉为来盛去衰，如脉来微去大，与正常脉象相反，则为病脉。其他病脉，如脉来小，脉去大，则来去不伦，故名复，邪从里向表，主病在表；上微而头小者，主心气外虚，容易汗出；下微而本大者，为心气内郁，则为关格不通，不得小便，若无头汗现象，为津液内藏，尚可治疗，若有头汗，则津液上泄，阴阳相离，多属不治。

西方肺脉，其形何似？師曰：肺者，金也，名太陰，其脉毛浮也。肺病自得此脉，若得緩遲者，皆愈。若得數者則劇。何以知之？數者，南方火，火剋西方金，法當癰腫，為難治也。（50）

【导读】辨肺的平脉、病愈脉和病剧的脉证。

肺于五行属金，在经脉与手太阴相合，其脉如毛之轻浮。缓迟为脾土之脉，土能生金，所以肺病得本脉及缓迟脉为愈。数为心火之脉，火来克金，故得数脉则病剧，火热盛则发痈肿，为难治病证。

問曰：二月得毛浮脉，何以處言至秋當死？師曰：二月之時，脉當濡弱，反得毛浮者，故知至秋死。二月肝用事[1]，肝屬木，脉應濡弱，反得毛浮者，是肺脉也。肺屬金，金來剋木，故知至秋死。他皆倣此。（51）

【词解】

[1] 二月肝用事：五脏分属于四季，二月春季与肝相应，肝气应旺，故称之。

【导读】从四时、五行论肝、肺脉之相乘及其预后。

二月为肝木当令，脉应弦而濡弱，今反见毛浮之肺脉，肺属金，金能克木，说明肝木之气机已受肺金之克制，在春季尚能借升发之气而无大害，若至秋，则肺金用事，金气愈旺，木愈受克，故言至秋当死。本条说明五脏若得非时之脉，则预后不良。

師曰：脉肥人責[1]浮，瘦人責沉。肥人當沉，今反浮，瘦人當浮，今反沉，故責之。(52)

【词解】

[1] 責：责怪，指反常、不合常理。

【导读】论肥、瘦之人的平脉与病脉。一般来说，肥人肌肉丰厚，经脉不易显露，脉沉为顺；瘦人肌肉浅薄，经脉易于显露，脉浮为顺。如果肥人反见脉浮，瘦人反见脉沉，这是反常现象，应当考虑有疾病的存在。

師曰：寸脉下不至關，為陽絕；尺脉上不至關，為陰絕，此皆不治，決死也。若計其餘命生死之期，期以月節剋之[1]也。(53)

【词解】

[1] 月节克之：指月令季节和疾病相克的时期。

【导读】辨阳绝脉与阴绝脉及其预后。

寸脉主心肺之阳，尺脉主肝肾之阴，关脉主中焦脾土，阴阳升降交会于中土。脉搏仅见于寸部，而下不至关，为阳绝于上；仅见于尺部，而上不至关，为阴绝于下。阴阳乖离，上下欲绝，预后当凶，多死于和疾病相克的月令季节，如肝病死于秋，心病死于冬，脾病死于春，肺病死于夏，肾病死于长夏之类。

師曰：脉病人不病，名曰行尸[1]，以無王氣[2]，卒眩仆不識人者，短命則死。人病脉不病，名曰內虛，以無穀神[3]，雖困無苦。(54)

【词解】

[1] 行尸：喻其虽像常人行动，但生气已绝，如尸一样。

[2] 王气：脏腑的生气，"王"通"旺"。

[3] 谷神：水谷精微之气。

【导读】辨脉病人不病与人病脉不病的机理与预后。

脉为人之根本，如真脏脉见，而人看似没病，是根本内绝，将会发生不测之变，预后不良。如人形羸弱似病，而脉象尚正常，此乃正气亏虚，缺乏水谷精微的滋养，虽自觉为病所困，但预后多吉。

問曰：翕奄沉[1]，名曰滑，何謂也？師曰：沉為純陰，翕為正陽，陰陽和合，故令脉滑，關尺自平。陽明脉微沉，食飲自可。少陰脉微滑，滑者，緊之浮名也，此為陰實，其人必股內汗出，陰下濕也。(55)

【词解】

[1] 翕奄沉：翕，合也；奄（yǎn），忽也。指脉忽合忽沉，如转珠之状。

【导读】描述阴阳之合而成滑脉的脉象特征及机转。

NOTE

滑脉往来流利，是气血充盛，阴阳和合的反映，且关、尺之脉是相平的。如阳明脉微沉，是阳交与阴，阴阳相合，故饮食自可。如果少阴脉微滑，表现为浮紧而不沉，此少阴邪实之象，是阳不足而阴气盛，阴实则阴液不化，而下流于股内出现汗出，或见阴囊湿。

問曰：曾為人所難[1]，緊脈從何而來？師曰：假令亡汗，若吐，以肺裏寒，故令脈緊也。假令欬者，坐[2]飲冷水，故令脈緊也。假令下利以胃虛冷，故令脈緊也。（56）

【词解】

［1］为人所难：被人问难。

［2］坐：因也。

【导读】论紧脉的成因及所主病证。

紧脉主寒，或见于肺寒病证，或见于胃寒病证。这些病证的形成，多由受寒饮冷，或因他病，或因误治而寒从中生所致。

寸口衛氣盛，名曰高[1]，高者暴狂而肥。榮氣盛，名曰章[2]。章者暴澤而光。高章相搏，名曰綱[3]。綱者，身筋急，脈強直故也。衛氣弱，名曰慄[4]。慄者，心中氣動迫怯。榮氣弱，名曰卑[5]。卑者，心中常自羞愧。慄卑相搏，名曰損[6]。損者，五藏六府俱乏氣虛惙[7]故也。衛氣和，名曰緩[8]。緩者，四肢不能自收。榮氣和，名曰遲[9]。遲者，身體俱重，但欲眠也。緩遲相搏，名曰沉[10]。沉者，腰中直，腹內急痛，但欲臥，不欲行。（57）

【词解】

［1］高：高大。形容脉气盛。

［2］章：同彰，彰著。指脉气充实有余。

［3］纲：同刚，强劲。指脉强盛有力。

［4］慄（dié）：恐惧的样子，形容脉气不足。

［5］卑：低下之意，形容脉气不足。

［6］损：减少之意，指气血不足的脉象。

［7］惙（chuò）：疲乏。

［8］缓：舒展之意，指气血平和之脉象。

［9］迟：从容之意，指气血平和之脉象。

［10］沉：指沉实而不虚浮的脉象。

【导读】以寸口之脉象候荣卫之强弱与和平。

卫属阳主气，荣属阴主血，荣卫之气会于寸口。荣卫气偏盛有余，则寸口脉高、彰而强盛有力；荣卫气弱不足，则寸口脉慄、卑而虚软无力；卫气和曰缓，营气和曰迟，荣卫谐调，则阴阳平秘而沉静无病。

（注：原文中的小字部分，为宋人所加，仅供参考）

寸口脉缓而遲，緩則陽氣長，其色鮮，其顏光，其聲商[1]，毛髮長。遲則陰氣盛，骨髓生，血滿，肌肉緊薄鮮鞕，陰陽相抱，榮衛俱行，剛柔相得，名曰強也。（58）

【词解】

［1］商：五音之一，特点是声音清越。

【导读】论寸口脉来和缓，则荣卫谐和而体健无病。

寸口脉缓而迟是荣卫谐和的脉象。脉缓示卫气和，阳气旺盛，故肤色鲜美，颜面光泽，声音清越，毛发茂盛有光。脉迟示荣气和，精血充盈，故骨骼强，肌肉坚。气血充盈，阴阳调和，身体强健而无病。

趺陽脉滑而緊，滑者胃氣實[1]，緊者脾氣強[2]，持實擊強[3]，痛還自傷，以手把刃，坐作瘡[4]也。（59）

【词解】

[1] 胃气实：指胃中有实邪。

[2] 脾气强（jiàng）：强，僵硬之意。指脾之邪气实。

[3] 持实击强：指脾胃之邪互相搏击。

[4] 疮：伤口，外伤。也作"创"。《玉篇·疒部》："疮，疮痏也。古作创。"

【导读】论趺阳脉滑而紧的辨证意义。

趺阳脉主要察脾胃之气，趺阳脉滑而紧，滑主食积，主痰；紧主寒，主疼痛。滑而紧，是脾胃之气为食积、痰饮、寒湿之类所伤，脾胃之邪气互相搏击，两脏俱伤，若以手把刃，自伤其体。

寸口脉浮而大，浮為虛，大為實，在尺為關，在寸為格，關則不得小便，格則吐逆。（60）

【导读】论关格的脉证与病机。

寸口脉浮而大，浮为正气虚，大为邪气实，故关格病机为正虚而邪实，阴阳之气上下不通。在寸，则正虚于上，邪格不通，故食则呕吐。在尺，则正虚于下，邪闭不开，故不得小便。

趺陽脉伏而濇，伏則吐逆，水穀不化，濇則食不得入，名曰關格。（61）

【导读】论脾胃病变导致的关格脉证。

趺阳脉主候脾胃，伏涩之脉，多为脾胃邪闭气结之象。伏则胃气沉伏不宣，食纳不化而吐逆；涩则脾气不展不运，故食不得入。此中州气机壅滞而不通是为关格。

脉浮而大，浮為風虛[1]，大為氣強[2]，風氣相搏，必成隱瘮，身體為痒。痒者，名泄風，久久為痂癩[3]。眉少髮稀，身有幹瘡而腥臭也。（62）

【词解】

[1] 风虚：即虚风，指不正之气。

[2] 气强：指邪气强。

[3] 痂癞：指皮肤有溃烂结痂。

【导读】论风邪所致皮肤病的脉证表现。

脉浮而大，是正气虚而风邪外袭，风气相搏于皮肤肌腠之间，故成瘾疹而身体为痒。久久则从皮肤而入于经脉，形成痂癞一类的皮肤病。本条可与《金匮要略·水气病脉证并治第十四》："脉浮而洪，浮则为风，洪则为气，风气相搏，风强则为瘾疹，身体为痒，痒为泄风，久为痂癞，气强则为水，难以俯仰……此为黄汗。"互参。

寸口脉弱而遲，弱者衛氣微，遲者榮中寒。榮為血，血寒則發熱。衛為氣，氣微者心內飢，飢而虛滿，不能食也。（63）

【导读】论荣卫虚寒的脉证与病机。

寸口脉弱而迟，提示卫气虚而荣中寒。荣为血，卫为气，皆化源于脾胃，脾胃虚寒则连及荣卫，血中受寒，搏而发热；气虚失运，则知饥而不能食。

　　跌陽脉大而緊者，當即下利，為難治。（64）

　　【导读】 论邪实正虚，脉证不符，预后不良。

　　下利一症，一方面邪从利去，另一方面损伤脾胃，导致阳虚阴亏，此时当见虚脉为顺，然跌阳脉反呈大而紧，大为病进，紧为寒甚，示邪气盛实，脉证不相合。此正虚而邪实，预后不良，故为难治。

　　寸口脉弱而緩，弱者陽氣不足，緩者胃氣有餘，噫而吞酸，食卒不下，氣填於膈上也。一作下。（65）

　　【导读】 论中虚食滞不化的脉证。寸口脉弱而缓，为中虚食滞之脉，中虚食滞不化，气机升降不利，故而噫气吞酸、饮食不下。

　　跌陽脉緊而浮，浮為氣，緊為寒，浮為腹滿，緊為絞痛，浮緊相搏，腸鳴而轉，轉即氣動，膈氣乃下，少陰脉[1]不出，其陰腫大而虚也。（66）

　　【词解】

　　[1] 少阴脉：即太溪脉。

　　【导读】 论中焦虚寒的脉证及其与下焦虚寒的关系。

　　跌阳脉候中焦，少阴脉候下焦。中焦虚寒，则跌阳脉紧而浮，提示脾胃虚寒，寒凝气滞而有腹满且痛、肠鸣等症。如中焦之寒从膈下趋，则少阴脉不出，提示肾气虚弱，虚寒之气积于下焦，聚于阴器，则出现阴部肿大或痿而不用等病证。

　　寸口脉微而濇，微者衛氣不行，濇者榮氣不逮[1]，榮衛不能相將，三焦無所仰[2]，身體痹不仁[3]。榮氣不足，則煩疼口難言。衛氣虚者，則惡寒數欠。三焦不歸其部，上焦不歸者，噫而酢吞[4]；中焦不歸者，不能消穀[5]引食；下焦不歸者，則遺溲。（67）

　　【词解】

　　[1] 不逮：不及也，即不足。

　　[2] 三焦无所仰：仰，依靠之意。指三焦失去依靠。

　　[3] 不仁：失去感觉，不知痛痒。

　　[4] 酢（cù）吞：即吞酸。"酢"古与"醋"通用。

　　[5] 消谷：指脾胃消化水谷的功能。

　　【导读】 论荣卫不协导致三焦功能失调的脉证。

　　寸口脉微而涩，主荣卫两虚，运行迟滞。荣卫不相协作，三焦不能仰借以迁行出入于内外，则身体麻痹不仁。卫气虚不能温煦肌表，则洒淅恶寒而呵欠频作，荣血不足不能荣于周身，则身体烦疼，难以说话。荣卫俱虚，则三焦失养，在上则噫气吞酸，在中则不能消谷引食，在下则遗尿失便。

　　跌陽脉沉而數，沉為實，數消穀，緊者病難治。（68）

　　【导读】 诊跌阳脉以测脾胃病证之顺逆。

　　跌阳脉沉而数，沉主里，数则为阳，脾阳不虚则胃热消谷，其病为顺而易治。若脉紧，则为里寒，中焦脾土阳虚，肝木易乘，胃气更伤，则其病难治。

寸口脉微而濇，微者衞氣衰，濇者榮氣不足。衞氣衰，面色黃；榮氣不足，面色青。榮為根，衞為葉，榮衞俱微，則根葉枯槁而寒慄、欬逆、唾腥、吐涎沫也。（69）

【导读】论荣卫俱虚，病及肺脏的脉证。

荣气行于脉内，故主内而为根，卫气行于脉外，故与皮毛、肺叶关系密切，此即荣卫外合于肺而充于皮毛之理。寸口脉微而濇，表示荣卫俱虚，故见面色青黄不泽。荣卫俱虚，外邪易侵，肺叶首当其冲，肺失宣肃，则寒慄、咳逆、唾腥、吐涎沫。

趺陽脉浮而芤，浮者衞氣虛，芤者榮氣傷，其身體瘦，肌肉甲錯[1]，浮芤相搏，宗氣[2]微衰，四屬[3]斷絕。四屬者，謂皮、肉、脂、髓。俱竭，宗氣則衰矣。（70）

【词解】

[1] 肌肉甲错：皮肤干燥皲裂成鳞状，摸之硌手而不润泽。

[2] 宗气：水谷精微，外达四肢，上聚胸中，以贯心脉之气。

[3] 四属：即四肢，亦有认为是皮、肉、脂、髓。

【导读】论脾胃、荣卫俱虚的脉证。

趺阳脉主候脾胃之气，今趺阳脉浮而芤，表示脾胃虚损。脾胃是气血生化之源，中土虚微，则荣卫气血无所禀受水谷之精气，荣气伤、卫气虚而不能充养肌肉，润泽皮肤，故身体瘦，肌肉甲错。脾胃、荣卫俱伤，宗气亦微，气血不能布达，故四肢百骸失去营养。

寸口脉微而緩，微者衞氣疏，疏則其膚空；緩者胃氣實，實則穀消而水化也。穀入於胃，脉道乃行，水入於經，其血乃成。榮盛則其膚必疏，三焦絕經，名曰血崩。（71）

【导读】论荣盛卫疏的脉证及病机。

寸口脉微而缓，示卫气疏，胃气实。

胃气实而不虚，气血生化有源。若荣盛于内，不与卫谐，则外失卫护，其肤必疏。荣卫不能谐和，三焦无所依靠而经气不循常道，气不能为血之帅，血不归经，则妄行而成血崩。

趺陽脉微而緊，緊則為寒，微則為虛，微緊相搏，則為短氣。（72）

【导读】借脉论病机，以释脾病及肺证。

趺阳脉微而紧，表示中土脾胃虚寒。脾土虚不能生肺金，肺气因此而虚，脉微紧相搏，旨在说明寒实与气虚夹杂为患，肺气为之不利而短气。

少陰脉弱而濇，弱者微煩，濇者厥逆。（73）

【导读】论少阴病阴阳两虚的脉证。

少阴脉弱而涩，表示病至少阴，阳气虚衰，阴液亦亏，心神失养而烦躁，气血运行乏力而阳气不能达于四肢，故见厥逆。

趺陽脉不出，脾不上下，身冷膚鞕。（74）

【导读】论脾气虚衰的脉证。

跌阳脉不出，意指沉微似无，表示脾气衰微。脾虚则水谷运化失司，升清降浊不能。荣卫之气无所禀，不得上下周流，卫气失于温煦则身体冷，荣血失于濡养则肌肤硬而不柔软。

少陰脉不至，腎氣微，少精血，奔氣促迫上入胸膈，宗氣反聚，血結心下，陽氣退下，熱歸陰股，與陰相動，令身不仁，此為尸厥[1]，當刺期門、巨闕[2]。宗氣者，三焦歸氣也，有名無形，氣之神使也。下榮玉莖，故宗筋聚縮之也。（75）

【词解】

[1] 尸厥：厥冷而没有知觉，好像死去一样，但脉搏尚在跳动。

[2] 巨阙：心之募穴。属任脉。位处胸腹交接处的凹陷部位。

【导读】论尸厥的脉证、病机及治疗。

少阴脉不至，为肾气虚衰，精血不足，虚阳上越，入于胸膈，宗气受阻，气聚血结，其贯心脉而司呼吸之功能受碍，全身阳气运行无能，则郁热积于阴股之间，又与阴气相搏动，故使周身不仁，状如死尸。治疗可采用刺期门穴以疏气机，通结血，刺巨阙穴以行胸中宗气。

寸口脉微，尺脉緊，其人虛損多汗，知陰常在，絕不見陽也。（76）

【导读】论阴盛阳虚的脉证及阴盛与阳虚的关系。寸脉微，阳虚不能固表，故其人多自汗，尺脉紧，主阴寒盛于里，寒盛则更伤人阳气。因此，只要阴寒在而不去，则阳气必定受损而绝，当阳气虚甚时，则不能摄阴而见亡阳冷汗，其预后不良。

寸口諸微亡陽，諸濡亡血，諸弱發熱，諸緊為寒。諸乘寒者，則為厥，鬱冒不仁，以胃無穀氣，脾濇不通，口急不能言，戰而慄也。（77）

【导读】论微濡弱紧四种脉象的辨证意义，兼论脾胃虚寒证。

寸口，泛指寸关尺三部，若见脉微无力，多为阳气虚弱；见浮细无力的濡脉，多为血虚；而沉细无力的弱脉，阴阳气血虚均可见到，如阴虚则阳亢而发虚热，阳虚则虚阳浮越亦发虚热；见紧脉多主寒。阳虚血少之人，脾胃虚寒，受寒邪侵袭，荣卫之气不能达于周身，易出现厥逆、昏眩，周身不仁，口急战栗等症。

問曰：濡弱何以反適十一頭[1]？師曰：五藏六府相乘[2]，故令十一。（78）

【词解】

[1] 十一头：十一种，此指五脏六腑之脉象。

[2] 相乘：相加。

【导读】论五脏六腑之脉，均以有胃气的濡弱之象为共性。

濡弱为胃气柔和之象，五脏六腑俱依赖胃气而滋生，各脏腑的病脉虽相异，但均以有胃气为贵，若无胃气，则为真脏脉现，其预后不良。

問曰：何以知乘府，何以知乘藏？師曰：諸陽浮數為乘府。諸陰遲濇為乘藏也。（79）

【导读】论病在脏与病在腑的脉象。

腑为阳，腑病当见浮、数等阳脉；脏为阴，脏病当见迟、涩等阴脉，此乃脉证相合之象。但这仅指大概，因病情复杂多变，不可拘泥。

第三节　伤寒例第三（80~113 条）

提要：

　　本篇 34 条。可视为外感热病学的概论，伤寒辨证之规范。内容包括四时正气之序、预防伤寒之法、感而即病之伤寒、伏气所发之温病与暑病、时行疫气之寒疫与冬温、新感激发伏邪的温疟、风温、温毒与温疫、六经伤寒与两感为病等，并以斗历候气法占测正令，以验太过与不及，还对外感病的治疗、护理及预后作了原则性的论述。

　　四時八節二十四氣七十二候決病法

　　立春正月節斗指艮　　　雨水正月中指寅

　　驚蟄二月節指甲　　　　春分二月中指卯

　　清明三月節指乙　　　　穀雨三月中指辰

　　立夏四月節指巽　　　　小滿四月中指巳

　　芒種五月節指丙　　　　夏至五月中指午

　　小暑六月節指丁　　　　大暑六月中指未

　　立秋七月節指坤　　　　處暑七月中指申

　　白露八月節指庚　　　　秋分八月中指酉

　　寒露九月節指辛　　　　霜降九月中指戌

　　立冬十月節指乾　　　　小雪十月中指亥

　　大雪十一月節指壬　　　冬至十一月中指子

　　小寒十二月節指癸　　　大寒十二月中指丑

　　二十四氣，節有十二，中氣有十二，五日為一候，氣亦同，合有七十二候，決病生死。此須洞解之也。

　　编者按：四时八节二十四气七十二候决病法，标明了春夏秋冬四时、二十四节气与天干地支的对应关系，为第 83 至 87 条以斗历推算季节和节气的变化奠定基础，并未纳入前 4 篇原文计数。

　　《陰陽大論》[1]云：春氣溫和，夏氣暑熱，秋氣清涼，冬氣冰列[2]，此則四時正氣[3]之序也。冬時嚴寒，萬類深藏，君子[4]固密[5]，則不傷於寒，觸冒之者，乃名傷寒耳。其傷於四時之氣，皆能為病，以傷寒為毒[6]者，以其最成殺屬之氣也。（80）

【词解】

[1] 阴阳大论：汉以前医学典籍之一，今佚。

[2] 冰列："列"通"冽"。严寒之意。

[3] 正气：指四时正常气候。

[4] 君子：指讲究养生之道者。

[5] 固密：保护周密。

[6] 毒：厉害的意思。

NOTE

【导读】论四时之气及伤寒为病的特点。可分三段理解：

第一段："《阴阳大论》云：春气温和……此则四时正气之序也。"指出春温、夏热、秋凉、冬寒是四季正常的气候。"序"就是顺序，由春温到夏热，由夏热到秋凉，由秋凉到冬寒，这样的次序是有规律的。

第二段："冬时严寒……乃名伤寒耳。"谈伤寒病的成因和预防之法。

第三段："其伤于四时之气……以其最成杀厉之气也。"讲伤于四时之气皆可为病，然以寒邪最为猛烈、伤人最重。

中而即病者，名曰傷寒。不即病者，寒毒藏於肌膚，至春變為溫病，至夏變為暑病。暑病者，熱極重于溫也。是以辛苦之人，春夏多溫熱病者，皆由冬時觸寒所致，非時行之氣也。（81）

【导读】论感受寒邪即发病及感而不即发转为温病的区别。

提出感受寒邪有即发病与不即发病之别，即病者为伤寒，不即病者，邪伏体内则生变，至春夏发病，则为温病、暑病。此为后世伏气温病理论奠定了基础。

凡時行者，春時應暖而反大寒，夏時應熱而反大涼，秋時應涼而反大熱，冬時應寒而反大溫，此非其時而有其氣，是以一歲之中，長幼之病多相似者，此則時行之氣也。（82）

【导读】论时行病的发生与气候反常相关及其病证特点。

由于气候反常，人体对非时之气不能适应，因此容易感受外邪而得病。在这样反常的时令中，人们感受了时行之气，一年当中老幼患者的表现都相似，此乃时行病的特点。

夫欲候知四時正氣為病及時行疫氣之法，皆當按斗曆[1]占[2]之。九月霜降節後宜漸寒，向冬大寒，至正月雨水節後宜解也。所以謂之雨水者，以冰雪解而為雨水故也。至驚蟄二月節後，氣漸和暖，向夏大熱，至秋便涼。（83）

【词解】

[1] 斗历：斗，指北斗星；历，指历法。根据北斗七星斗柄所指方位的变化，来确定季节和节气递变的一种方法。如斗柄东指是春季，南指是夏季，西指是秋季，北指是冬季。

[2] 占：测候。

【导读】提出以斗历推算季节和节气的变化，并举例说明其规律。

四时各有主气，人体感受主气而发病的，称作"正气为病"，感受反常气候而得病的，称为"时行疫气为病"。如何鉴别？可依据斗历的定向来了解四季节气的变化规律，从而作出判断。并以霜降、雨水、惊蛰等节气为例，说明季节、节气与气候变化的规律。

從霜降以後至春分以前，凡有觸冒霜露，體中寒即病者，謂之傷寒也。九月十月寒氣尚微，為病則輕，十一月十二月寒冽已嚴，為病則重。正月二月寒漸將解，為病亦輕。此以冬時不調，適有傷寒之人，即為病也[1]。其冬有非節之暖者，名為冬溫。冬溫之毒與傷寒大異，冬溫復有先後，更相重沓[2]，亦有輕重，為治不同，證如後章。（84）

【词解】

[1] 九月十月……即为病也：此五十四字，《注解伤寒论》卷二为注文。

　　[2] 重沓（chóng tà）：重叠。此指冬温发病有先后参差不齐、重叠交叉的现象。

　　【导读】以伤寒与冬温为例，说明正气为病与时行之气为病的区别。

　　从霜降以后至春分前这段时间，寒气盛行，如人体受侵，感而即发，是为伤寒。由于天时的寒气有微甚，因此伤寒的病情亦有轻重，即寒气盛则病重，寒气轻则病亦轻。如冬季不寒反暖，人体感受了非时之气而得病，是为冬温。冬温具有时行病的特点，与伤寒不同，然冬温亦有其变化规律，可随时间的先后而有轻重不同，故治法亦有相应变化。

　　從立春節後，其中無暴大寒又不冰雪，而有人壯熱為病者，此屬春時陽氣發于冬時伏寒，變為溫病。(85)

　　【导读】论春季发生的伏气温病。

　　春季天气由寒转暖，这时有发高热的病人，其病机是冬季感受寒邪，未即时发病，而是伏藏体内，至次年春季阳气升发之时，人体阳气亦相应亢奋，激发伏邪热化而成温病。

　　從春分以後至秋分節前，天有暴寒者，皆為時行寒疫也。三月四月或有暴寒，其時陽氣尚弱，為寒所折[1]，病熱猶輕。五月六月陽氣已盛，為寒所折，病熱則重。七月八月陽氣已衰，為寒所折，病熱亦微。其病與溫及暑病相似，但治有殊耳。(86)

　　【词解】

　　[1] 为寒所折：折，伤害之意。即被寒邪伤害。

　　【导读】论寒疫的成因、气候对病热轻重的影响以及治疗注意点。

　　时行寒疫是发生于温暖季节的时行病，时间跨度是从春分后至秋分前，这一时期如有暴寒，即非时之气，人被伤害，则发为寒疫。寒疫的病热轻重取决于天时阳气的强弱，即阳气盛则病热重，阳气衰弱则病热轻。寒疫的证候表现与温病、暑病相似，均以病热为主症，但病因相反，所以治疗有异，当随证治之。

　　本条需注意两点：一是"病热"是指发热，不能仅以发热的高低来判断疾病的轻重。二是文中"阳气"虽指天时之阳，但由于天人相应，人体阳气亦随天时阳气的强弱而盛衰，人体阳气盛，则与邪抗争激烈，故发热亦较重，反之，则与邪抗争弱，故发热亦较轻微。

　　十五日得一氣，於四時之中，一時有六氣，四六名為二十四氣。然氣候亦有應至仍不至，或有未應至而至者，或有至而太過者，皆成病氣也。但天地動靜，陰陽鼓擊[1]者，各正一氣耳。是以彼春之暖，為夏之暑；彼秋之忿，為冬之怒[2]。是故冬至之後，一陽爻升，一陰爻降[3]也；夏至之後，一陽氣下，一陰氣上也。斯則冬夏二至，陰陽合也；春秋二分，陰陽離也。陰陽交易[4]，人變病焉。此君子春夏養陽，秋冬養陰，順天地之剛柔也。小人觸冒，必嬰[5]暴疹[6]。須知毒烈之氣，留在何經，而發何病，詳而取之。是以春傷于風，夏必飧泄[7]；夏傷於暑，秋必病瘧；秋傷於濕，冬必咳嗽；冬傷於寒，春必病溫。此必然之道，可不審明之。(87)

　　【词解】

　　[1] 阴阳鼓击：阴气与阳气相互鼓动、推进。

　　[2] 彼秋之忿，为冬之怒：比喻秋季肃降，秋风乍起，转变到冬季的严寒，朔风怒号，如同由忿发展到怒。

　　[3] 一阳爻升，一阴爻降：喻一分阳气长，一分阴气消。"爻"（yáo），本为交错变化之义，《易》

把组成卦的基本符号亦称作爻。一为阳爻，一为阴爻。到十一月中冬至节后，阳气渐长，阴气始消，故十一月的卦象则增一阳爻，减一阴爻，而为复卦，此即"一阳爻升，一阴爻降。"表明阴气和阳气的消长变化，冬至和夏至是其转折点。

[4] 阴阳交易：指阴阳之气错杂，变化不正常。

[5] 婴：沾染，遭受。

[6] 暴疹：暴病。"暴"，谓急疾猛烈。"疹"（chèn），意同病。

[7] 飧泄：指脾虚泄泻。

【导读】论季节气候变化与疾病发生的关系，以及养生防病的原则。本条可分三段理解：

第一段："十五日得一气，……阴阳交易，人变病焉。"此段阐述气候发生异常变化可使人致病。每十五天为一气，一季中有六气，一年四季，合而为二十四气，其变化虽有规律，但可有太过不及，或迟或早，而成病气，易使人致病。此外，二十四气，各具特点，其形成机理是由于阴阳消长，阴至极必生阳，阳至极必生阴，故冬至以后，阳升阴降；夏至以后，阴升阳降，故冬、夏二至是阴阳二气相合之时。春分阳气开始超过阴气，于是气候转温；秋分阴气开始超过阳气，于是天气转凉，故春秋二分是阴阳分离之时。如果节气阴阳消长离合失常，四季气候变更错杂，人就容易感触而病。

第二段："此君子春夏养阳，……顺天地之刚柔也。"此段提出了养生思想和原则。春夏养阳意指春夏季节阳气升发，万物生长，日常生活要注意以凉以寒，益阴以配阳，防止阳气太过，或耗伤不及，称为养阳。秋冬养阴意指秋冬季节阴寒渐甚，万物收藏，日常生活要注意以温以热，扶阳以配阴，勿令阴气太过，或藏精不能，称为养阴。其指导思想是要顺应天时变化来养生，增强人体的适应性，以防疾病的发生。

第三段："小人触冒，……此必然之道，可不审明之。"此段讲不懂得防病的人，感触邪气必然要得病，而且不但有近因，还有远因，如"春伤于风，夏必飧泄"等。至于治疗，应当作详细的诊察，了解病因病邪，侵犯哪一经，患什么病，然后决定治法。

伤寒之病，逐日浅深，以施方治。今世人伤寒，或始不早治，或治不对病，或日数久淹[1]，困乃告医[2]。医人又不依次第而治之，则不中病，皆宜临时消息制方，无不效也。今搜采仲景旧论，录其证候、诊脉声色，对病真方有神验者，拟防世急也。（88）

【词解】

[1] 日数久淹：指病缠绵，拖延不愈。

[2] 困乃告医：指病情危重，才请医生诊治。

【导读】论伤寒病宜早治、随证治之，并说明搜采仲景旧论的目的与要求。

大凡伤寒病均由表入里，由浅入深，具有传经变化的规律，治疗亦当遵此规律。如失治、延治、误治，则病多生变，需斟酌处方用药，可以获效。

此处提出编次《伤寒论》的动机。可以推断，这篇《伤寒例》是王叔和所写，并非仲景原著。

又土地温凉，高下不同[1]；物性刚柔，飧居[2]亦异。是故黄帝兴四方之问[3]，岐伯举四治之能[4]，以训后贤，开其未悟者。临病之工，宜须两审也。（89）

【词解】

[1] 土地温凉，高下不同：《外台秘要》卷一作"土地高下，寒温不同"，可从。

[2] 飧居：饮食居处。"飧"，《太平圣惠方》卷八作"餐"。"飧"为"餐"或字。

　　[3] 四方之问：指《素问·异法方宜论》中关于东西南北等地域、风土习俗的差异，对疾病之影响与治法之不同的讨论。

　　[4] 四治之能：指《素问·异法方宜论》中所言砭石、毒药、微针、灸焫等四种疗法的作用。

　　【导读】论治病要遵循因地制宜、因人治宜的原则。

　　在《素问·异法方宜论》里，黄帝提出东西南北中五方风土习惯不同的问题，并展开讨论，本条提及四方，但精神是一致的，均是告诫医生，临证之时应全面诊察，要再三考虑地域的燥湿温凉，居处在高或低，饮食习惯的不同，人体禀气的盛衰等多方面因素对疾病的影响，然后作出准确的判断，施以相应的治法方药。

　　凡傷於寒，則為病熱，熱雖甚不死。若兩感於寒而病者，必死。（90）

　　【导读】论伤寒发热与两感于寒而病的病情和预后之不同。

　　患外感病，出现发热，属阳经病，发热是人体正气奋起抗邪的表现，所以即使热势很盛，但最终正气战胜邪气而病愈。如果两感于寒，属两经同病，即阳经与阴经同时受病，一方面邪气盛，一方面正气虚，无力抗邪，故不发热，或微发热，若最后正气不胜邪气，则病危重而死。

　　尺寸俱浮者，太陽受病也，當一二日發。以其脈上連風府，故頭項痛，腰脊強[1]。尺寸俱長者，陽明受病也，當二三日發。以其脈夾鼻絡於目，故身熱目痛鼻乾，不得臥。尺寸俱弦者，少陽受病也，當三四日發。以其脈循脅絡於耳，故胸脅痛而耳聾。此三經皆受病，未入於府者，可汗而已[2]。尺寸俱沉細者，太陰受病也，當四五日發。以其脈布胃中，絡於嗌[3]，故腹滿而嗌乾。尺寸俱沉者，少陰受病也，當五六日發。以其脈貫腎絡於肺，繫舌本，故口燥舌乾而渴。尺寸俱微緩者，厥陰受病也，當六七日發。以其脈循陰器絡於肝，故煩滿[4]而囊縮[5]。此三經皆受病，已入於府，可下而已。（91）

　　【词解】

　　[1] 强（jiàng）：不柔和。

　　[2] 已：病愈。

　　[3] 嗌：嗌（yì），泛指咽喉部。

　　[4] 烦满：即烦闷。"满"（mèn 闷），胸中气闷，此义后作"懑"，亦作"闷"。本论凡"胸满""胁下满""喘满"之"满"，音义皆同此。

　　[5] 囊缩：指阴囊上缩。

　　【导读】论六经分证的脉证、病期及治疗大法。

　　本条所论六经分证是据《素问·热论》内容，条文中六经症状均是从经络角度来看的，疾病的性质均属热实证。三阳受病都指表证，病期较早，当邪未传入胃腑时，均可用汗法治疗。三阴受病均指里证，病期较晚，都属于胃腑实热，故可用下法治疗。需注意的是，《内经》中的六经分证与《伤寒论》六经病证的性质不完全相同，《伤寒论》中的六经病脉证不局限于经络，也不单是表里的热实证，也不仅是汗下两法，而是对疾病发生发展的完整论述，理、法、方、药具备，奠定了中医辨证论治的基础。

　　若兩感於寒者，一日太陽受之，即與少陰俱病，則頭痛口乾、煩滿而渴。二日陽明受之，即與太陰俱病，則腹滿身熱，不欲食，譫之廉切，又女監切，下同。語。三日少陽受之，即與厥陰俱病，則耳聾、囊縮而厥，水漿[1]不入，不知人者，六日死。若三

陰三陽、五藏六府皆受病，則榮衞不行，藏府不通，則死矣。（92）

【词解】

[1] 浆：泛指汤水。《素问·上古天真论》："以酒为浆。"吴昆注："古人每食，必歠汤饮，谓之水浆。"

【导读】论两感于寒的证候表现、进展及预后。

两感证的特点是阳经和阴经同时受邪，且两经往往有表里关系，故本条论述的证候表现是表证、里证一起并见，其传经亦是阴阳两经同时并传。由于正虚邪盛，病情严重，如果治疗无效，疾病发展到最后饮食不进，连汤水也喝不下，且昏迷不醒，此乃胃气衰败，精神乃绝，故死。

其不兩感於寒，更不傳經，不加異氣[1]者，至七日太陽病衰，頭痛少愈也。八日陽明病衰，身熱少歇也。九日少陽病衰，耳聾微聞也。十日太陰病衰，腹減如故，則思飲食。十一日少陰病衰，渴止舌乾，已而嚏也。十二日厥陰病衰，囊縱，少腹微下[2]，大氣[3]皆去，病人精神爽慧也。（93）

【词解】

[1] 异气：指另一种致病因素。

[2] 少腹微下：言少腹拘急之证微有缓解。

[3] 大气：此言邪气。

【导读】论六经分证病势由盛到衰的日程及临床表现。

外感病只要不是阴阳两经同时受病，病在一经，又未向其他经传变，并且没有重感其他病邪的，经过六七天时间，邪气渐衰，正气渐复，症状缓解，就会转向痊愈。至于各经病证的愈期，是由发病日期推算而来，不能泥定。

若過十三日以上不間[1]，寸尺陷[2]者，大危。（94）

【词解】

[1] 间：病愈。《方言》卷三："南楚病愈者谓之差，或谓之间。"

[2] 寸尺陷：三部脉按摸不到，如同下陷。意指三部脉沉伏。

【导读】病过期不愈，正气虚衰，为危候。

本条承上条，外感病的愈期一般六至十二天，但不是绝对的，亦有过期不愈，病情依然进展，同时脉见沉伏，说明邪盛正衰，病情危重，预后不良。

若更感異氣，變為他病者，當依後壞病證[1]而治之。若脉陰陽俱盛[2]，重感於寒者，變成溫瘧[3]。陽脉浮滑，陰脉濡弱者，更遇於風，變為風溫。陽脉洪數，陰脉實大者，更遇溫熱，變為溫毒[4]，溫毒為病最重也。陽脉濡弱，陰脉弦緊者，更遇溫氣，變為溫疫。一本作瘧。以此冬傷於寒，發為溫病。脉[5]之變證，方治如説。（95）

【词解】

[1] 坏病证：因误治而使病证不按一般的规律变化，出现不能用六经正名的证候。

[2] 脉阴阳俱盛：阴指尺部，阳指寸部，盛是紧盛，尺寸脉均紧而有力。

[3] 温疟：症见先热后寒的一种疟疾。

[4] 温毒：温热夹毒，秽浊尤盛的一种温病，如大头瘟就是温毒之一。

[5] 脉：用如动词，义为诊察。

【导读】论温疟、风温、温毒、温疫的病因病机及治疗原则。

温疟、风温、温毒、温疫等温病的成因有两方面：一是曾感触寒邪，伏于体内，即"冬伤于寒"；二是更感异气，于是发为温病。文中列举四种脉象，是为举脉论病机，代表原有证候的状况，加上重感不同的异气，因而形成四种病。病既各异，治疗就不能拘泥于成法，而应遵照坏病的治疗原则，即"观其脉证，知犯何逆，随证治之"。

凡人有疾，不時即治，隱忍冀差[1]，以成痼疾。小兒女子，益以滋甚[2]。時氣不和[3]，便當早言，尋其邪由，及在腠理，以時治之，罕有不愈者。患人忍之，數日乃說，邪氣入藏，則難可制。此為家有患，備慮之要。凡作湯藥，不可避晨夜，覺病須臾，即宜便治，不等早晚，則易愈矣。如或差遲，病即傳變，雖欲除治，必難為力。（96）

【词解】

[1] 隱忍冀差：冀，希望，期望。指得了病隐瞒忍耐，希望能自行好转。

[2] 滋甚：意指更加严重。

[3] 时气不和：指感受时令不正之气，身体不适。

【导读】论患病后要早治并及时服药。本条可分两段理解：

第一段："凡人有疾……备虑之要。"讲得了病或感邪后身体有不适而不及时治疗的危害，使早期易治即愈的病证变为积久难治的病，这对小儿、妇女尤其不利。

第二段："凡作汤药……必难为力。"讲服药要及时，稍有拖延，则病易生变而难治。

服藥不如方法，縱意違師，不須治之。（97）

【导读】论服药必须遵照医嘱。

不同方药，在煎煮、服法、药后护理等方面均有不同要求，均应按医嘱执行，违反医嘱，不如不治。

凡傷寒之病，多從風寒得之。始表中風寒，入裏則不消矣。未有溫覆[1]而當不消散者。不在[2]證治，擬欲攻之，猶當先解表，乃可下之。若表已解，而內不消，非大滿，猶生寒熱，則病不除。若表已解，而內不消，大滿大實堅有燥屎，自可除下之，雖四五日，不能為禍也。若不宜下，而便攻之，內虛熱入，協熱遂利[3]，煩躁諸變，不可勝數，輕者困篤[4]，重者必死矣。（98）

【词解】

[1] 温覆：服药后用衣被覆盖，使身体暖而得汗出。

[2] 在：《尔雅·释诂》下："察也。"

[3] 协热遂利：协，挟同之意。指挟同表热传里而致下利。

[4] 困笃：指病情严重。

【导读】论治病当遵先表后里的原则以及误下后的变证。本条可分两段理解：

第一段："凡伤寒之病……不能为祸也。"讲表里同病而里不虚的证候，治疗应当遵先表后里之序。表解后可否攻下，还当明辨，如里实未成，说明表邪未尽入里，还可能发生寒热，如治以下法，病不能除。如已成实，则当及时攻下，不必拘泥日数。

第二段："若不宜下……重者必死矣。"不宜下而用攻下法，则造成内虚而邪入，变证百出，病情加重，甚則死亡。

夫陽盛陰虛[1]，汗之則死，下之則愈。陽虛陰盛[2]，汗之則愈，下之則死。夫如是，則神丹[3]安可以誤發，甘遂何可以妄攻？虛盛之治，相背千里，吉凶之機，應若影響，豈容易哉！況桂枝[4]下嚥，陽盛則斃；承氣[5]入胃，陰盛以亡。死生之要，在乎須臾，視身之盡[6]，不暇計日，此陰陽虛實之交錯，其候至微，發汗吐下之相反，其禍至速。而醫術淺狹，懵然[7]不知病源，為治乃誤，使病者殞沒[8]，自謂其分。至令冤魂塞於冥路，死屍盈於曠野，仁者鑒此，豈不痛歟！（99）

【词解】

[1] 阳盛阴虚：指邪热内盛，阴液被灼的证候。

[2] 阳虚阴盛：指外感寒邪，卫阳被遏的证候。

[3] 神丹：是一种发汗剂。

[4] 桂枝：指桂枝汤。

[5] 承气：指大承气汤。

[6] 视身之尽：眼看着病人死亡。

[7] 懵然（měng rán）：昏蒙不清之貌。

[8] 殒没：指死亡。

【导读】论明辨病证表里、寒热、虚实、阴阳的重要意义。本条可分两段理解：

第一段："夫阳盛阴虚，……其祸至速。"以汗、下两法的运用为例，说明不明辨病证的表里、寒热、虚实、阴阳，而误治误用方剂所造成的危害。

第二段："而医术浅狭，……岂不痛欤。"讲之所以会误治误用方药而给病人带来灾难，是由于庸医懵然不知病因病机的缘故。

凡兩感病俱作，治有先後，發表攻裏，本自不同。而執迷用意[1]者，乃云神丹甘遂合而飲之，且解其表，又除其裏。言巧似是，其理實違。夫智者之舉錯[2]也，常審以慎；愚者之動作也，必果而速。安危之變，豈可詭[3]哉！世上之士，但務彼翕習[4]之榮，而莫見此傾危[5]之敗，惟明者居然能護其本，近取諸身[6]，夫何遠之有焉？（100）

【词解】

[1] 执迷用意：用意，《注解伤寒论》卷二作"妄意"。指固执错误，主观臆断的人。

[2] 举错："错"通"措"。举措，即举动、动作。

[3] 诡：欺罔，强辩。

[4] 翕习：盛貌，此喻显赫的荣华。

[5] 倾危：倾覆之危。

[6] 近取诸身：指从身边的事物中受到启发。

【导读】论两感病的治疗及对错误观点的批判。

两感病属表里同病，先治表，抑或先治里，还是表里同治，当明辨证情后决定，尤其是里证是属虚寒还是实热当仔细分清，如属虚寒而妄用甘遂峻下，则必致变证百出。文中对持错误观点的人，作了分析和批判。

　　凡發汗溫煖[1]湯藥，其方雖言日三服，若病劇不解，當促其間[2]，可半日中盡三服。若與病相阻，即便有所覺。病重者，一日一夜當晬時[3]觀之，如服一劑，病證猶在，故當復作本湯服之。至有不肯汗出，服三劑乃解。若汗不出者，死病也。（101）

【词解】

[1] 温煖：《注解伤寒论》卷二作"温服"。是。

[2] 当促其间：指应缩短服药的间隔时间。

[3] 晬时：晬（zuì），终也。指一昼夜 12 时辰已尽。

【导读】论给药的法度。

　　服药的间隔时间和剂量应当因人因证而定，以见效为度。本条与太阳病上篇第 12 条桂枝汤方后所附服法大致相同，可互参。

　　凡得時氣病，至五六日而渴欲飲水，飲不能多，不當與也。何者？以腹中熱尚少，不能消之，便更與人作病也。至七八日，大渴欲飲水者，猶當依證而與之。與之常令不足，勿極意也[1]，言能飲一斗，與五升。若飲而腹滿，小便不利，若喘若噦[2]，不可與之也。忽然大汗出，是為自愈也。（102）

【词解】

[1] 勿极意也：不使过度的意思。

[2] 哕：指呃逆。

【导读】论对时气病患者口渴的护理。

　　本条讲了时气病患者出现口渴的四种情况与处理方法。一是虽渴而饮不多，乃水气不化，则不可与饮；二是大渴欲饮，能与饮，但不可过量；三是饮而症见腹满，小便不利等，是体内有停水，不可更与之；四是出现汗出畅达，乃阳气通达，津液还复之象，病将痊愈。

　　凡得病，反能飲水，此為欲愈之病。其不曉病者，但聞病飲水自愈，小渴者乃强與飲之，因成其禍，不可復數也。（103）

【导读】论欲愈之病，饮水不可过量。

　　大凡寒证多不口渴，当出现口渴欲饮，提示寒去阳复，病将愈。但初愈病人不宜过多饮水，以免水停不化，滋生他病。

　　凡得病，厥[1]脈動數，服湯藥更[2]遲，脈浮大減小，初躁後靜，此皆愈證也。（104）

【词解】

[1] 厥：作"其"字解。

[2] 更：读平声，改变的意思。

【导读】论病欲愈的脉证。

　　诊脉需注意前后比较，阳热亢盛时，脉见动数，服药治疗后变为迟脉，表明邪热已退。病邪在表，或邪热盛，可见脉浮大，如变为小脉，提示表邪或热邪已解。随着脉象的转变，症状亦好转，那就是愈证无疑。

　　凡治溫病，可刺五十九穴[1]。（105）

NOTE

【词解】

[1] 五十九穴：指《素问·水热穴论》《素问·刺热论》《灵枢·热病》等提到的具有退热作用的五十九个穴位。

【导读】论治疗温病可用针刺法。刺法有泄热作用，所以温病可用。

五十九穴分布区域为：头部二十五穴，胸部、四肢三十四穴，临床可据证情选用。成无己《注解伤寒论》指出，五十九穴的名称及其主治功用如下：

1. 上星、囟会、前顶、百会、后顶（各一穴）、五处、承光、通天、络却、玉枕（各二穴）、临泣、目窗、正营、承灵、脑空（各二穴），计二十五穴，泻诸阳之热。

2. 大杼、膺俞、缺盆、背俞（各二穴），计八穴，泻胸中之热。

3. 气街、三里、巨虚上廉、巨虚下廉（各二穴），计八穴，泻胃中之热。

4. 云门、髃骨、委中、髓空（各二穴），计八穴，泻四肢之热。

5. 心俞、肝俞、肺俞、肾俞、脾俞（各二穴），计十穴，泻五脏之热。

又身之穴，三百六十有五，其三十穴灸之有害，七十九穴刺之为灾，并中髓也[1]。（106）

【词解】

[1] 中髓：中（zhòng），受到、伤到的意思。髓，可包括脑髓、脊髓等。指脑髓、脊髓等受到损伤。

【导读】论禁灸、禁刺的孔穴及误施的后果。

禁灸、禁刺的孔穴大多分布于邻近重要的脏器或血管、神经处，如果加以灸刺，就会引起伤害，甚至生命危险，不应忽视。

脉四损，三日死。平人四息，病人脉一至，名曰四损。脉五损，一日死。平人五息，病人脉一至，名曰五损。脉六损，一时死。平人六息，病人脉一至，名曰六损。（107）

【导读】论损脉的预后。

正常人脉搏，一息约四至或五至。损脉者脉搏缓慢，平人四息、五息甚至六息，其始搏动一次，这是心肾阳衰，气血将竭的征象，故预后不良。

脉盛身寒，得之伤寒；脉虚身热，得之伤暑。（108）

【导读】论伤寒、伤暑的脉证。

寒主收引，寒邪易遏郁阳气，故伤寒必见恶寒，脉浮紧而呈实象。暑邪热盛夹湿，易伤津耗气，故伤暑必见身热，脉或濡或细而呈虚象。

脉阴阳俱盛，大汗出不解者死。（109）

【导读】论邪盛正虚的脉证及预后。

脉寸、关、尺三部俱盛，为邪气大实，大汗出是阳气内虚，津液外脱，此正不敌邪，故预后不良。

脉阴阳俱虚，热不止者死。（110）

【导读】论正虚发热的脉证及预后。

脉三部俱虚，是为正气大虚，热不止，表示邪未去，且更伤阴液，势必阳衰阴竭而不治。

脉至乍數乍疎者死。脉至如轉索，其日死。（111）

【导读】论危重证的脉象。

脉之搏动忽快忽慢，乃心气不济，甚者阳亡脉绝而死。脉来如转索，是真脏脉现，胃气已绝，故终将不治而亡。

讝言妄語，身微熱，脉浮大，手足温者生；逆冷，脉沉細者，不過一日死矣。（112）

【导读】论阳气存、亡的脉证。

手足温抑或逆冷，脉浮大还是沉细，是阳气存亡的关键脉证。手足温，脉浮大是里实热证的表现，同时说明阳气不亏，气血流行顺畅，故正气能战胜邪气而病愈。如手足逆冷，脉沉细，提示阳气虚衰，气血流行严重受阻，正气不敌邪气，则可能在短期内死亡。

此以前是傷寒熱病證候也。（113）

【导读】说明《伤寒例》的内容。

凡感受外邪，以发热为主症的病证，皆可参照本篇辨证论治或防治。

第四节　辨痓湿暍脉证第四（114~129 条）

提要：

　　本篇 16 条。所论痓、湿、暍三病，皆与外邪有关，也皆从太阳经开始，故合为一篇讨论并与伤寒互相鉴别。

　　痓病，外感内伤均可引起。本篇主要论述了外邪所致的"刚痓"和"柔痓"之脉证特点。

　　湿病，有内湿与外湿之分。本篇所论之湿病，主要是湿着关节或湿留肌腠的外湿为患，即风湿证和湿痹证。

　　暍即暑病。本篇所论暍病，有暑病夹虚、夹湿及暑热盛实三种情况，大体上概括了暑病的主要证候。

傷寒所致太陽病痓[1] 濕暍[2] 此三種，宜應別論，以為與傷寒相似，故此見之。（114）

【词解】

［1］痓：痓（zhì），通作"痉"，一种项背强直的病证。

［2］暍（yē）："暍，伤暑也。"指中暑。

【导读】论痓湿暍篇列入《伤寒论》的目的与意义。

痓湿暍本属杂病范畴，均与风寒暑湿外邪有关，初起均有发热恶寒，与太阳病相似，但其主证与病机变化又各具特点。在此举出痓湿暍，以作鉴别。

太陽病，發熱無汗，反惡寒者，名曰剛痓。（115）

【导读】论刚痓的症状特点。

NOTE

太阳伤寒与痉病均可见恶寒发热与无汗，但恶寒不是痉病的必具症状，且痉病当有项背强急，或口噤、背反张等，条文中未列出，为省文笔法。因其表实无汗，故称刚痉。

太陽病，發熱汗出而不惡寒，《病源》云惡寒。名曰柔痙。（116）

【导读】论柔痉的症状特点。

发热汗出者，为柔痉，与太阳中风证相类似，但其不恶寒说明已经化热，是为不同。痉病项背强急、口噤的特征性症状，条文中未列出，是为省文。

太陽病，發熱，脉沉而細者，名曰痙。（117）

【导读】论痉病的脉证特点。

痉病初期有类似太阳病恶寒、发热等症状，然其脉不浮，反见沉而细，说明阴液不足，筋脉失于濡养。

太陽病，發汗太多，因致痙。（118）

【导读】论发汗过多可致痉病。

太阳病病在表，当以汗解，若发汗过多，可损伤阳气与阴津，筋脉失却温煦与濡养，发生拘缩挛急而成痉病。

病身熱足寒，頸項強急，惡寒，時頭熱面赤，目脉赤[1]，獨頭面搖，卒[2]口噤，背反張者，痙病也。（119）

【词解】

[1] 目脉赤：指目赤。

[2] 卒：通"猝"，忽然之意。

【导读】论痉病的主症。

外感风寒，卫阳郁闭，营卫失和则恶寒身热；邪滞经脉，经脉失养而挛急，则出现卒口噤，颈项强急，或独头动摇，甚则角弓反张；邪郁化热，热壅于上则头热、面红、目赤；阳郁于上，不达于下，故足寒。口噤、颈项强急与背反张为痉病特征性症状，可作为临床辨证眼目。

太陽病，關節疼痛而煩，脉沉而細一作緩者，此名濕痹。一云中濕。濕痹之候，其人小便不利，大便反快，但當利其小便。（120）

【导读】论湿痹的脉证与治则。

湿痹之人大多素体脾胃失于运化，水湿内停，脉沉而细即是明证。复感外湿则内外合邪，湿邪流注关节筋骨，着而不行，故关节疼痛而烦。脾失健运，水湿内停，下趋大肠，故见小便不利，大便反快。证属内外合邪而里湿偏重，故治当利其小便，湿邪得除而湿痹愈。

濕家[1]之為病，一身盡疼，發熱，身色如似熏黃[2]。（121）

【词解】

[1] 湿家：指久患湿病之人。

[2] 熏黄：形容面黄晦暗如烟熏。

【导读】论湿邪郁久化热的临床表现。

久患湿病之人，湿浸筋脉肌肉，则一身疼痛。郁久化热，湿热蕴蒸，则发热身黄，其黄色暗如烟熏。

　　濕家，其人但頭汗出，背強，欲得被覆向火，若下之早則噦，胸滿，小便不利，舌上如胎[1]者，以丹田[2]有熱，胸中有寒，渴欲得水，而不能飲，口燥煩也。（122）

【词解】

　　[1] 舌上如胎：胎同苔，即舌上似有苔。

　　[2] 丹田：脐下之丹田，此处指代下焦。

【导读】论湿郁于表的证候及误下的变证。

　　湿邪外郁肌表，卫阳被遏，不达于外，则身冷欲得被覆向火。湿阻阳郁，郁而向上，故但头汗出。湿滞经络，经气不利故背强。治当温经祛湿，宣展卫阳。误下伤正，常变证丛生。胃气上逆则哕而胸满；肾气损伤，气化不利，则小便不利。胸中阳气下陷，郁而化热，故上寒下热。胸阳不振，寒湿郁阻，故舌面似有白苔；湿阻而津不上布，则口渴躁烦而不欲饮。

　　濕家下之，額上汗出，微喘，小便利一云不利。者死，若下利不止者亦死。（123）

【导读】论湿病误下，阳越阴脱的危证。

　　湿家脾气本虚，且湿为阴邪，最易伤阳，若误用下法，可形成阴盛阳衰之变。阳气浮越于上则额上汗出，气脱于上则微喘，阳竭失于固摄则小便利（失禁）或下利不止，若阴竭于下，可见小便不利。阳亡于上，阴竭于下，阴阳离决，预后不良，故曰死。

　　問曰：風濕相搏，一身盡疼痛，法當汗出而解。值天陰雨不止，醫云此可發汗，汗之病不愈者，何也？答曰：發其汗，汗大出者，但風氣去，濕氣在，是故不愈也。若治風濕者，發其汗，但微微似欲出汗者，風濕俱去也。（124）

【导读】论风湿病的治则及注意事项。

　　风湿之邪相互搏结于肌肉筋骨之间，其病在肤表，治当发汗，使邪从汗解。但不宜大汗，要微微似欲汗出，且要注意气候影响，以防湿盛气候，发汗不当，湿反乘虚而入。本条与 120 条共同确立了湿病的基本治疗方法，即外湿宜微微发汗，内湿宜利小便。

　　濕家病，身上疼痛，發熱面黃而喘，頭痛鼻塞而煩，其脉大，自能飲食，腹中和無病，病在頭中寒濕，故鼻塞。內[1]藥鼻中則愈。（125）

【词解】

　　[1] 内（nà）：即"纳"，塞入。

【导读】论寒湿在上的证治。

　　寒湿袭表，表气壅遏，故身痛发热，肺主皮毛，开窍于鼻，湿邪郁闭肺气，故头痛鼻塞，面黄而喘，烦躁不安。脉大、饮食如常、腹中和无病说明湿不在里而在表。以病在上，取纳药鼻中的外治法，宣泄头中寒湿。后世注家多主张用瓜蒂散吹鼻或搐鼻，可作参考。

　　病者一身盡疼，發熱日晡所[1]劇者，此名風濕。此病傷於汗出當風，或久傷取冷[2]所致也。（126）

【词解】

　　[1] 日晡所："日晡（bū）"为申时别称。"所"，不定之词，表约数。为申时前后，即下午三时至五时前后。

［2］久伤取冷：长期贪凉被寒湿所伤。

【导读】论风湿病的症状及成因。

风湿袭表，症见一身尽疼；热郁于内，则发热剧于日晡所。成因多为汗出当风，未尽之汗蕴而成湿，风与湿合而成风湿，或久伤取冷，湿阻阳郁，而成风湿。据《金匮要略》，本证可与麻黄杏仁薏苡甘草汤。

太陽中熱者，暍是也。其人汗出惡寒，身熱而渴也。（127）

【导读】论太阳中暍的症状。

暑热之邪首犯太阳之表，暑热蒸腾，腠理开泄，故身热汗出。汗出腠理疏松，卫表不固则恶寒。暑热伤津，故口渴。

太陽中暍者，身熱疼重而脈微弱，此以夏月傷冷水，水行皮中所致也。（128）

【导读】论太阳中暍兼水湿的成因与证候。

本条太阳中暍，与单纯暑热伤津不同。不仅身热，且沉痛疼痛，脉弱无力，为暑热夹湿之证。病因夏季炎热，冷水沐浴，水行皮中，湿郁肌肉所致。

太陽中暍者，發熱，惡寒，身重而疼痛，其脉弦細芤遲，小便已，洒洒然毛聳，手足逆冷，小有勞身即熱，口開，前板齒燥。若發汗則惡寒甚，加溫針則發熱甚，數下之則淋甚。（129）

【导读】论太阳中暍兼湿的脉证与治禁。本条可分两段理解：

第一段："太阳中暍者，发热……前板齿燥。"论暑湿相兼，气阴不足的脉证。发热恶寒、身重疼痛是暑湿为患之邪实症，脉弦细芤迟、尿后毫毛耸立、洒淅形寒、手足逆冷、劳则发热、口开前板齿燥等脉证均为阳气阴津受损的表现。本证为正虚邪实，治当清暑利湿，益气养阴。

第二段："若发汗则恶寒甚……数下之则淋甚。"言暑兼湿邪，正虚邪实，误治后变证丛生。如误用发汗，阳气伤则恶寒甚；误用温针，助暑邪而发热甚；误用攻下，阴液损伤则小便淋涩更甚。提示伤暑禁用发汗、温针与攻下。

第三章　《伤寒论》中十篇 398 条串解

《伤寒论》中十篇，始于第五篇《辨太阳病脉证并治上》终于第十四篇《辨阴阳易瘥后劳复病脉证并治》，计 398 条，论六经辨证、霍乱病、阴阳易差后劳复，是《伤寒论》的重点与核心。

目前，高等中医教育本科阶段《伤寒论》教学条文，主要选择于这十篇。但本科教材，为了便于初学者的学习，大多采取了"证候归类、因证列方"的编写方法，因此打乱了原《伤寒论》条文的顺序。遗憾的是，原文的移动，在一定程度上影响了读者对条文之间彼此联系、前后呼应的理解。

本教材按《伤寒论》原排顺序依次串解条文，目的在于方便读者对《伤寒论》的文章结构、条文组织形式及条文之间的相互联系，有比较全面和系统的了解，从中领悟作者的布局和写作目的、领悟条文以外的东西、领悟《伤寒论》辨证论治的精神实质。

第一节　辨太阳病脉证并治上 第五（1~30 条）

提要：

本篇共 30 条。前 11 条主要论述了太阳病提纲证，太阳病分类，辨传与不传，以及病发阴阳与真假寒热。后 19 条则阐述了太阳中风证，桂枝汤加减证及其禁忌证，并举若干误治救逆之方法。

1. 太陽之為病，脉浮，頭項强痛而惡寒。

【串解】本条论太阳病脉证提纲。反映太阳表证的共同证候。

2. 太陽病，發熱，汗出，惡風，脉緩者，名為中風。

3. 太陽病，或已發熱，或未發熱，必惡寒，體痛，嘔逆，脉陰陽俱緊者，名為傷寒。

【串解】第 2、3 两条分论太阳中风与太阳伤寒。意在对比发明，用以加强辨证论治的分析。

4. 傷寒一日，太陽受之，脉若靜者，為不傳；頗欲吐，若躁煩，脉數急者，為傳也。

5. 傷寒二三日，陽明、少陽證不見者，為不傳也。

【串解】第 4、5 两条通过论伤寒传与不传，指出辨传经与不传经不必拘泥于发病日数，而应以脉证为凭。

6. 太陽病，發熱而渴，不惡寒者為溫病。若發汗已，身灼熱者，名風溫。風溫為病，脉

NOTE

陰陽俱浮，自汗出，身重，多眠睡，鼻息必鼾，語言難出。若被下者，小便不利，直視失溲。若被火者，微發黃色，劇則如驚癇，時瘈瘲，若火熏之。一逆尚引日，再逆促命期。

【串解】本条论温病、风温的脉证特点与治禁，作为太阳伤寒和太阳中风的类证而设，以资鉴别。

7. 病有發熱惡寒者，發于陽也；無熱惡寒者，發于陰也。發于陽，七日愈。發于陰，六日愈。以陽數七、陰數六故也。

【串解】本条运用对比手法，辨病发阴阳，乃提纲挈领之法。

8. 太陽病，頭痛至七日以上自愈者，以行其經盡故也。若欲作再經者，針足陽明，使經不傳則愈。

【串解】本条论太阳病邪传太阳，经尽自愈，若邪气不衰，则有传经之变，说明在太阳病中有"传经"和"行经"的不同，同时亦与第4条相呼应。

9. 太陽病欲解時，從巳至未上。

10. 風家，表解而不了了者，十二日愈。

11. 病人身大熱，反欲得衣者，熱在皮膚，寒在骨髓也；身大寒，反不欲近衣者，寒在皮膚，熱在骨髓也。

【串解】第9、10两条论太阳病欲解时和太阳中风表解自愈的预期，意在示天人相应之理，并说明邪却正复尚需假以时日。第11条承第7条论辨寒热真假的方法，提示临证之际，必须详细辨识。

以上11条有论无方，重点辨太阳表证异同、病邪传变、阴阳寒热、邪尽自愈，既是太阳病的总论，又是全书纲领，尤其是第7条与第11条被后世注家认为是六经阴阳寒热的辨证纲要，在全书占有指导地位。

12. 太陽中風，陽浮而陰弱，陽浮者，熱自發，陰弱者，汗自出，嗇嗇惡寒，淅淅惡風，翕翕發熱，鼻鳴乾嘔者，桂枝湯主之。方一。

桂枝三兩，去皮　芍藥三兩　甘草二兩，炙　生薑三兩，切　大棗十二枚，擘

上五味，㕮咀三味，以水七升，微火煮取三升，去滓，適寒溫，服一升。服已須臾，歠熱稀粥一升餘，以助藥力。溫覆令一時許，遍身漐漐微似有汗者益佳，不可令如水流漓，病必不除。若一服汗出病差，停後服，不必盡劑。若不汗，更服依前法。又不汗，後服小促其間。半日許，令三服盡。若病重者，一日一夜服，周時觀之。服一劑盡，病證猶在者，更作服。若汗不出，乃服至二三劑。禁生冷、黏滑、肉麵、五辛、酒酪、臭惡等物。

【串解】本条论太阳病中风证的脉证、病机、治法、方药和调护。

柯韵伯谓桂枝汤为"仲景群方之魁，乃滋阴和阳，调和营卫，解肌发汗之总方也"。由此可见，仲景首举桂枝汤意在表明治病的原则在于调和阴阳，可与第7条辨病发阴阳、第58条论"阴阳自和必自愈"互参。

13. 太陽病，頭痛，發熱，汗出，惡風，桂枝湯主之。方二。用前第一方。

【串解】本条从内容上看似与第12条重复，实际上是继第12条太阳中风证而引伸桂枝汤

的适应证，本条不提太阳中风而谓太阳病，扩大了桂枝汤的应用范围。柯韵伯称："此条是桂枝本证，辨症为主，合此症即用此汤，不必问其为伤寒、中风、杂病也。"

14. 太阳病，项背强几几，反汗出恶风者，桂枝加葛根汤主之。方三。

葛根四两　麻黄三两，去节　芍药二两　生姜三两，切　甘草二两，炙　大枣十二枚，擘　桂枝二两，去皮

上七味，以水一斗，先煮麻黄、葛根，减二升，去上沫，内诸药，煮取三升，去滓。温服一升，覆取微似汗，不须歠粥，余如桂枝法将息及禁忌。臣億等谨按，仲景本論，太陽中風自汗用桂枝，傷寒無汗用麻黄，今證云汗出惡風，而方中有麻黄，恐非本意也。第三卷有葛根湯證，云無汗、惡風，正與此方同，是合用麻黄也。此云桂枝加葛根湯，恐是桂枝中但加葛根耳。

【串解】本条论太阳中风兼经输不利的证治，意在第 12、13 条论桂枝证的基础上示人病有兼证，治有加减，临证需全面分析。

15. 太陽病，下之後，其氣上衝者，可與桂枝湯，方用前法。若不上衝者，不得與之。四。

【串解】本条论误下之后，太阳之气上冲和不上冲，不上冲的则禁用桂枝汤。历代医家对"气上冲"的解释不一，若与第 134 条的"阳气内陷"互相对看，则知"其气上冲"，也就是未致邪气内陷的互义。

16. 太陽病三日，已發汗，若吐、若下、若溫針，仍不解者，此為壞病，桂枝不中與之也。觀其脈證，知犯何逆，隨證治之。桂枝本為解肌，若其人脈浮緊，發熱汗不出者，不可與之也。常須識此，勿令誤也。五。

【串解】本条论"坏病"不能用桂枝汤及太阳病无汗表实脉紧也不能用桂枝汤的道理。

17. 若酒客病，不可與桂枝湯，得之則嘔，以酒客不喜甘故也。

【串解】本条承前条补充桂枝汤禁忌证，酒客及湿热内蕴者不可与桂枝汤。

18. 喘家，作桂枝湯，加厚朴杏子佳。六。

【串解】本条论素喘者，见桂枝汤证，可在桂枝汤基础上加味治之。

19. 凡服桂枝湯吐者，其後必吐膿血也。

【串解】本条论桂枝汤禁忌证。在桂枝汤加减证后，穿插桂枝汤的禁忌证，从正反两方面立论，从而有利于桂枝汤的正确使用。

20. 太陽病，發汗，遂漏不止，其人惡風，小便難，四肢微急，難以屈伸者，桂枝加附子湯主之。方七。

桂枝三兩，去皮　芍藥三兩　甘草三兩，炙　生薑三兩，切　大棗十二枚，擘　附子一枚，炮，去皮，破八片

上六味，以水七升，煮取三升，去滓，溫服一升。本云，桂枝湯今加附子。將息如前法。

21. 太陽病，下之後，脈促胸滿者，桂枝去芍藥湯主之。方八。促，一作縱。

桂枝三兩，去皮　甘草二兩，炙　生薑三兩，切　大棗十二枚，擘

上四味，以水七升，煮取三升，去滓，溫服一升。本云，桂枝湯今去芍藥。將息如前法。

22. 若微寒者，桂枝去芍藥加附子湯主之。方九。

桂枝三兩，去皮　甘草二兩，炙　生薑三兩，切　大棗十二枚，擘　附子一枚，炮，去皮，破八片

上五味，以水七升，煮取三升，去滓，溫服一升。本云，桂枝湯今去芍藥加附子。將息如前法。

23. 太陽病，得之八九日，如瘧狀，發熱惡寒，熱多寒少，其人不嘔，清便欲自可，一日二三度發。脉微緩者，為欲愈也；脉微而惡寒者，此陰陽俱虛，不可更發汗、更下、更吐也；面色反有熱色者，未欲解也，以其不能得小汗出，身必癢，宜桂枝麻黃各半湯。方十。

桂枝一兩十六銖，去皮　芍藥　生薑切　甘草炙　麻黃各一兩，去節　大棗四枚，擘　杏仁二十四枚，湯浸，去皮尖及兩仁者

上七味，以水五升，先煮麻黃一二沸，去上沫，内諸藥，煮取一升八合，去滓，溫服六合。本云，桂枝湯三合，麻黃湯三合，並為六合，頓服。將息如上法。臣億等謹按，桂枝湯方，桂枝、芍藥、生薑各三兩，甘草二兩，大棗十二枚。麻黃湯方，麻黃三兩，桂枝三兩，甘草一兩，杏仁七十箇。今以算法約之，二湯各取三分之一，即得桂枝一兩十六銖，芍藥、生薑、甘草各一兩，大棗四枚，杏仁二十三箇零三分枚之一，收之得二十四箇，合方。詳此方乃三分之一，非各半也。宜云合半湯。

24. 太陽病，初服桂枝湯，反煩不解者，先刺風池、風府，卻與桂枝湯則愈。十一。用前第一方。

25. 服桂枝湯，大汗出，脉洪大者，與桂枝湯如前法。若形似瘧，一日再發者，汗出必解，宜桂枝二麻黃一湯。方十二。

桂枝一兩十七銖，去皮　芍藥一兩六銖　麻黃十六銖，去節　生薑一兩六銖，切　杏仁十六箇，去皮尖
甘草一兩二銖，炙　大棗五枚，擘

上七味，以水五升，先煮麻黃一二沸，去上沫，内諸藥，煮取二升，去滓，溫服一升，日再服。本云，桂枝湯二分，麻黃湯一分，合為二升，分再服。今合為一方，將息如前法。臣億等謹按，桂枝湯方，桂枝、芍藥、生薑各三兩，甘草二兩，大棗十二枚。麻黃湯方，麻黃三兩，桂枝二兩，甘草一兩，杏仁七十箇。今以算法約之，桂枝湯取十二分之五，即得桂枝、芍藥、生薑各一兩六銖，甘草二十銖，大棗五枚。麻黃湯取九分之二，即得麻黃十六銖，桂枝十銖三分銖之二，收之得十一銖，甘草五銖三分銖之一，收之得六銖，杏仁十五箇九分枚之四，收之得十六箇。二湯所取相合，即共得桂枝一兩十七銖，麻黃十六銖，生薑、芍藥各一兩六銖，甘草一兩二銖，大棗五枚，杏仁十六箇，合方。

26. 服桂枝湯，大汗出後，大煩渴不解，脉洪大者，白虎加人參湯主之。方十三。

知母六兩　石膏一斤，碎，綿裹　甘草炙，二兩　粳米六合　人參三兩

上五味，以水一斗，煮米熟湯成，去滓，溫服一升，日三服。

27. 太陽病，發熱惡寒，熱多寒少，脉微弱者，此無陽也，不可發汗。宜桂枝二越婢一湯。方十四。

桂枝去皮　芍藥　麻黃　甘草各十八銖，炙　大棗四枚，擘　生薑一兩二銖，切　石膏二十四銖，碎，綿裹

上七味，以水五升，煮麻黃一二沸，去上沫，内諸藥，煮取二升，去滓，溫服一升。本云，當裁為越婢湯、桂枝湯合之，飲一升。今合為一方，桂枝湯二分，越婢湯一分。臣億等謹按，桂枝湯方，桂枝、芍藥、生薑各三兩，甘草二兩，大棗十二枚。越婢湯方，麻黃二兩，生

薑三兩，甘草二兩，石膏半斤，大棗十五枚。今以算法約之，桂枝湯取四分之一，即得桂枝、芍藥、生薑各十八銖，甘草十二銖，大棗三枚。越婢湯取八分之一，即得麻黃十八銖，生薑九銖，甘草六銖，石膏二十四銖，大棗一枚八分之七，棄之。二湯所取相合，即共得桂枝、芍藥、甘草、麻黃各十八銖，生薑一兩三銖，石膏二十四銖，大棗四枚，合方。舊云，桂枝三，今取四分之一，即當云桂枝二也。越婢湯方，見仲景雜方中，《外臺秘要》一云起脾湯。

28. 服桂枝湯，或下之，仍頭項強痛，翕翕發熱，無汗，心下滿微痛，小便不利者，桂枝去桂加茯苓白术湯主之。方十五。

芍藥三兩　甘草二兩，炙　生薑切　白术　茯苓各三兩　大棗十二枚，擘

上六味，以水八升，煮取三升，去滓，溫服一升，小便利則愈。本云，桂枝湯今去桂枝，加茯苓、白术。

【串解】20~28 九条，继论桂枝汤加减证，包括：第 20 条桂枝加附子汤证、第 21 条桂枝去芍药汤证、第 22 条桂枝去芍药加附子汤证、第 28 条桂枝去桂加茯苓白术汤证、第 24 条邪郁较重针药并用、26 条服桂枝汤后转属阳明的白虎加人参汤证。并论合方治法：第 23 条桂枝麻黄各半汤证、第 25 条桂枝二麻黄一汤证、第 27 条桂枝二越婢一汤证。

所论桂麻合方证治，为表郁轻证所设，此时单用桂枝汤开表祛邪之力不足，单用麻黄汤又恐峻汗伤正，故两方合用，以补桂枝汤、麻黄汤治疗之不逮。三方均以桂枝汤贯方名之首，又蕴含护正祛邪之义。

桂麻合方的另一意义，有从太阳病上篇的桂枝汤证，到太阳病中篇的麻黄汤证作为引线之笔而有循序渐进的意思在内。

第 28 条论桂枝去桂加茯苓白术汤证，遥接第 14 条桂枝加葛根汤证，对比论述经输不利有在表属腑之别，故有发汗和利小便的两种治法。

29. 傷寒脉浮，自汗出，小便數，心煩，微惡寒，脚攣急，反與桂枝欲攻其表，此誤也。得之便厥，咽中乾，煩燥，吐逆者，作甘草乾薑湯與之，以復其陽；若厥愈足溫者，更作芍藥甘草湯與之，其脚即伸；若胃氣不和，讝語者，少與調胃承氣湯；若重發汗，復加燒針者，四逆湯主之。方十六。

甘草乾薑湯方

甘草四兩，炙　乾薑二兩

上二味，以水三升，煮取一升五合，去滓，分溫再服。

芍藥甘草湯方

白芍藥　甘草各四兩，炙

上二味，以水三升，煮取一升五合，去滓，分溫再服。

調胃承氣湯方

大黃四兩，去皮，清酒洗　甘草二兩，炙　芒消半升

上三味，以水三升，煮取一升，去滓，內芒消，更上火微煮令沸，少少溫服之。

四逆湯方

甘草二兩，炙　乾薑一兩半　附子一枚，生用，去皮，破八片

上三味，以水三升，煮取一升二合，去滓，分溫再服。強人可大附子一枚、乾薑三兩。

NOTE

30. 問曰：證象陽旦，按法治之而增劇，厥逆，咽中乾，兩脛拘急而讝語。師曰：言夜半手足當溫，兩腳當伸，後如師言，何以知此？答曰：寸口脈浮而大，浮為風，大為虛，風則生微熱，虛則兩脛攣，病形象桂枝，因加附子參其間，增桂令汗出，附子溫經，亡陽故也。厥逆咽中乾，煩躁，陽明內結，讝語煩亂，更飲甘草乾薑湯，夜半陽氣還，兩足當熱，脛尚微拘急，重與芍藥甘草湯，爾乃脛伸，以承氣湯微溏，則止其讝語，故知病可愈。(30)

【串解】第29条，从表面上看是论桂枝汤的禁忌证，实论伤寒挟里虚误汗后变证及救治方法，是对第16条"观其脉证，知犯何逆，随证治之"的示范说明，突出辨证论治精神。

第30条则是第29条的注文，意在解释前文，补充了前文所略之病机。

第二节　辨太阳病脉证并治中第六 (31~127 条)

> **提要：**
>
> 本篇共97条。主要论述了太阳伤寒表实无汗之麻黄汤证及其加减证和禁忌证，兼述了太阳阳明合病之葛根汤证，补述了桂枝汤治疗杂病之荣卫不和的自汗出证。在论太阳经邪之后，又简述了蓄水于下的五苓散证、火郁于上之栀子豉汤证、少阳气郁兼三焦不畅之小柴胡汤证、热与血结之桃核承气汤证和抵当汤、丸证。更以太阳病误治后之变证，以五藏病为例论述了心阳虚心悸之桂枝甘草汤证、脾虚水气上冲之苓桂术甘汤证、邪热壅肺作喘之麻杏甘石汤证、肾阳虚水泛之真武汤证等。
>
> 统观全篇，所赅甚广，外则论荣卫之不和，内则论气血之失畅，上则论火郁胸膈，下则论水蓄膀胱，兼及五藏杂病证治。

31. 太陽病，項背強几几，無汗惡風，葛根湯主之。方一。

葛根四兩　麻黃三兩，去節　桂枝二兩，去皮　生薑三兩，切　甘草二兩，炙　芍藥二兩　大棗十二枚，擘

上七味，以水一斗，先煮麻黃、葛根，減二升，去白沫，內諸藥，煮取三升，去滓，溫服一升。覆取微似汗，餘如桂枝法將息及禁忌。諸湯皆做此。

32. 太陽與陽明合病者，必自下利，葛根湯主之。方二。用前第一方。一云，用後第四方。

33. 太陽與陽明合病，不下利但嘔者，葛根加半夏湯主之。方三。

葛根四兩　麻黃三兩，去節　甘草二兩，炙　芍藥二兩　桂枝二兩，去皮　生薑二兩，切　半夏半升，洗　大棗十二枚，擘

上八味，以水一斗，先煮葛根、麻黃，減二升，去上沫，內諸藥，煮取三升，去滓，溫服一升。覆取微似汗。

【串解】31~33三条，论葛根汤及其加味证治。葛根汤系桂枝汤加葛根、麻黄而成，《太阳病上篇》主论桂枝汤证，在继将论麻黄汤证之前，论述桂麻合方及葛根汤，有承上启下、循序渐进之意。

第31条、第32条分别与第14条、第36条对比，则可知项背强几几有汗和无汗之分、二

阳合病分下利与喘满不同，证候有别而治亦不同。

34. 太陽病，桂枝證，醫反下之，利遂不止，脉促者，表未解也；喘而汗出者，葛根黃芩黃連湯主之。方四。促，一作縱。

葛根半斤　甘草二兩，炙　黃芩三兩　黃連三兩

上四味，以水八升，先煮葛根，減二升，内諸藥，煮取二升，去滓，分溫再服。

【串解】本条论误下热迫大肠证，与第 32 条二阳合病必自下利互相对比，以辨认下利一证有表里寒热之异。

35. 太陽病，頭痛發熱，身疼腰痛，骨節疼痛，惡風無汗而喘者，麻黃湯主之。方五。

麻黃三兩，去節　桂技二兩，去皮　甘草一兩，炙　杏仁七十箇，去皮尖

上四味，以水九升，先煮麻黃，減二升，去上沫，内諸藥，煮取二升半，去滓，溫服八合。覆取微似汗，不須歠粥，餘如桂枝法將息。

36. 太陽與陽明合病，喘而胸滿者，不可下，宜麻黃湯。六。用前第五方。

37. 太陽病，十日以去，脉浮細而嗜卧者，外已解也。設胸滿脇痛者，與小柴胡湯。脉但浮者，與麻黃湯。七。用前第五方。

小柴胡湯方

柴胡半斤　黃芩　人參　甘草炙　生薑各三兩，切　大棗十二枚，擘　半夏半升，洗

上七味，以水一斗二升，煮取六升，去滓，再煎取三升，溫服一升，日三服。

【串解】35~37 三条，主论麻黄汤证。

第 35 条在第 3 条基础上补充太阳伤寒证候及论治方药，应与第 12 条太阳中风桂枝汤证互参，以区分中风与伤寒在脉证、病机、治法和方药上的不同。

第 36 条论太阳阳明合病，与第 32、33 条合参，可知太阳阳明合病，有偏太阳、偏阳明之分，分别见喘、下利及呕，而有麻黄汤、葛根汤与葛根加半夏汤之治。

第 37 条论太阳病日久有自愈者，有转入少阳者，有表证仍在者。第 36 条主在喘满之证，第 37 条则重在脉浮，此二条扩大了麻黄汤的应用范围。

38. 太陽中風，脉浮緊，發熱惡寒，身疼痛，不汗出而煩躁者，大青龍湯主之。若脉微弱，汗出惡風者，不可服之。服之則厥逆，筋惕肉瞤，此為逆也。大青龙汤方。八。

麻黃六兩，去節　桂枝二兩，去皮　甘草二兩，炙　杏仁四十枚，去皮尖　生薑三兩，切　大棗十二枚，擘　石膏如雞子大，碎

上七味，以水九升，先煮麻黃，減二升，去上沫，内諸藥，煮取三升，去滓，溫服一升，取微似汗。汗出多者，溫粉粉之。一服汗者，停後服。若復服，汗多亡陽遂一作逆虛，惡風煩躁，不得眠也。

39. 傷寒脉浮緩，身不疼但重，乍有輕時，無少陰證者，大青龍湯發之。九。用前第八方。

40. 傷寒表不解，心下有水氣，乾嘔發熱而欬，或渴，或利，或噎，或小便不利、少腹滿，或喘者，小青龍湯主之。方十。

麻黃去節　芍藥　細辛　乾薑　甘草炙　桂枝各三兩，去皮　五味子半升　半夏半升，洗

上八味，以水一斗，先煮麻黃，減二升，去上沫，内諸藥，煮取三升，去滓，溫服一升。

若渴，去半夏，加栝蔞根三兩；若微利，去麻黃，加蕘花，如一雞子，熬令赤色；若噎者，去麻黃，加附子一枚，炮；若小便不利，少腹滿者，去麻黃，加茯苓四兩；若喘，去麻黃，加杏仁半升，去皮尖。且蕘花不治利，麻黃主喘，今此語反之，疑非仲景意。臣億等謹按，小青龍湯，大要治水。又按《本草》，蕘花下十二水，若水去，利則止也。又按《千金》，形腫者應內麻黃，乃內杏仁者，以麻黃發其陽故也。以此證之，豈非仲景意也。

41. 傷寒心下有水氣，欬而微喘，發熱不渴。服湯已渴者，此寒去欲解也。小青龍湯主之。十一。用前第十方。

【串解】38~41 四条，论麻黄汤的加减证，具有表证兼里的特点。

第38、39 两条是大青龙汤证，关键是不汗出而烦躁。

第40、41 两条为小青龙汤证，关键在于表不解而心下有水气。

大青龙汤证外寒兼内热，小青龙汤证外寒兼内饮，两证条文并列，以资对比发明。

42. 太陽病，外證未解，脉浮弱者，當以汗解，宜桂枝湯。方十二。

桂枝去皮　芍藥　生薑各三兩，切　甘草二兩，炙　大棗十二枚，擘

上五味，以水七升，煮取三升，去滓，溫服一升。須臾歠熱稀粥一升，助藥力，取微汗。

串解：本条承37 条论外证未解，但脉浮而弱，故不用麻黄汤，而宜桂枝汤。

43. 太陽病，卜之微喘者，表未解故也，桂枝加厚朴杏子湯主之。方十三。

桂枝三兩，去皮　甘草二兩，炙　生薑三兩，切　芍藥三兩　大棗十二枚，擘　厚朴二兩，炙，去皮

杏仁五十枚，去皮尖

上七味，以水七升，微火煮取三升，去滓，溫服一升，覆取微似汗。

【串解】本条论太阳病下后微喘的辨治。此条应与第35 条、36 条、40 条、41 条合看，提示桂枝与麻黄治喘之不同。

44. 太陽病，外證未解，不可下也，下之為逆，欲解外者，宜桂枝湯。十四。用前第十二方。

【串解】本条论外证未解不可下，从文推义当有不大便之症，治当先解其表，宜桂枝汤，而禁用麻黄汤，恐其过汗伤津反助胃肠燥热。此条与下文第56 条合参，则意义更明。

45. 太陽病，先發汗不解，而復下之，脉浮者不愈。浮為在外，而反下之，故令不愈。今脉浮，故在外，當須解外則愈，宜桂枝湯。十五。用前第十二方。

【串解】本条论汗下之后，脉浮不愈，看似与37 条麻黄汤证相同，但此为已经汗下后，已难胜任麻黄汤峻汗，故不用麻黄汤而宜桂枝汤。

46. 太陽病，脉浮緊，無汗，發熱，身疼痛，八九日不解，表證仍在，此當發其汗。服藥已微除，其人發煩目瞑，劇者必衄，衄乃解。所以然者，陽氣重故也。麻黃湯主之。十六。用前第五方。

【串解】本条论服麻黄汤以后的证情，与第24 条的服桂枝汤后，反烦不解之义相同。然第24 条先用刺法，然后再服桂枝汤，而第46 条先服麻黄汤发汗而使正气拒邪外出，故继之作衄乃解。

47. 太陽病，脉浮緊，發熱，身無汗，自衄者，愈。

【串解】本条先论伤寒无汗，体强者有衄以代汗之机。若与35 条麻黄汤发汗之治合参，则

见汗血同源、殊途同归之旨。

48. 二陽併病，太陽初得病時，發其汗，汗先出不徹，因轉屬陽明，續自微汗出，不惡寒。若太陽病證不罷者，不可下，下之為逆，如此可小發汗。設面色緣緣正赤者，陽氣怫鬱在表，當解之熏之。若發汗不徹不足言，陽氣怫鬱不得越，當汗不汗，其人躁煩，不知痛處，乍在腹中，乍在四肢，按之不可得，其人短氣，但坐以汗出不徹故也，更發汗則愈。何以知汗出不徹？以脈濇故知也。

【串解】本条论二阳并病的成因、证候及治法，提示太阳病治不得法，有转归阳明之机，但有在经在腑之异。并于经者，其人面色缘缘正赤，可见发热和额头痛；并于腑者，其人续自汗出，不恶寒。此外，本条当与第32条葛根汤证、第36条麻黄汤证合参，比较并病与合病之证候不同。

49. 脈浮數者，法當汗出而愈。若下之，身重心悸者，不可發汗，當自汗出乃解。所以然者，尺中脈微，此裏虛，須表裏實，津液自和，便自汗出愈。

50. 脈浮緊者，法當身疼痛，宜以汗解之。假令尺中遲者，不可發汗。何以知然？以榮氣不足，血少故也。

51. 脈浮者，病在表，可發汗，宜麻黃湯。十七。用前第五方。法用桂枝湯。

52. 脈浮而數者，可發汗，宜麻黃湯。十八。用前第五方。

【串解】49~52四条，通过脉象，对比发明，辨麻黄汤发汗之可与不可。

第49、50两条论脉浮数和浮紧，本可用麻黄汤发汗，但若见尺中迟或微者则禁用。

第51、52两条是接上二条论脉不迟不微，但见浮或浮数者则可用麻黄汤发汗。虽只言脉，但其证候亦应包括在内。

53. 病常自汗出者，此為榮氣和，榮氣和者，外不諧，以衛氣不共榮氣諧和故爾。以榮行脈中，衛行脈外。復發其汗，榮衛和則愈。宜桂枝湯。十九。用前第十二方。

54. 病人藏無他病，時發熱自汗出而不愈者，此衛氣不和也，先其時發汗則愈，宜桂枝湯。二十。用前第十二方。

【串解】第53、54两条论桂枝汤治营卫不和证。条文未言太阳病、中风、伤寒，而以"病"称，说明此与外邪无关，而为杂病，进一步扩大了桂枝汤的应用范围。

55. 傷寒脈浮緊，不發汗，因致衄者，麻黃湯主之。二十一。用前第五方。

【串解】本条应与47条"自衄者愈"对比，以见伤寒作衄有解与不解之分。若衄少而邪不出者，当以麻黄汤发汗，越出营中之邪，则衄亦随之而愈。

56. 傷寒不大便六七日，頭痛有熱者，與承氣湯。其小便清者，一云大便清。知不在裏，仍在表也，當須發汗。若頭痛者，必衄。宜桂枝湯。二十二。用前第十二方。

【串解】本条论同有衄解之机，因有不大便而不宜麻黄汤，故以桂枝汤代之，有承上启下之意。

57. 傷寒發汗已解，半日許復煩，脈浮數者，可更發汗，宜桂枝湯。二十三。用前第十二方。

【串解】本条论伤寒发汗后已解，又见烦而脉浮数，为表邪未尽，因已用峻汗之法，故不再用麻黄汤而宜桂枝汤。

58. 凡病若發汗、若吐、若下、若亡血、亡津液，陰陽自和者，必自愈。

59. 大下之後，復發汗，小便不利者，亡津液故也。勿治之，得小便利，必自愈。

【串解】第58、59两条列于误治变证之前，是继第7条辨病发阴阳之后，又示人治病能使"阴阳自和"方为愈病之宗旨。它对以下的61~70条等均有其指导意义，为救治"坏证"指出了救治原则。

60. 下之後，復發汗，必振寒，脉微細。所以然者，以内外俱虛故也。

61. 下之後，復發汗，晝日煩躁不得眠，夜而安靜，不嘔，不渴，無表證，脉沉微，身無大熱者，乾薑附子湯主之。方二十四。

乾薑一兩　附子一枚，生用，去皮，切八片

上二味，以水三升，煮取一升，去滓、頓服。

62. 發汗後，身疼痛，脉沉遲者，桂枝加芍藥生薑各一兩人參三兩新加湯主之。方二十五。

桂枝三兩，去皮　芍藥四兩　甘草二兩，炙　人參三兩　大棗十二枚，擘　生薑四兩

上六味，以水一斗二升，煮取三升，去滓，溫服一升。本云，桂枝湯，今加芍藥、生薑、人參。

63. 發汗後，不可更行桂枝湯，汗出而喘，無大熱者，可與麻黄杏仁甘草石膏湯。方二十六。

麻黄四兩，去節　杏仁五十箇，去皮尖　甘草二兩，炙　石膏半斤，碎，綿裹

上四味，以水七升，煮麻黄，減二升，去上沫，内諸藥，煮取二升，去滓，溫服一升。本云，黄耳杯。

64. 發汗過多，其人叉手自冒心，心下悸，欲得按者，桂枝甘草湯主之。方二十七。

桂枝四兩，去皮　甘草二兩，炙

上二味，以水三升，煮取一升，去滓，頓服。

65. 發汗後，其人臍下悸者，欲作奔豚，茯苓桂枝甘草大棗湯主之。方二十八。

茯苓半斤　桂枝四兩，去皮　甘草二兩，炙　大棗十五枚，擘

上四味，以甘爛水一斗，先煮茯苓，減二升，内諸藥，煮取三升，去滓，溫服一升，日三服。

作甘爛水法：取水二斗，置大盆内，以杓揚之，水上有珠子五六千顆相逐，取用之。

66. 發汗後，腹脹滿者，厚朴生薑半夏甘草人參湯主之。方二十九。

厚朴半斤，炙，去皮　生薑半斤，切　半夏半升，洗　甘草二兩　人參一兩

上五味，以水一斗，煮取三升，去滓，溫服一升，日三服。

67. 傷寒若吐、若下後，心下逆滿，氣上衝胸，起則頭眩，脉沉緊，發汗則動經，身為振振搖者，茯苓桂枝白术甘草湯主之。方三十。

茯苓四兩　桂枝三兩，去皮　白术　甘草各二兩，炙

上四味，以水六升，煮取三升，去滓，分溫三服。

68. 發汗，病不解，反惡寒者，虛故也，芍藥甘草附子湯主之。方三十一。

芍藥　甘草各三兩，炙　附子一枚，炮，去皮，破八片

上三味，以水五升，煮取一升五合，去滓，分溫三服。疑非仲景方。

69. 發汗，若下之，病仍不解，煩躁者，茯苓四逆湯主之。方三十二。

茯苓四兩　人參一兩　附子一枚，生用，去皮，破八片　甘草二兩，炙　乾薑一兩半

上五味，以水五升，煮取三升，去滓，溫服七合，日二服。

70. 發汗後惡寒者，虛故也。不惡寒，但熱者，實也，當和胃氣，與調胃承氣湯。方三十三。《玉函》云，與小承氣湯。

芒消半升　甘草二兩，炙　大黃四兩，去皮，清酒洗

上三味，以水三升，煮取一升，去滓，內芒消，更煮兩沸，頓服。

【串解】 60～70 十一条，论误治变证。其中有内外俱虚的身振而寒（第 60 条）、有阳虚阴盛的烦躁（第 61 条）、有营卫俱虚的身疼痛（第 62 条）、有肺热作喘（第 63 条）、心虚作悸（第 64 条），欲作奔豚（第 65 条），脾虚作胀（第 66 条），心下逆满（第 67 条），汗后恶寒为虚（第 68 条）；病仍不解烦躁（第 69 条），以及不恶寒但热为实（第 70 条）等，涉及表、里、寒、热、虚、实，五脏六腑等病证，反映了伤寒与杂病相互共论的辨证特点。

71. 太陽病，發汗後，大汗出，胃中乾，煩躁不得眠，欲得飲水者，少少與飲之，令胃氣和則愈。若脉浮，小便不利，微熱消渴者，五苓散主之。方三十四。即豬苓散是。

豬苓十八銖，去皮　澤瀉一兩六銖　白术十八銖　茯苓十八銖　桂枝半兩，去皮

上五味，擣為散，以白飲和服方寸匕，日三服。多飲煖水，汗出愈。如法將息。

72. 發汗已，脉浮數，煩渴者，五苓散主之。三十五。用前第三十四方。

73. 傷寒汗出而渴者，五苓散主之；不渴者，茯苓甘草湯主之。方三十六。

茯苓二兩　桂枝二兩，去皮　甘草一兩，炙　生薑三兩，切

上四味，以水四升，煮取二升，去滓，分溫三服。

74. 中風發熱，六七日不解而煩，有表裏證，渴欲飲水，水入則吐者，名曰水逆，五苓散主之。三十七。用前第三十四方。

【串解】 71～74 四条，论太阳病表里不解的五苓散证。

第 71 条以假宾定主笔法，先论发汗伤津，欲得饮水之乏津证，继而引出阳虚水停的蓄水证，虽口渴、小便不利等证候相类，但一为乏津，一为水停，病机不同，故作对比分析。

第 72、73、74 条均围绕蓄水证讨论，以加强蓄水证辨治。

75. 未持脉時，病人手叉自冒心，師因教試令欬，而不欬者，此必兩耳聾無聞也。所以然者，以重發汗，虛故如此。發汗後，飲水多必喘，以水灌之亦喘。

【串解】 本条论重发汗后心肾阳气两伤，以致心悸欲按及耳聋证，兼论发汗后饮水多，以水灌之作喘之证。本条与第 64 条桂枝甘草汤证病机相近，但证有轻重而治有区别。

76. 發汗後，水藥不得入口為逆，若更發汗，必吐下不止。發汗吐下後，虛煩不得眠，若劇者，必反覆顛倒，音到，下同。心中懊憹，上烏浩、下奴冬切，下同。栀子豉湯主之；若少氣者，栀子甘草豉湯主之；若嘔者，栀子生薑豉湯主之。三十八。

栀子豉湯方

栀子十四箇，擘　香豉四合，綿裹

上二味，以水四升，先煮栀子，得二升半，内豉，煮取一升半，去滓，分為二服，温進一服，得吐者，止後服。

栀子甘草豉湯方

栀子十四箇，擘　甘草二兩，炙　香豉四合，綿裹

上三味，以水四升，先煮栀子、甘草，取二升半，内豉，煮取一升半，去滓，分二服，温進一服，得吐者，止後服。

栀子生薑豉湯方

栀子十四箇，擘　生薑五兩　香豉四合，綿裹

上三味，以水四升，先煮栀子、生薑，取二升半，内豉，煮取一升半，去滓，分二服，温進一服，得吐者，止後服。

77. 發汗若下之，而煩熱胸中窒者，栀子豉湯主之。三十九。用上初方。

78. 傷寒五六日，大下之後，身熱不去，心中結痛者，未欲解也，栀子豉湯主之。四十。用上初方。

79. 傷寒下後，心煩腹滿，臥起不安者，栀子厚朴湯主之。方四十一。

栀子十四箇，擘　厚朴四兩，炙，去皮　枳實四枚，水浸，炙令黃

上三味，以水三升半，煮取一升半，去滓，分二服，温進一服，得吐者，止後服。

80. 傷寒，醫以丸藥大下之，身熱不去，微煩者，栀子乾薑湯主之。方四十二。

栀子十四箇，擘　乾薑二兩

上二味，以水三升半，煮取一升半，去滓，分二服，温進一服，得吐者，止後服。

81. 凡用栀子湯，病人舊微溏者，不可與服之。

【串解】76~81 六条，论火郁胸膈的栀子豉汤证及其加减法、禁忌证。此接蓄水证之下，蕴含辨水火二证的思想。从病理角度分析，水蓄于下，火炎于上，二者对举，反证互明。同时，提示太阳病由经传腑，以蓄水为主；若由表传里，邪必先胸，故有胸中火郁之虚烦证。

82. 太陽病發汗，汗出不解，其人仍發熱，心下悸，頭眩，身瞤動，振振欲擗一作僻。地者，真武湯主之。方四十三。

茯苓　芍藥　生薑各三兩，切　白术二兩　附子一枚，炮，去皮，破八片

上五味，以水八升，煮取三升，去滓，温服七合，日三服。

【串解】本条论真武汤证，也含水火上下的辨证意义。并提示水邪为患，有太阳水蓄与少阴阳虚水泛之不同。

83. 咽喉乾燥者，不可發汗。

84. 淋家不可發汗，發汗必便血。

85. 瘡家，雖身疼痛，不可發汗，汗出則痙。

86. 衄家，不可發汗，汗出必額上陷，脉急緊，直視不能眴，音唤，又胡绢切，下同。一作瞬。不得眠。

87. 亡血家，不可發汗，發汗則寒慄而振。

88. 汗家，重發汗，必恍惚心亂，小便已陰疼，與禹餘粮丸。四十四。方本闕。

89. 病人有寒，復發汗，胃中冷，必吐蚘。一作逆。

【串解】83～89七条，论麻黄汤的七禁，与第49条尺脉微、第50条尺脉迟不可发汗合参，全面认识麻黄汤禁例。不可发汗，指其人虽病伤寒，但挟有阴阳、气血、营卫、津液等正气不足之证，所以不能发汗。若以麻黄汤强发虚人之汗，则致便血、发痉、直视不能眴、不得眠、寒栗而振、小便已阴痛、胃寒吐蛔等变证丛生。

90. 本發汗，而復下之，此為逆也；若先發汗，治不為逆。本先下之，而反汗之，為逆；若先下之，治不為逆。

91. 傷寒，醫下之，續得下利，清穀不止，身疼痛者，急當救裏；後身疼痛，清便自調者，急當救表。救裏宜四逆湯，救表宜桂枝湯。四十五。用前第十二方。

92. 病發熱頭痛，脉反沉，若不差，身體疼痛，當救其裏。

四逆湯方。

甘草二兩，炙　乾薑一兩半　附子一枚，生用，去皮，破八片

上三味，以水三升，煮取一升二合，去滓，分溫再服。強人可大附子一枚，乾薑三兩。

【串解】90～92三条，论表里、汗下先后的治则。

表里同病，当以先表后里为治法之常，但里虚急重之人又有先里后表治法之变。上三条在论述可汗证、禁汗证、误汗变证之后，提出表里先后缓急之治则，具有总结前文，指导后文的意义。

93. 太陽病，先下而不愈，因復發汗，以此表裏俱虛，其人因致冒，冒家汗出自愈。所以然者，汗出表和故也。裏未和，然後復下之。

94. 太陽病未解，脉陰陽俱停，一作微。必先振慄汗出而解。但陽脉微者，先汗出而解，但陰脉微一作尺脉實者，下之而解。若欲下之，宜調胃承氣湯。四十六。用前第三十三方。一云用大柴胡湯。

95. 太陽病，發熱汗出者，此為榮弱衛強，故使汗出，欲救邪風者，宜桂枝湯。四十七。方用前法。

【串解】第93～95三条并列，分析了三种不假药力而出汗的不同机制。

第93条的"冒汗"是汗下后表里俱虚而邪微表解之征。

第94条的"战汗"乃正邪相争而正胜邪却之象。

第95条的"自汗"为卫强营弱而邪风不去之兆。三种汗出互相比较，以加强读者的辨证思维。

本篇自第1～95条，已基本将太阳病的经腑证治叙述完毕，发汗与禁汗亦无复可议，乃由太阳病而转到少阳病的证治。联系以前的二阳合病与二阳并病，从中可以见到太阳之邪内传，并非阳明一途。

96. 傷寒五六日中風，往來寒熱，胸脇苦滿，嘿嘿不欲飲食，心煩喜嘔，或胸中煩而不嘔，或渴，或腹中痛，或脇下痞鞕，或心下悸、小便不利，或不渴、身有微熱，或欬者，小柴胡湯主之。方四十八。

柴胡半斤　黃芩三兩　人參三兩　半夏半升，洗　甘草炙　生薑各三兩，切　大棗十二枚，擘

上七味，以水一斗二升，煮取六升，去滓，再煎取三升，溫服一升，日三服。若胸中煩而

不嘔者，去半夏、人參，加栝蔞實一枚；若渴，去半夏，加人參合前成四兩半、栝樓根四兩；若腹中痛者，去黃芩，加芍藥三兩；若脇下痞鞕，去大棗，加牡蠣四兩；若心下悸、小便不利者，去黃芩，加茯苓四兩；若不渴，外有微熱者，去人參，加桂枝三兩，溫覆微汗愈；若欬者，去人參、大棗、生薑，加五味子半升、乾薑二兩。

97. 血弱氣盡，腠理開，邪氣因入，與正氣相搏，結於脇下。正邪分爭，往來寒熱，休作有時，嘿嘿不欲飲食。藏府相連，其痛必下，邪高痛下，故使嘔也。一云藏府相連，其病必下，脇膈中痛。小柴胡湯主之。服柴胡湯已，渴者，屬陽明，以法治之。四十九。用前方。

98. 得病六七日，脉遲浮弱，惡風寒，手足溫。醫二三下之，不能食，而脇下滿痛，面目及身黃，頸項強，小便難者，與柴胡湯，後必下重。本渴飲水而嘔者，柴胡湯不中與也，食穀者噦。

99. 傷寒四五日，身熱惡風，頸項強，脇下滿，手足溫而渴者，小柴胡湯主之。五十。用前方。

100. 傷寒，陽脉濇，陰脉弦，法當腹中急痛，先與小建中湯，不差者，小柴胡湯主之。五十一。用前方。

小建中湯方

桂枝三兩，去皮　甘草二兩，炙　大棗十二枚，擘　芍藥六兩　生薑三兩，切　膠飴一升

上六味，以水七升，煮取三升，去滓，內飴，更上微火消解，溫服一升，日三服。嘔家不可用建中湯，以甜故也。

101. 傷寒中風，有柴胡證，但見一證便是，不必悉具。凡柴胡湯病證而下之，若柴胡證不罷者，復與柴胡湯，必蒸蒸而振，却復發熱汗出而解。

【串解】96~101 六条，论太阳转入少阳证治。

第 96 条论太阳病邪传少阳的证候与治法，并与第 37 条"设胸满胁痛者，与小柴胡汤"合参，以加深理解。

第 97 条论血气虚衰，少阳之邪结于胁下之证，与 96 条相参，可知少阳病有继发和原发之不同。

第 98 条论小柴胡汤的禁忌证，湿、饮所伤，类似少阳，实非少阳，故禁用小柴胡汤。

第 99 条论三阳症见，治从少阳之法，其症状表现与 98 条相似，一为禁忌证，一为适应证，二条可反证互明。

第 100 条论少阳病兼里虚证治，先补后和，此为一证两法。

第 101 条论伤寒中风治用小柴胡之原则，以及少阳误下柴胡证未罢，复用小柴胡之机理。

102. 傷寒二三日，心中悸而煩者，小建中湯主之。五十二。用前第五十一方。

【串解】本条论伤寒挟虚的小建中汤证。

本条与第 100 条对比合参，意在说少阳挟虚者先用小建中汤后用小柴胡汤，太阳兼虚者则可以小建中汤主治；同时也应与第 49、50 两条对看，例举虚人伤寒的治法。

103. 太陽病，過經十餘日，反二三下之，後四五日，柴胡證仍在者，先與小柴胡。嘔不止，心下急，一云，嘔止小安。鬱鬱微煩者，為未解也，與大柴胡湯，下之則愈。方五十三。

柴胡半斤　黃芩三兩　芍藥三兩　半夏半升，洗　生薑五兩，切　枳實四枚，炙　大棗十二枚，擘

上七味，以水一斗二升，煮取六升，去滓，再煎，溫服一升，日三服。

一方加大黃二兩。若不加，恐不為大柴胡湯。

104. 傷寒十三日不解，胸脇滿而嘔，日晡所發潮熱，已而微利，此本柴胡證，下之以不

得利，今反利者，知醫以丸藥下之，非其治也。潮熱者，實也，先宜服小柴胡湯以解外，後以柴胡加芒消湯主之。五十四。

柴胡二兩十六銖　黃芩一兩　人參一兩　甘草一兩，炙　生薑一兩，切　半夏二十銖，本云五枚，洗大棗四枚，擘　芒消二兩

上八味，以水四升，煮取二升，去滓，内芒消，更煮微沸，分溫再服，不解更作。臣億等謹按，《金匱玉函》方中無芒消。別一方云，以水七升，下芒消二合，大黃四兩，桑螵蛸五枚，煮取一升半，服五合，微下即愈。本云，柴胡再服，以解其外，餘二升加芒消、大黃、桑螵蛸也。

105. 傷寒十三日，過經讝語者，以有熱也，當以湯下之。若小便利者，大便當硬，而反下利，脉調和者，知醫以丸藥下之，此非其治也。若自下利者，脉當微厥，今反和者，此為内實也，調胃承氣湯主之。五十五。用前第三十三方。

106. 太陽病不解，熱結膀胱，其人如狂，血自下，下者愈。其外不解者，尚未可攻，當先解其外；外解已，但少腹急結者，乃可攻之，宜桃核承氣湯。方五十六。後云，解外宜桂枝湯。

桃仁五十箇，去皮尖　大黃四兩　桂枝二兩，去皮　甘草二兩，炙　芒消二兩

上五味，以水七升，煮取二升半，去滓，内芒消，更上火，微沸下火，先食溫服五合，日三服，當微利。

【串解】103~106 四条，以柴胡剂加减方为主线，对比腹证之辨别。

第 103 条论少阳兼阳明的大柴胡汤证。

第 104 条论少阳兼潮热的柴胡加芒硝汤证。

第 105 条论阳明谵语内实的调胃承气汤证。

第 106 条论太阳病不解，血热互结膀胱，其人如狂的桃核承气汤证。

作者用意是胸胁满用小柴胡汤、心下急用大柴胡汤、燥热初结用调胃承气汤、但少腹急结者则用桃核承气汤，以示上焦气郁，中焦热结，下焦血瘀之辨，气郁与血瘀相提并论，启迪后人。

107. 傷寒八九日，下之，胸滿煩驚，小便不利，讝語，一身盡重，不可轉側者，柴胡加龍骨牡蠣湯主之。方五十七。

柴胡四兩　龍骨　黃芩　生薑切　鉛丹　人參　桂枝去皮　茯苓各一兩半　半夏二合半，洗大黃二兩　牡蠣一兩半，熬　大棗六枚，擘

上十二味，以水八升，煮取四升，内大黃，切如碁子，更煮一兩沸，去滓，溫服一升。本云，柴胡湯今加龍骨等。

【串解】本条论柴胡加龙骨牡蛎汤证，见胸满烦惊、谵语等精神证候，列于桃核承气汤之后，以资与蓄血如狂，少腹急结的桃核承气汤证对比。

由此可见，第 96~107 条，主论少阳病小柴胡汤证及其加减证、禁忌证。其间，穿插有小建中汤证、调胃承气汤证、桃核承气汤证作为类似证，以资鉴别。

108. 傷寒，腹滿讝語，寸口脉浮而緊，此肝乘脾也，名曰縱，刺期門。五十八。

109. 傷寒發熱，嗇嗇惡寒，大渴欲飲水，其腹必滿，自汗出，小便利，其病欲解，此肝乘肺也，名曰橫，刺期門。五十九。

【串解】第 108、109 两条，以五行乘侮之理说明五脏病变的相互影响。第 108 条论肝乘脾证；第 109 条论肝乘肺证。肝气有余，木乘土为纵；反侮肺为横，刺肝经之募期门以泻肝。因

其均属肝邪乘侮他脏之变，故列于柴胡汤诸汤加减证之后。

110. 太陽病，二日反躁，反熨其背，而大汗出，大熱入胃，_{一作二日內，燒瓦熨背，大汗出，火氣入胃}。胃中水竭，躁煩，必發讝語。十余日振慄自下利者，此為欲解也。故其汗從腰以下不得汗，欲小便不得，反嘔，欲失溲，足下惡風，大便鞕，小便當數，而反不數，及不多，大便已，頭卓然而痛，其人足心必熱，穀氣下流故也。

111. 太陽病中風，以火劫發汗，邪風被火熱，血氣流溢，失其常度。兩陽相熏灼，其身發黃。陽盛則欲衄，陰虛小便難。陰陽俱虛竭，身體則枯燥，但頭汗出，劑頸而還，腹滿微喘，口乾咽爛，或不大便，久則讝語，甚者至噦，手足躁擾，捻衣摸床。小便利者，其人可治。

112. 傷寒脉浮，醫以火迫劫之，亡陽必驚狂，臥起不安者，桂枝去芍藥加蜀漆牡蠣龍骨救逆湯主之。方六十。

　桂枝三兩，去皮　甘草二兩，炙　生薑三兩，切　大棗十二枚，擘　牡蠣五兩，熬　蜀漆三兩，洗去腥　龍骨四兩

　上七味，以水一斗二升，先煮蜀漆，減二升，內諸藥，煮取三升，去滓，溫服一升。本云，桂枝湯今去芍藥加蜀漆、牡蠣、龍骨。

113. 形作傷寒，其脉不弦緊而弱。弱者必渴，被火必讝語。弱者發熱脉浮，解之當汗出愈。

114. 太陽病，以火熏之，不得汗，其人必躁，到經不解，必清血，名為火邪。

115. 脉浮熱甚，而反灸之，此為實，實以虛治，因火而動，必咽燥吐血。

116. 微數之脉，慎不可灸，因火為邪，則為煩逆，追虛逐實，血散脉中，火氣雖微，內攻有力，焦骨傷筋，血難復也。脉浮，宜以汗解，用火灸之，邪無從出，因火而盛，病從腰以下必重而痹，名火逆也。欲自解者，必當先煩，煩乃有汗而解。何以知之？脉浮故知汗出解。

117. 燒針令其汗，針處被寒，核起而赤者，必發奔豚。氣從少腹上衝心者，灸其核上各一壯，與桂枝加桂湯更加桂二兩也。方六十一。

　桂枝五兩，去皮　芍藥三兩　生薑三兩，切　甘草二兩，炙　大棗十二枚，擘

　上五味，以水七升，煮取三升，去滓，溫服一升。本云，桂枝湯今加桂滿五兩。所以加桂者，以能泄奔豚氣也。

118. 火逆下之，因燒針煩躁者，桂枝甘草龍骨牡蠣湯主之。方六十二。

　桂枝一兩，去皮　甘草二兩，炙　牡蠣二兩，熬　龍骨二兩

　上四味，以水五升，煮取二升半，去滓，溫服八合，日三服。

119. 太陽傷寒者，加溫針必驚也。

【串解】110~119十条，论火逆证，系误用火疗之法所致的种种坏证。

第110条论太阳病兼里热误用熨法，引发火热入胃、阳热上郁证。

第111条论太阳中风误用火劫伤阴内热证。

第112条论太阳伤寒误用火劫之心阳亡失证。

第113条论温病被火后津伤热炽证。

第114条、115条论火热动血证。

第116条论阴虚有热误灸致焦骨伤筋证。

第117条论烧针引发奔豚证。

第 118 条论火逆误下心阳受损烦躁证。

第 119 条论伤寒误用温针易致惊惕证。

其中，所列救治之方如桂枝去芍藥加蜀漆牡蠣龍骨救逆湯、桂枝加桂汤、桂枝甘草龙骨牡蛎汤等，为后世医家习用至今。

120. 太陽病，當惡寒發熱，今自汗出，反不惡寒發熱，關上脉細數者，以醫吐之過也。一二日吐之者，腹中飢，口不能食；三四日吐之者，不喜糜粥，欲食冷食，朝食暮吐。以醫吐之所致也，此為小逆。

121. 太陽病吐之，但太陽病當惡寒，今反不惡寒，不欲近衣，此為吐之內煩也。

122. 病人脉數，數為熱，當消穀引食，而反吐者，此以發汗，令陽氣微，膈氣虛，脉乃數也。數為客熱，不能消穀，以胃中虛冷，故吐也。

123. 太陽病，過經十餘日，心下溫溫欲吐，而胸中痛，大便反溏，腹微滿，鬱鬱微煩。先此時自極吐下者，與調胃承氣湯。若不爾者，不可與。但欲嘔，胸中痛，微溏者，此非柴胡湯證，以嘔故知極吐下也。調胃承氣湯。六十三。用前第三十三方。

【串解】120~123 四条，论吐后四证，有寒有热，互相对照鉴别。

第 120 条论吐后中寒。

第 121 条论吐后内烦。

第 122 条论吐后客热不能消谷。

第 123 条论太阳病极吐下、胃中不和而郁郁微烦。

124. 太陽病六七日，表證仍在，脉微而沉，反不結胸，其人發狂者，以熱在下焦，少腹當鞕滿，小便自利者，下血乃愈。所以然者，以太陽隨經，瘀熱在裏故也，抵當湯主之。方六十四。

水蛭熬　蝱蟲各三十箇，去翅足，熬　桃仁二十箇，去皮尖　大黃三兩，酒洗

上四味，以水五升，煮取三升，去滓，溫服一升。不下更服。

125. 太陽病身黃，脉沉結，少腹硬，小便不利者，為無血也。小便自利，其人如狂者，血證諦也，抵當湯主之。六十五。用前方。

126. 傷寒有熱，少腹滿，應小便不利，今反利者，為有血也，當下之，不可餘藥，宜抵當丸。方六十六。

水蛭二十箇，熬　蝱蟲二十箇，去翅足，熬　桃仁二十五箇，去皮尖　大黃三兩

上四味，擣分四丸，以水一升，煮一丸，取七合服之，晬時當下血，若不下者更服。

【串解】124~126 三条，论太阳之邪随经入里的热与血结证。

第 124 条论太阳病不解，邪气化热入里与血互结之蓄血证。

第 125 条补述蓄血发黄证，并对蓄血发黄与湿热发黄作了鉴别。

第 126 条论蓄血之缓证证治，并论太阳蓄水证与蓄血证之不同。

上三条蓄血证，应与第 106 条的桃核承气汤证互相对比，以辨热大于瘀，瘀大于热，瘀热皆轻的三种病情。

127. 太陽病，小便利者，以飲水多，必心下悸；小便少者，必苦裏急也。（127）

【串解】本条论太阳病蓄水证。若小便利的则为茯苓甘草汤证，以饮水多心下悸；若小便

少的为五苓散证，则饮水之后必苦于少腹里急。此条应与第 73 条 "伤寒汗出而渴者" 与 "不渴者" 进行联系，其义方备。

第三节　辨太阳病脉证并治下 第七（128~178 条）

提要：

本篇原文计 51 条，论述的主要内容可分以下四个部分：

一、热实结胸证治。包括热与水结的大陷胸汤（丸）证治、热与痰结的小陷胸汤证治。

二、阴寒之邪内结于五藏的藏结证、太少并病的柴胡桂枝汤证和柴胡桂枝干姜汤证、妇人热入血室证，以及热与水搏于肌表的文蛤散证等。这些证候或在病因、或在症状上有与结胸证相似之处，故汇于一篇之中对比发挥，以资鉴别。

三、心下痞证治。主要包括无形邪热痞塞于中的大黄黄连泻心汤证治、热痞兼阳虚的附子泻心汤证治、脾虚寒热错杂而挟痰的半夏泻心汤证治和挟饮的生姜泻心汤证治、中虚客气上逆的甘草泻心汤证治。由于在五苓散、旋覆花代赭石汤、大柴胡汤等证中亦可出现心下痞硬症，因此也同五泻心汤证杂揉在一起讨论，示人总以辨证为先。

四、阳明里热的白虎汤（白虎加人参汤）证、上热中寒的黄连汤证、风湿滞留肌腠或关节的桂枝附子汤证和甘草附子汤证、外感寒邪兼心之阴阳两虚的炙甘草汤证等，均与表邪内侵有关，故于本篇之末论之，以说明太阳表邪内侵后病证不一，虚实有异，而变证百出。

128. 問曰：病有結胸，有藏結，其狀何如？答曰：按之痛，寸脉浮，關脉沉，名曰結胸也。

129. 何謂藏結？答曰：如結胸狀，飲食如故，時時下利，寸脉浮，關脉小細沉緊，名曰藏結。舌上白胎滑者，難治。

130. 藏結無陽證，不往來寒熱，一云寒而不熱。其人反靜，舌上胎滑者，不可攻也。

【串解】128~130 三条，论结胸与脏结的证候、预后及治禁。

脏结为虚寒，结胸多热实，采用虚实对比的写法，把脏结与结胸并列而论，以加强辨证认识。

131. 病發於陽，而反下之，熱入因作結胸；病發於陰，而反下之，一作汗出。因作痞也。所以成結胸者，以下之太早故也。結胸者，項亦强，如柔痓狀，下之則和，宜大陷胸丸。方一。

大黃半斤　葶藶子半升，熬　芒消半升　杏仁半升，去皮尖，熬黑

上四味，擣篩二味，内杏仁、芒消，合研如脂，和散，取如彈丸一枚，別擣甘遂末一錢匕，白蜜二合，水二升，煮取一升，温頓服之，一宿乃下，如不下，更服，取下為效。禁如藥法。

132. 結胸證，其脉浮大者，不可下，下之則死。

133. 結胸證悉具，煩躁者亦死。

134. 太陽病，脉浮而動數，浮則為風，數則為熱，動則為痛，數則為虚，頭痛發熱，微盗汗出，而反惡寒者，表未解也。醫反下之，動數變遲，膈内拒痛。一云頭痛即眩。胃中空虚。客氣動膈，短氣躁煩，心中懊憹，陽氣内陷，心下因鞕，則為結胸，大陷胸湯主之。若不結胸，

但頭汗出，餘處無汗，劑頸而還，小便不利，身必發黃。大陷胸湯。方二。

大黃六兩去皮　芒消一升　甘遂一錢匕

上三味，以水六升，先煮大黃取二升，去滓，內芒消，煮一兩沸，內甘遂末，溫服一升，得快利，止後服。

【串解】131～134 五条，论水热互结之大结胸证治。

第 131 条采用假宾定主的写法，主论"病发于阳"结胸的成因和水热互结病位偏上的大陷胸丸证，辅以"病发于阴"心下痞的成因，以对比说明。

第 132、第 133 条论结胸证预后，提示结胸证不可下之过早、亦禁当下不下延误治疗。

第 134 条论表证误下热与水结的大结胸证及其治法。若误下而不结胸，热与湿结发生小便不利的，则身必发黄。以辨同一误下，而有水结和湿郁的不同。此外，文中的"阳气内陷"与第 15 条的"其气上冲"对照，以说明误下后的两种可能。

135. 傷寒六七日，結胸熱實，脈沉而緊，心下痛，按之石鞕者，大陷胸湯主之。三。用前第二方。

136. 傷寒十餘日，熱結在裏，復往來寒熱者，與大柴胡湯；但結胸，無大熱者，此為水結在胸脇也，但頭微汗出者，大陷胸湯主之。四。用前第二方。

大柴胡汤方

柴胡半斤　黃芩三兩　芍藥三兩　半夏半升，洗　生薑五兩，切　枳實四枚，炙　大棗十二枚，擘

上七味，以水一斗二升，煮取六升，去滓，再煎，溫服一升，日三服。一方加大黃二兩。若不加，恐不名大柴胡湯。

137. 太陽病，重發汗而復下之，不大便五六日，舌上燥而渴，日晡所小有潮熱，一云日晡所發，心胸大煩。從心下至少腹鞕滿而痛，不可近者，大陷胸湯主之。五。用前第二方。

【串解】135～137 三条，集中论述大结胸证辨证要点。

第 135 条论不经误治，外邪内传而成的大结胸证，并概括"脉沉而紧，心下痛，按之石硬"三症。

第 136、第 137 两条论大陷胸汤证与大柴胡汤证、大承气汤证之异同。

138. 小結胸病，正在心下，按之則痛，脈浮滑者，小陷胸湯主之。方六。

黃連一兩　半夏半升，洗　栝蔞實大者一枚

上三味，以水六升，先煮栝蔞，取三升，去滓，內諸藥，煮取二升，去滓，分溫三服。

【串解】本条论痰热互结的小结胸证，与大结胸证相比，病位局限于心下，病势较缓，按之则痛，故称为小结胸。

139. 太陽病二三日，不能臥，但欲起，心下必結，脈微弱者，此本有寒分也。反下之，若利止，必作結胸；未止者，四日復下之，此作協熱利也。

【串解】本条论其人素有水饮，若太阳表邪化热入里与饮相搏，则成结胸证；若不成结胸而下利不止的则为"协热利"，说明误下的一种原因可有两种发病形式。

140. 太陽病，下之，其脈促一作縱，不結胸者，此為欲解也。脈浮者，必結胸。脈緊者，必咽痛。脈弦者，必兩脇拘急。脈細數者，頭痛未止。脈沉緊者，必欲嘔。脈沉滑者，協熱

利。脉浮滑者，必下血。

【串解】本条采用以脉测证的方法，论太阳表证误下的种种转归。包括邪衰正复、结胸、少阴咽痛、内传少阳、虚邪上攻、邪扰于胃、协热而利、热入血分下血等，以寓太阳病误下不仅有结胸之变，而且依病人体质不同，转归各异。

141. 病在陽，應以汗解之，反以冷水潠之，若灌之，其熱被劫不得去，彌更益煩，肉上粟起，意欲飲水，反不渴者，服文蛤散。若不差者，與五苓散。寒實結胸，無熱證者，與三物小陷胸湯。用前第六方。

白散亦可服。七。一云與三物小白散。

文蛤散方

文蛤五兩

上一味為散，以沸湯和一方寸匕服，湯用五合。

五苓散方

豬苓十八銖，去黑皮　白朮十八銖　澤瀉一兩六銖　茯苓十八銖　桂枝半兩，去皮

上五味為散，更於臼中治之，白飲和方寸匕服之，日三服，多飲煖水汗出愈。

白散方

桔梗三分　巴豆一分，去皮心，熬黑研如脂　貝母三分

上三味為散，內巴豆，更於臼中杵之，以白飲和服，強人半錢匕，羸者減之。病在膈上必吐，在膈下必利，不利進熱粥一杯，利過不止，進冷粥一杯。身熱皮粟不解，欲引衣自覆，若水以潠之、洗之，益令熱却不得出，當汗而不汗則煩，假令汗出已，腹中痛，與芍藥三兩如上法。

【串解】本条论寒实结胸证治。行文先论水疗以劫热，其热被劫不得去，以致外寒稽留体表，而成外郁表阳之证，治以文蛤散；继论水蓄下焦、气化不利之五苓散证；再论水与寒痰结于胸膈之三物小白散证。层层递进，说明三证虽同为水邪为患，但病机不同，治法各异。

142. 太陽與少陽併病，頭項強痛，或眩冒，時如結胸，心下痞鞕者，當刺大椎第一間、肺俞、肝俞，慎不可發汗，發汗則讝語，脉弦。五日讝語不止，當刺期門。八。

143. 婦人中風，發熱惡寒，經水適來，得之七八日，熱除而脉遲身涼。胸脇下滿，如結胸狀，讝語者，此為熱入血室也，當刺期門，隨其實而取之。九。

144. 婦人中風，七八日續得寒熱，發作有時，經水適斷者，此為熱入血室，其血必結，故使如瘧狀，發作有時，小柴胡湯主之。方十。

柴胡半斤　黃芩三兩　人參三兩　半夏半升，洗　甘草三兩　生薑三兩，切　大棗十二枚，擘

上七味，以水一斗二升，煮取六升，去滓，再煎取三升，溫服一升，日三服。

145. 婦人傷寒，發熱，經水適來，晝日明了，暮則讝語，如見鬼狀者，此為熱入血室，無犯胃氣，及上二焦，必自愈。十一。

146. 傷寒六七日，發熱微惡寒，支節煩疼，微嘔，心下支結，外證未去者，柴胡桂枝湯主之。方十二。

桂枝去皮，一兩半　黃芩一兩半　人參一兩半　甘草一兩，炙　半夏二合半，洗　芍藥一兩半　大棗六枚，擘　生薑一兩半，切　柴胡四兩

上九味，以水七升，煮取三升，去滓，溫服一升。本云人參湯，作如桂枝法，加半夏、柴

胡、黃芩，復如柴胡法。今用人參作半劑。

147. 傷寒五六日，已發汗而復下之，胸脇滿微結，小便不利，渴而不嘔，但頭汗出，往來寒熱，心煩者，此為未解也，柴胡桂枝乾薑湯主之。方十三。

柴胡半斤　桂枝三兩，去皮　乾薑二兩　栝樓根四兩　黃芩三兩　牡蠣二兩，熬　甘草二兩，炙

上七味，以水一斗二升，煮取六升，去滓，再煎取三升，溫服一升，日三服，初服微煩，復服汗出便愈。

148. 傷寒五六日，頭汗出，微惡寒，手足冷，心下滿，口不欲食，大便鞕，脉細者，此為陽微結，必有表，復有裏也。脉沉，亦在裏也，汗出為陽微，假令純陰結，不得復有外證，悉入在裏，此為半在裏半在外也。脉雖沉緊，不得為少陰病，所以然者，陰不得有汗，今頭汗出，故知非少陰也，可與小柴胡湯。設不了了者，得屎而解。十四。用前第十方。

【串解】142~148 七条，论结胸类似证的辨治。

第 142 条是太少并病，症见"时如结胸"，故列结胸证后，以资鉴别。

第 143~145 三条论妇人热入血室的证治，此证与少阳有关，然又有"胸胁下满，如结胸状"之特点，故列于太少并病之后，而与结胸证区分。

第 146 条论太少并病"心下支结"；第 147 条论少阳病兼太阴脾寒"胸胁满微结"；第 148 条论少阳证的阳微结"心下满，口不欲食，大便硬"，均与结胸证有相似之处，故列于此以加强辨证思维。

149. 傷寒五六日，嘔而發熱者，柴胡湯證具，而以他藥下之，柴胡證仍在者，復與柴胡湯。此雖已下之，不為逆，必蒸蒸而振，却發熱汗出而解。若心下滿而鞕痛者，此為結胸也，大陷胸湯主之。但滿而不痛者，此為痞，柴胡不中與之，宜半夏瀉心湯。方十五。

半夏半升，洗　黃芩　乾薑　人參　甘草炙，各三兩　黃連一兩　大棗十二枚，擘

上七味，以水一斗，煮取六升，去滓，再煎取三升，溫服一升，日三服。須大陷胸湯者，方用前第二法。一方用半夏一升。

150. 太陽少陽併病，而反下之，成結胸，心下鞕，下利不止，水漿不下，其人心煩。

【串解】第 149、150 两条继论结胸，并引出痞证以资鉴别，其文法之妙，引人入胜。

第 149 条论一证三变，伤寒五六日，见柴胡证误下后转归，有柴胡证不罢者，有成结胸者，有成痞证者。

第 150 条则紧承 149 条，论太少并病误下致结胸之变。

以上 128~150 条，集中讨论了结胸证治，以大结胸证为主，以小结胸证、寒实结胸证为补充，详细论述了结胸成因、证候特点、分类治法、预后及类似证之鉴别；又以 149 条承上启下，开痞证辨治之端，其排列意义，值得深思。

151. 脉浮而緊，而復下之，緊反入裏，則作痞，按之自濡，但氣痞耳。

152. 太陽中風，下利嘔逆，表解者，乃可攻之。其人漐漐汗出，發作有時，頭痛，心下痞鞕滿，引脇下痛，乾嘔短氣，汗出不惡寒者，此表解裏未和也，十棗湯主之。方十六。

芫花熬　甘遂　大戟

上三味等分，各別搗為散，以水一升半，先煮大棗肥者十枚，取八合，去滓，內藥末，強人服一錢匕，羸人服半錢，溫服之，平旦服。若下少，病不除者，明日更服，加半錢。得快下

利後，糜粥自養。

153. 太陽病，醫發汗，遂發熱惡寒，因復下之，心下痞，表裏俱虛，陰陽氣並竭，無陽則陰獨，復加燒針，因胸煩，面色青黃，膚瞤者，難治；今色微黃，手足溫者，易愈。

【串解】151～153 三条，论痞证特点及其类似证。

第 151 条论太阳病误下成痞证之因，指出痞证的辨证要点，虽着墨不多，却是画龙点睛之笔。

第 152 条论悬饮"心下痞鞕满"。第 153 条论太阳病先汗后下成"心下痞"；两条虚实结合，虽皆见心下痞，但又均不是主症，故可视为痞证类证加以鉴别。

154. 心下痞，按之濡，其脈關上浮者，大黃黃連瀉心湯主之。方十七。

大黃二兩　黃連一兩

上二味，以麻沸湯二升，漬之須臾，絞去滓，分溫再服。臣億等看詳大黃黃連瀉心湯，諸本皆二味，又後附子瀉心湯，用大黃、黃連、黃芩、附子，恐是前方中亦有黃芩，後但加附子也，故後云附子瀉心湯。本云加附子也。

155. 心下痞，而復惡寒汗出者，附子瀉心湯主之。方十八。

大黃二兩　黃連一兩　黃芩一兩　附子一枚，炮，去皮，破，別煮取汁

上四味，切三味，以麻沸湯二升漬之，須臾，絞去滓，內附子汁，分溫再服。

【串解】第 154、155 条两条论热痞。

第 154 条论热痞以无形火热壅聚为病机，以脉关上浮为凭。

第 155 条在热痞的前提下，又论"恶寒汗出"的上热下寒痞。两条相连，说明了疾病发展及辨证是相因而成。

156. 本以下之，故心下痞，與瀉心湯。痞不解，其人渴而口燥煩，小便不利者，五苓散主之。十九。一方云，忍之一日乃愈。

157. 傷寒汗出解之後，胃中不和，心下痞鞕，乾噫食臭，脅下有水氣，腹中雷鳴，下利者，生薑瀉心湯主之。方二十。

生薑四兩，切　甘草三兩，炙　人參三兩　乾薑一兩　黃芩三兩　半夏半升，洗　黃連一兩　大棗十二枚，擘

上八味，以水一斗，煮取六升，去滓，再煎取三升，溫服一升，日三服。附子瀉心湯，本云加附子。半夏瀉心湯，甘草瀉心湯，同體別名耳。生薑瀉心湯，本云理中人參黃芩湯，去桂枝、术，加黃連並瀉肝法。

158. 傷寒中風，醫反下之，其人下利日數十行，穀不化，腹中雷鳴，心下痞鞕而滿，乾嘔心煩不得安，醫見心下痞，謂病不盡，復下之，其痞益甚，此非結熱，但以胃中虛，客氣上逆，故使鞕也，甘草瀉心湯主之。方二十一。

甘草四兩，炙　黃芩三兩　乾薑三兩　半夏半升，洗　大棗十二枚，擘　黃連一兩

上六味，以水一斗，煮取六升，去滓，再煎取三升，溫服一升，日三服。臣億等謹按，上生薑瀉心湯法，本云理中人參黃芩湯，今詳瀉心以療痞，痞氣因發陰而生，是半夏、生薑、甘草瀉心三方，皆本於理中也，其方必各有人參。今甘草瀉心中無者，脫落之也。又按《千金》並《外臺秘要》，治傷寒䘌食用此方，皆有人參，知脫落無疑。

【串解】156～158 三条，论水痞、饮气痞、客气上逆痞。

第 156 条论水痞，辨证关键在于小便不利。

第 157 条论饮气之痞，它与水痞有内在联系，可以互相发挥。

第 158 条论脾虚客气上逆痞，其痞与利皆重，而又有心烦不安。心下痞为胃气不和之证，若不用泻心汤而误用下法，则使人下利不止。

第 157、158 两条遥接第 149 条半夏泻心汤证，论寒热错杂痞有挟痰、挟水、挟客气之不同。

159. 傷寒服湯藥，下利不止，心下痞鞕。服瀉心湯已，復以他藥下之，利不止，醫以理中與之，利益甚。理中者，理中焦，此利在下焦，赤石脂禹餘糧湯主之。復不止者，當利其小便。方二十二。

赤石脂一斤，碎　太一禹餘粮一斤，碎

上二味，以水六升，煮取二升，去滓，分溫三服。

160. 傷寒吐下後，發汗，虛煩，脉甚微，八九日心下痞鞕，脇下痛，氣上衝咽喉，眩冒，經脉動惕者，久而成痿。

【串解】第 159、160 两条论痞证转归与预后。

第 159 条针对痞证误下后下利不止，提出泻心、理中、固涩、利小便等不同的辨证与治法。

第 160 条论伤寒误治阳气大伤，水邪上逆之心下痞证，久治不愈则成痿。

161. 傷寒發汗，若吐若下，解後心下痞鞕，噫氣不除者，旋覆代赭湯主之。方二十三。

旋覆花三兩　人參二兩　生薑五兩　代赭一兩　甘草三兩，炙　半夏半升，洗　大棗十二枚，擘

上七味，以水一斗，煮取六升，去滓，再煎取三升。溫服一升，日三服。

【串解】本条接 160 条"气上冲咽喉"之证，论痰疾挟肝气而成痞，本证以气逆为重点，"噫气不除"为主症。

162. 下後不可更行桂枝湯，若汗出而喘，無大熱者，可與麻黃杏子甘草石膏湯。方二十四。

麻黃四兩　杏仁五十箇，去皮尖　甘草二兩，炙　石膏半斤，碎，綿裹

上四味，以水七升，先煮麻黃減二升，去白沫，內諸藥，煮取三升，去滓，溫服一升。本云黃耳杯。

【串解】本条论下后，邪热壅肺作喘证，须与第 63 条"发汗后，不可更行桂枝汤"合参。

163. 太陽病，外證未除，而數下之，遂協熱而利，利下不止，心下痞鞕，表裏不解者，桂枝人參湯主之。方二十五。

桂枝四兩，別切　甘草四兩，炙　白术三兩　人參三兩　乾薑三兩

上五味，以水九升，先煮四味，取五升，內桂，更煮取三升，去滓，溫服一升，日再夜一服。

164. 傷寒大下後，復發汗，心下痞，惡寒者，表未解也。不可攻痞，當先解表，表解乃可攻痞。解表宜桂枝湯，攻痞宜大黃黃連瀉心湯。二十六。瀉心湯用前第十七方。

165. 傷寒發熱，汗出不解，心中痞鞕，嘔吐而下利者，大柴胡湯主之。二十七。用前第四方。

166. 病如桂枝證，頭不痛，項不強，寸脉微浮，胸中痞鞕，氣上衝咽喉，不得息者，此為胸有寒也。當吐之，宜瓜蒂散。方二十八。

NOTE

瓜蒂一分，熬黄　赤小豆一分

上二味，各别捣筛，为散已，合治之，取一钱匕，以香豉一合，用热汤七合，煮作稀糜，去滓，取汁和散，温顿服之。不吐者，少少加，得快吐乃止。诸亡血虚家，不可与瓜蒂散。

167. 病胁下素有痞，连在脐傍，痛引少腹，入阴筋者，此名藏结，死。二十九。

【串解】163～167五条，继论痞证或痞证类证。

第163条论表里皆寒的协热利，心下痞硬而表里不解，治以桂枝人参汤。

第164条论心下痞而表未解，应先以桂枝汤解表，后以大黄黄连泻心汤治其痞。

第165条论少阳兼阳明里实，症见"心中痞硬"，治以大柴胡汤。

第166条论胸脘痰食停滞之瓜蒂散证，症见"胸中痞硬"，法当吐之。

第167条论纯阴无阳的脏结死证，症见"胁下素有痞"，亦列于此鉴别。

综上，第149～167条，都围绕痞的证候展开，其所论有热痞、寒热错杂痞、痰气痞、水痞、热痞兼阳虚、痞证兼表不解；或在心下、或在胁下、或在胸中，或虚或实，或无形或有形，病因病机、证候、治法详备，颇具临床价值。又插入了气上冲逆证、邪热壅肺证，特别是痞证类证，如大柴胡汤证、瓜蒂散证等，以鉴别论治。

168. 伤寒若吐若下后，七八日不解，热结在里，表里俱热，时时恶风，大渴，舌上干燥而烦，欲饮水数升者，白虎加人参汤主之。方三十。

知母六两　石膏一斤，碎　甘草二两，炙　人参二两　粳米六合

上五味，以水一斗，煮米熟汤成，去滓，温服一升，日三服。此方立夏后，立秋前乃可服。立秋后不可服。正月、二月、三月尚凛冷，亦不可与服之，与之则呕利而腹痛。诸亡血虚家亦不可与，得之则腹痛利者，但可温之，当愈。

169. 伤寒无大热，口燥渴，心烦，背微恶寒者，白虎加人参汤主之。三十一。用前方。

170. 伤寒脉浮，发热无汗，其表不解，不可与白虎汤。渴欲饮水，无表证者，白虎加人参汤主之。三十二。用前方。

【串解】168～170三条，论白虎加人参汤证及白虎汤禁忌证。

第168、169条论热邪炽盛、津气两伤的白虎加人参汤证。

第170条论白虎汤禁忌证，以反映太阳之邪既有传少阳之机，也有传阳明之可能。如追溯第96条之文，则其义自明。

171. 太阳少阳并病，心下鞕，颈项强而眩者，当刺大椎、肺俞、肝俞，慎勿下之。三十三。

172. 太阳与少阳合病，自下利者，与黄芩汤；若呕者，黄芩加半夏生姜汤主之。三十四。
黄芩汤方
黄芩三两　芍药二两　甘草二两，炙　大枣十二枚，擘
上四味，以水一斗，煮取三升，去滓，温服一升，日再夜一服。
黄芩加半夏生姜汤方
黄芩三两　芍药二两　甘草二两，炙　大枣十二枚，擘　半夏半升，洗　生姜一两半，一方三两，切
上六味，以水一斗，煮取三升，去滓，温服一升，日再夜一服。

【串解】第171、172条两论太少并病及太少合病。继白虎证后又论病及少阳，以示表邪内

传，因人而异，并不拘泥一途。

第171条论太少并病。应与142、150条互参，三条皆论太少并病，但各有侧重。

第172条论太少合病。可与32、33条太阳阳明合病相对比。

173. 傷寒胸中有熱，胃中有邪氣，腹中痛，欲嘔吐者，黃連湯主之。方三十五。

黃連三兩　甘草三兩，炙　乾薑三兩　桂枝三兩，去皮　人參二兩　半夏半升，洗　大棗十二枚，擘

上七味，以水一斗，煮取六升，去滓，溫服，晝三夜二。

【串解】本条论上热下寒腹痛欲呕的证治，应与第149、157、158条寒热错杂痞证对比分析。

174. 傷寒八九日，風濕相搏，身體疼煩，不能自轉側，不嘔，不渴，脉浮虛而濇者，桂枝附子湯主之。若其人大便鞕，一云臍下心下鞕。小便自利者，去桂加白术湯主之。三十六。

桂枝附子湯方

桂枝四兩，去皮　附子三枚，炮，去皮，破　生薑二兩，切　大棗十二枚，擘　甘草二兩，炙

上五味，以水六升，煮取二升，去滓，分溫三服。

去桂加白术湯方

附子三枚，炮，去皮，破　白术四兩　生薑三兩，切　甘草二兩，炙　大棗十二枚，擘

上五味，以水六升，煮取二升，去滓，分溫三服。初一服，其人身如痺，半日許復服之，三服都盡。其人如冒狀，勿怪，此以附子、术，併走皮內，逐水氣未得除，故使之耳。法當加桂四兩，此本一方二法，以大便鞕，小便自利，去桂也；以大便不鞕，小便不利，當加桂。附子三枚恐多也，虛弱家及產婦，宜減服之。

175. 風濕相搏，骨節疼煩，掣痛不得屈伸，近之則痛劇，汗出短氣，小便不利，惡風不欲去衣，或身微腫者，甘草附子湯主之。方三十七。

甘草二兩，炙　附子二枚，炮，去皮，破　白术二兩　桂枝四兩，去皮

上四味，以水六升，煮取三升，去滓，溫服一升，日三服。初服得微汗則解，能食，汗止復煩者，將服五合，恐一升多者，宜服六七合為始。

【串解】第174、175条论桂枝附子汤、去桂加白术汤、甘草附子汤三方证治。

这两条即论风寒湿痹，属太阳伤寒之类证，也是伤寒与杂病共论之文。

176. 傷寒脉浮滑，此以表有熱，裏有寒，白虎湯主之。方三十八。

知母六兩　石膏一斤，碎　甘草二兩，炙　粳米六合

上四味，以水一斗，煮米熟湯成，去滓，溫服一升，日三服。臣億等謹按：前篇云，熱結在裏，表裏俱熱者，白虎湯主之。又云其表不解，不可與白虎湯。此云脉浮滑，表有熱，裏有寒者，必表裏字差矣。又陽明一證云，脉浮遲，表熱裏寒，四逆湯主之。又少陰一證云，裏寒外熱，通脉四逆湯主之，以此表裏自差明矣。《千金翼》云白通湯，非也。

【串解】本条论伤寒表里俱热之白虎汤证。列于太阳篇之末，示人太阳传阳明之机转。

177. 傷寒脉結代，心動悸，炙甘草湯主之。方三十九。

甘草四兩，炙　生薑三兩，切　人參二兩　生地黃一斤　桂枝三兩，去皮　阿膠二兩　麥門冬半升，去心　麻仁半升　大棗三十枚，擘

上九味，以清酒七升，水八升，先煮八味取三升，去滓，内膠烊消盡，温服一升，日三服。一名復脉湯。

178. 脉按之來緩，時一止復來者，名曰結。又脉來動而中止，更來小數，中有還者反動，名曰結，陰也。脉來動而中止，不能自還，因而復動者，名曰代，陰也。得此脉者必難治。

【串解】第177、178两条论脉结代证治。

第177条论伤寒兼心阴阳两虚之证，治以炙甘草汤。

第178条则紧承上文，具体描述结、代脉的性状。

此二条于太阳篇末，提示病虽始于太阳，而终可累及于少阴。强调了太阳与少阴表里经传的密切关系，具有警示和重视预防的思想内涵。

第四节　辨阳明病脉证并治 第八（179～262 条）

> **提要：**
>
> 　　本篇共84条。首先以"太阳阳明""正阳阳明""少阳阳明"叙述了阳明病邪之来路和阳明病的成因。继以"胃家实"三字高度概括了阳明病证的里、热、实三大特点。
>
> 　　阳明里实证，轻重不一，故其治疗有调胃承气汤、小承气汤、大承气汤之异。阳明热证，包括热郁于上的栀子豉汤证、热盛于中的白虎加人参汤证、热与水结于下的猪苓汤证。
>
> 　　仲景以假宾定主手法，论阳明虚寒病证于阳明里热实证之前，意在对比求辨。同时本篇论述了湿热发黄的茵陈蒿汤证、栀子蘗皮汤证、麻黄连轺赤小豆汤证，为阳明邪热与脾湿相合为患，不专为阳明所主，故置于篇末。

179. 問曰：病有太陽陽明，有正陽陽明，有少陽陽明，何謂也？答曰：太陽陽明者，脾約一云絡是也；正陽陽明者，胃家實是也；少陽陽明者，發汗利小便已，胃中燥煩實，大便難是也。

180. 陽明之為病，胃家實一作寒是也。

181. 問曰：何緣得陽明病？答曰：太陽病，若發汗，若下，若利小便，此亡津液，胃中乾燥，因轉屬陽明。不更衣，內實，大便難者，此名陽明也。

182. 問曰：陽明病外證云何？答曰：身熱，汗自出，不惡寒，反惡熱也。

183. 問曰：病有得之一日，不發熱而惡寒者，何也？答曰：雖得之一日，惡寒將自罷，即自汗出而惡熱也。

184. 問曰：惡寒何故自罷？答曰：陽明居中，主土也，萬物所歸，無所復傳，始雖惡寒，二日自止，此為陽明病也。

185. 本太陽初得病時，發其汗，汗先出不徹，因轉屬陽明也。傷寒發熱無汗，嘔不能食，而反汗出濈濈然者，是轉屬陽明也。

186. 傷寒三日，陽明脉大。

【串解】179～186八条，为阳明燥热病的总论。从病因、病性、证候、脉象角度展开论述，强调了阳明里证的"不大便"和外证"身热，汗自出，不恶寒"的辨证要点，揭示了阳明病以"里热实"为病机核心，为进一步辨治奠定基础。

第 179 条论阳明病的里实证，其原因虽有三，而以正阳阳明为主。

第 180 条论阳明病的提纲证是"胃家实"，揭示了阳明病的病位与病性。

第 181 条论太阳病误治伤津化燥而转属阳明。

第 182 条论阳明病外证，以观其外而知其内。

第 183、第 184 条论阳明病本经受病，无所复传。

第 185 条论太阳病汗先出不彻，外邪化燥入里而转属阳明，而见"汗出濈濈然"。

第 186 条论阳明病主脉。

187. 傷寒脉浮而緩，手足自溫者，是為係在太陰。太陰者，身當發黃，若小便自利者，不能發黃。至七八日大便鞕者，為陽明病也。

188. 傷寒轉係陽明者，其人濈然微汗出也。

【串解】第 187、188 两条论伤寒转属。

第 187 条论阳明与太阴相表里，有从湿化和从燥化两种病理变化。

第 188 条接 186 条言若伤寒之邪转系阳明而不犯脾，则其人可见"濈然微汗出"。

189. 陽明中風，口苦咽乾，腹滿微喘，發熱惡寒，脉浮而緊，若下之，則腹滿小便難也。

【串解】本条论阳明中风而邪气浮于外，故不能下。与上条对比，可见其辨证要点在于"濈然汗出"而不恶寒。

190. 陽明病，若能食，名中風；不能食，名中寒。

191. 陽明病，若中寒者，不能食，小便不利，手足濈然汗出，此欲作固瘕，必大便初鞕後溏。所以然者，以胃中冷，水穀不別故也。

【串解】190、191 两条，论阳明中风与阳明中寒。

第 190 条以能食不能食，辨中风和中寒。

第 191 条进一步阐述阳明中寒的证候特点，阳明中寒的"不能食"，不是燥屎内结；中气虚的"手足濈然汗出"，不是胃家实；虽然大便硬，但只是初头硬，而后必溏。这是欲作"固瘕"的表现，不是阳明胃家实。

192. 陽明病，初欲食，小便反不利，大便自調，其人骨節疼，翕翕然如有熱狀，奄然發狂，濈然汗出而解者，此水不勝穀氣，與汗共并，脉緊則愈。

193. 陽明病欲解時，從申至戌上。

【串解】192、193 两条，论阳明病预后。

第 192 条论阳明病寒湿证，若阳气复、谷气胜，则有邪随汗出作解之机。

第 193 条论阳明病欲解时，列于"谷气胜"之后，有正复邪退之义。

以上 179~193 条，为阳明病概要，论阳明病邪的来路、成因、病证特点、转归及预后。

194. 陽明病，不能食，攻其熱必噦，所以然者，胃中虛冷故也。以其人本虛，攻其熱必噦。

195. 陽明病，脉遲，食難用飽，飽則微煩頭眩，必小便難，此欲作穀癉，雖下之，腹滿如故，所以然者，脉遲故也。

【串解】194、195 两条，论阳明虚寒证。

第 194 条继第 190、第 191 条后，再论阳明不能食的病机为"胃中虚冷"，故不可攻下。

第 195 条论阳明脉迟欲作谷疸，虽下腹满如故，以脉象揭示虚寒之病机。

196. 陽明病，法多汗，反無汗，其身如蟲行皮中狀者，此以久虛故也。

197. 陽明病，反無汗，而小便利，二三日嘔而欬，手足厥者，必苦頭痛。若不欬不嘔，手足不厥者，頭不痛。一云冬陽明。

【串解】 第 196、197 两条，论阳明病有汗为实，反无汗为虚的机理。可见阳明病中，亦有寒证、湿证、虚证，并非只论伤寒一病，亦兼论杂病。

198. 陽明病，但頭眩，不惡寒，故能食而欬，其人咽必痛。若不欬者，咽不痛。一云冬陽明。

199. 陽明病，無汗，小便不利，心中懊憹者，身必發黃。

200. 陽明病，被火，額上微汗出，而小便不利者，必發黃。

201. 陽明病，脉浮而緊者，必潮熱，發作有時。但浮者，必盜汗出。

202. 陽明病，口燥，但欲漱水，不欲嚥者，此必衄。

【串解】 198～202 五条，论阳明热证之种种表现。

第 198 条论阳明风热上扰。

第 199 论阳明湿热发黄证。

第 200 条论阳明热证被火，动血发黄证。

第 201 条论阳明潮热、盗汗证。

第 202 条论阳明热盛迫血妄行致衄证。

203. 陽明病，本自汗出，醫更重發汗，病已差，尚微煩不了了者，此必大便鞕故也。以亡津液，胃中乾燥，故令大便鞕。當問其小便日幾行，若本小便日三四行，今日再行，故知大便不久出。今為小便數少，以津液當還入胃中，故知不久必大便也。

【串解】 本条论阳明病汗出津伤大便硬，以及"津液当还入胃中"之大便自通。

204. 傷寒嘔多，雖有陽明證，不可攻之。

205. 陽明病，心下鞕滿者，不可攻之。攻之利遂不止者死，利止者愈。

206. 陽明病，面合色赤，不可攻之，必發熱。色黃者，小便不利也。

【串解】 204～206 三条，论病势向上、邪结偏高、无形热郁者，禁用下法。

综上，第 194～206 条论阳明病虚寒证、阳明火热之邪上炎，以及未入里成实，禁用攻下。

207. 陽明病，不吐不下，心煩者，可與調胃承氣湯。方一。

甘草二兩，炙　芒消半升　大黃四兩，清酒洗

上三味，切，以水三升，煮二物至一升，去滓，內芒消，更上微火一二沸，溫頓服之，以調胃氣。

208. 陽明病，脉遲，雖汗出不惡寒者，其身必重，短氣腹滿而喘，有潮熱者，此外欲解，可攻裹也。手足濈然汗出者，此大便已鞕也，大承氣湯主之；若汗多，微發熱惡寒者，外未解也，一法與桂枝湯。其熱不潮，未可與承氣湯；若腹大滿不通者，可與小承氣湯，微和胃氣，勿令至大泄下。大承氣湯。方二。

大黃四兩，酒洗　厚朴半斤，炙，去皮　枳實五枚，炙　芒消三合

上四味，以水一斗，先煮二物，取五升，去滓，內大黃，更煮取二升，去滓，內芒消，更

上微火一兩沸，分溫再服，得下餘勿服。

小承氣湯方

大黃四兩　厚朴二兩，炙，去皮　枳實三枚，大者，炙

上三味，以水四升，煮取一升二合，去滓，分溫二服。初服湯當更衣，不爾者盡飲之，若更衣者，勿服之。

209. 陽明病，潮熱，大便微鞕者，可與大承氣湯，不鞕者不可與之。若不大便六七日，恐有燥屎，欲知之法，少與小承氣湯，湯入腹中，轉失氣者，此有燥屎也，乃可攻之。若不轉失氣者，此但初頭鞕，後必溏，不可攻之，攻之必脹滿不能食也。欲飲水者，與水則噦。其後發熱者，必大便復鞕而少也，以小承氣湯和之。不轉失氣者，慎不可攻也。小承氣湯。三。用前第二方。

【串解】207～209 三条，继前述阳明病"不可下"证后，论阳明病"可下证"。

第 207 条论调胃承气汤证，重在不吐不下而心烦，系病位偏上而燥热初结，属阳明病可下之轻证。

第 208 条论表解燥屎已成，可用大承气汤攻下。若其热不潮，即使大便不通，亦不可用大承气汤，可与小承气汤微和胃气。

第 209 条继论阳明病有潮热，如大便硬时方可下，以补 208 条未了之义，以及测验大便是否成燥、使用小承气汤试探之法。

通过对比分析，示人阳明腑实证有痞满燥实之侧重不同，从而分别设有大、小、调胃三承气汤。

210. 夫實則讝語，虛則鄭聲。鄭聲者，重語也。直視讝語，喘滿者死，下利者亦死。

211. 發汗多，若重發汗者，亡其陽，讝語。脉短者死，脉自和者不死。

【串解】第 210、211 条论谵语病机及其预后。

第 210 条论阳明实则谵语，虚则郑声，以及死候的辨证。

第 211 条补述发汗亡阳谵语，并凭脉判其预后。

212. 傷寒若吐若下後不解，不大便五六日，上至十餘日，日晡所發潮熱，不惡寒，獨語如見鬼狀。若劇者，發則不識人，循衣摸牀，惕而不安，一云順衣妄撮，怵惕不安。微喘直視，脉弦者生，濇者死。微者，但發熱讝語者，大承氣湯主之。若一服利，則止後服。四。用前第二方。

213. 陽明病，其人多汗，以津液外出，胃中燥，大便必鞕，鞕則讝語，小承氣湯主之。若一服讝語止者，更莫復服。五。用前第二方。

214. 陽明病，讝語發潮熱，脉滑而疾者，小承氣湯主之。因與承氣湯一升，腹中轉氣者，更服一升，若不轉氣者，勿更與之。明日又不大便，脉反微濇者，裏虛也，為難治，不可更與承氣湯也。六。用前第二方。

215. 陽明病，讝語有潮熱，反不能食者，胃中必有燥屎五六枚也；若能食者，但鞕耳，宜大承氣湯下之。七。用前第二方。

【串解】212～215 四条，论阳明腑实谵语之证治。

第 212 条论大承气汤症见发热谵语，循衣摸床，惕而不安等，及其预后和转归。

第 213、214 条论汗多胃燥，便硬谵语，或谵语潮热、脉不沉实而反滑疾者，燥屎未成者，均宜以小承气汤代替大承气汤治疗。

第215条，承上条继论谵语、潮热而反不能食，反映了肠实胃满燥屎已成，则用大承气汤。

216. 陽明病，下血譫語者，此為熱入血室，但頭汗出者，刺期門，隨其實而寫之，濈然汗出則愈。

【串解】本条论阳明在经之热不解，而有热入血室谵语之变，以与胃肠腑实谵语鉴别。

217. 汗一作卧。出譫語者，以有燥屎在胃中，此為風也。須下者，過經乃可下之。下之若早，語言必亂，以表虛裏實故也。下之愈，宜大承氣湯。八。用前第二方。一云大柴胡湯。

218. 傷寒四五日，脉沉而喘滿，沉為在裏，而反發其汗，津液越出，大便為難，表虛裏實，久則譫語。

【串解】第217、218两条，论阳明病兼经邪不解，过经者方可下；若阳明病脉沉而喘满，为病在里，不可发其汗。两条合参，以明汗下之法。

219. 三陽合病，腹滿身重，難以轉側，口不仁面垢，又作枯，一云向經。譫語遺尿。發汗則譫語。下之則額上生汗，手足逆冷。若自汗出者，白虎湯主之。方九。

知母六兩　石膏一斤，碎　甘草二兩，炙　粳米六合

上四味，以水一斗，煮米熟湯成，去滓。溫服一升，日三服。

220. 二陽併病，太陽證罷，但發潮熱，手足漐漐汗出，大便難而譫語者，下之則愈，宜大承氣湯。十。用前第二方。

【串解】第219、220两条，论三阳合病或二阳并病，采用阳明清、下之法。

第219条论三阳合病而热盛谵语者，治用白虎汤辛寒清热。

第220条论二阳并病，太阳证罢，阳明腑实已成之谵语，治用大承气汤攻下实热、荡涤燥结。

221. 陽明病，脉浮而緊，咽燥口苦，腹滿而喘，發熱汗出，不惡寒反惡熱，身重。若發汗則躁，心憒憒公對切反譫語。若加溫針，必怵惕煩躁不得眠。若下之，則胃中空虛，客氣動膈，心中懊憹，舌上胎者，梔子豉湯主之。方十一。

肥梔子十四枚，擘　香豉四合，綿裹

上二味，以水四升，煮梔子取二升半，去滓，內豉，更煮取一升半，去滓。分二服，溫進一服，得快吐者，止後服。

222. 若渴欲飲水，口乾舌燥者，白虎加人參湯主之。方十二。

知母六兩　石膏一斤，碎　甘草二兩，炙　粳米六合　人參三兩

上五味，以水一斗，煮米熟湯成，去滓，溫服一升，日三服。

223. 若脉浮發熱，渴欲飲水，小便不利者，豬苓湯主之。方十三。

豬苓去皮　茯苓　澤瀉　阿膠　滑石碎，各一兩

上五味，以水四升，先煮四味；取二升，去滓，內阿膠烊消，溫服七合，日三服。

224. 陽明病，汗出多而渴者，不可與豬苓湯，以汗多胃中燥，豬苓湯復利其小便故也。

【串解】221~224四条，论阳明病热证"开手三法"。

第221条论热盛误下，邪在上焦，热郁胸膈，心中懊憹，治用栀子豉汤。

第222条继上条论邪在中焦，热盛津伤，渴欲饮水，治用白虎加人参汤。

第 223 条继论热在下焦，水热互结，小便不利，治用猪苓汤。

此三条反映了仲景设法御变，而不拘一格的写作手法。后世医家称栀子豉、白虎、猪苓三方是治疗阳明病"开手三法"。有医家认为此为后世"三焦辨证"之雏形。

第 224 条则承第 223 条补述了猪苓汤治禁。

225. 脉浮而遲，表熱裏寒，下利清穀者，四逆湯主之。方十四。

甘草二兩，炙　乾薑一兩半　附子一枚，生用，去皮，破八片

上三味，以水三升，煮取一升二合，去滓，分溫二服。强人可大附子一枚、乾薑三兩。

226. 若胃中虛冷，不能食者，飲水則噦。

【串解】225、226 两条，论表热里寒证与胃中虚冷证，以与阳明实热证相对比。

第 225 条论脉浮而迟，表热里寒之证，有与上述之阳明病热证互相比较之用意。

第 226 条继脉浮而迟，论阳明胃中虚冷致哕证。

227. 脉浮發熱，口乾鼻燥，能食者則衄。

228. 陽明病，下之，其外有熱，手足溫，不結胸，心中懊憹，飢不能食，但頭汗出者，栀子豉湯主之。十五。用前第十一方。

229. 陽明病，發潮熱，大便溏，小便自可，胸脇滿不去者，與小柴胡湯。方十六。

柴胡半斤　黃芩三兩　人參三兩　半夏半升，洗　甘草三兩，炙　生薑三兩，切　大棗十二枚，擘

上七味，以水一斗二升，煮取六升，去滓，再煎取三升，溫服一升，日三服。

230. 陽明病，脇下鞕滿，不大便而嘔，舌上白胎者，可與小柴胡湯，上焦得通，津液得下，胃氣因和，身濈然汗出而解。十七。用上方。

【串解】227~230 四条，论阳明热证而未成实之辨。

第 227 辨阳明气分热盛迫血妄行致衄。

第 228 条论阳明热证误下，热郁胸膈的栀子豉汤证，当与 221 条合参。

第 229 条论阳明之邪不实而少阳之邪犹在。

第 230 条论阳明病虽不大便，然舌苔不黄而胁下满的，则病涉少阳。

以上两条，提出了小柴胡汤在阳明病篇的应用要点，开阔了小柴胡汤临证应用视野。

231. 陽明中風，脉弦浮大而短氣，腹都滿，脇下及心痛，久按之氣不通，鼻乾不得汗，嗜臥，一身及目悉黃，小便難，有潮熱，時時噦，耳前後腫，刺之小差，外不解，病過十日，脉續浮者，與小柴胡湯。十八。用上方。

232. 脉但浮，無餘證者，與麻黃湯。若不尿，腹滿加噦者，不治。麻黃湯。方十九。

麻黃三兩，去節　桂枝二兩，去皮　甘草一兩，炙　杏仁七十箇，去皮尖

上四味，以水九升，煮麻黃，減二升，去白沫，内諸藥，煮取二升半，去滓。溫服八合，覆取微似汗。

【串解】231、232 两条，论三阳合病证治。

第 231 条虽冠以阳明中风，实为三阳合病，"脉弦浮大"一语道破天机。而治疗则有刺阳明、解少阳以及发太阳之汗的各种辨证。

第 232 条提出脉但浮，与麻黄汤。若中土衰败，三焦壅滞，则预后不良。

NOTE

233. 陽明病，自汗出，若發汗，小便自利者，此為津液內竭，雖硬不可攻之，當須自欲大便，宜蜜煎導而通之。若土瓜根及大豬膽汁，皆可為導。二十。

蜜煎方

食蜜七合

上一味，於銅器內，微火煎，當須凝如飴狀，攪之勿令焦著，欲可丸，併手捻作挺，令頭銳，大如指，長二寸許。當熱時急作，冷則鞕。以內穀道中，以手急抱，欲大便時乃去之。疑非仲景意，已試甚良。

又大豬膽一枚，瀉汁，和少許法醋，以灌穀道內，如一食頃，當大便出宿食惡物，甚效。

【串解】本条论阳明病津液内竭，大便虽硬，不可攻之，宜采用外导之法。设外导三法，这是对承气汤下法的一项重要补充，具有重要临床意义。

综上，第228~233条论述了阳明病之权变治法。

234. 陽明病，脉遲，汗出多，微惡寒者，表未解也，可發汗，宜桂枝湯。二十一。

桂枝三兩，去皮　芍藥三兩　生薑三兩　甘草二兩，炙　大棗十二枚，擘

上五味，以水七升，煮取三升，去滓，溫服一升，須臾，歠熱稀粥一升，以助藥力取汗。

235. 陽明病，脉浮，無汗而喘者，發汗則愈，宜麻黃湯。二十二。用前第十九方。

【串解】234、235条两条，论阳明病经表之邪不解的证治。

第234条论有汗而表虚，宜桂枝汤。

第235论无汗表实，宜麻黄汤。

236. 陽明病，發熱汗出者，此為熱越，不能發黃也。但頭汗出，身無汗，劑頸而還，小便不利，渴引水漿者，此為瘀熱在裏，身必發黃，茵蔯蒿湯主之。方二十三。

茵蔯蒿六兩　梔子十四枚，擘　大黃二兩，去皮

上三味，以水一斗二升，先煮茵蔯減六升，內二味，煮取三升，去滓，分三服。小便當利，尿如皂莢汁狀，色正赤，一宿腹減，黃從小便去也。

237. 陽明證，其人喜忘者，必有畜血。所以然者，本有久瘀血，故令喜忘。屎雖鞕，大便反易，其色必黑者，宜抵當湯下之。方二十四。

水蛭熬　䗪蟲去翅足，熬，各三十箇　大黃三兩，酒洗　桃仁二十箇，去皮尖及兩人者

上四味，以水五升，煮取三升，去滓，溫服一升，不下更服。

【串解】236、237两条，对比阳明湿热互结与血热互结。

第236条论阳明病湿热发黄证治。

第237条论阳明病蓄血其人善忘。提示阳明邪热除与胃肠糟粕互结外，还有与水湿相结、与瘀血相结等不同变化。临证之时，当须明辨。

238. 陽明病，下之，心中懊憹而煩，胃中有燥屎者，可攻。腹微滿，初頭硬，後必溏，不可攻之。若有燥屎者，宜大承氣湯。二十五。用前第二方。

239. 病人不大便五六日，繞臍痛，煩躁，發作有時者，此有燥屎，故使不大便也。

240. 病人煩熱，汗出則解，又如瘧狀，日晡所發熱者，屬陽明也。脉實者，宜下之；脉浮虛者，宜發汗。下之與大承氣湯，發汗宜桂枝湯。二十六。大承气汤用前第二方。桂枝汤用前第二十一方。

241. 大下後，六七日不大便，煩不解，腹滿痛者，此有燥屎也。所以然者，本有宿食故也，宜大承氣湯。二十七。用前第二方。

242. 病人小便不利，大便乍難乍易，時有微熱，喘冒—作怫鬱。不能臥者，有燥屎也，宜大承氣湯。二十八。用前第二方。

【串解】238~242 五条，论阳明可攻与不可攻的辨证。

第 238 条论阳明病胃中有燥屎者可用大承气汤攻下。

第 239 条论燥屎已成以"绕脐痛"为特征。

第 240 条论阳明病里热兼表的不同转归及治法。

第 241、第 242 条补述燥屎内结"烦不解""大便乍难乍易""喘冒"等不同表现。

243. 食穀欲嘔，屬陽明也，吳茱萸湯主之。得湯反劇者，屬上焦也。吳茱萸湯。方二十九。

吳茱萸—升，洗　人參三兩　生薑六兩，切　大棗十二枚，擘

上四味，以水七升，煮取二升，去滓，溫服七合，日三服。

【串解】本条继论阳明腑实大承气汤证之后，特例举胃寒气逆呕吐之吴茱萸汤证，虚实对比，以全面认识阳明病。此外，本条应与第 191 条欲作固瘕、第 194 条胃中虚冷、第 195 条欲作谷疸、第 197 手足厥等互参，以明辨阳明虚寒证治。

244. 太陽病，寸緩關浮尺弱，其人發熱汗出，復惡寒，不嘔，但心下痞者，此以醫下之也。如其不下者，病人不惡寒而渴者，此轉屬陽明也。小便數者，大便必鞕，不更衣十日，無所苦也。渴欲飲水，少少與之，但以法救之。渴者，宜五苓散。方三十。

豬苓去皮　白术　茯苓各十八銖　澤瀉一兩六銖　桂枝半兩，去皮

上五味，為散，白飲和服方寸匕，日三服。

245. 脉陽微而汗出少者，為自和—作如也，汗出多者，為太過。陽脉實，因發其汗，出多者，亦為太過。太過者，為陽絕於裏，亡津液，大便因鞕也。

246. 脉浮而芤，浮為陽，芤為陰，浮芤相搏，胃氣生熱，其陽則絕。

247. 跌陽脉浮而濇，浮則胃氣強，濇則小便數，浮濇相搏，大便則鞕，其脾為約，麻子仁丸主之。方三十一。

麻子仁二升　芍藥半斤　枳實半斤，炙　大黃一斤，去皮　厚朴一尺，炙，去皮　杏仁一升，去皮尖，熬，別作脂

上六味，蜜和丸如梧桐子大，飲服十丸，日三服，漸加，以知為度。

【串解】244~247 四条，论阳明脾约因机证治。

第 244 条论太阳病误下成痞、转属阳明及膀胱蓄水的三种不同转归。然转属阳明并未出现腹满痛之证，而是小便数、大便硬，"不更衣十日，无所苦也"，这恰恰就是脾约证与承气汤证的辨别要点，可谓开门见山。

第 245 条论"汗出多""亡津液""大便因鞕"，此乃论脾约成因。

第 246 条以脉示机："浮为阳，芤为阴，浮芤相搏"则致脾无阴气而胃阳独盛。

第 247 条以跌阳脉脉象再论津伤热盛，成脾约之机转，提出治疗脾约之主方麻子仁丸，示人滋阴泄热、润肠通便之法。

以上四条层层辨析，脾约证之病因、病机、证候及治疗历历在目。

248. 太陽病三日，發汗不解，蒸蒸發熱者，屬胃也，調胃承氣湯主之。三十二。用前第一方。

249. 傷寒吐後，腹脹滿者，與調胃承氣湯。三十三。用前第一方。

【串解】第 248、249 两条，论调胃承气汤证治。

第 248 条论太阳病汗出不解，转属阳明，胃中燥热"蒸蒸发热"。

第 249 条论吐伤津液"腹胀满者"，病机均属阳明燥热初结，故皆用调胃承气汤泄热和胃，软坚润燥。

250. 太陽病，若吐若下若發汗後，微煩，小便數，大便因鞕者，與小承氣湯和之愈。三十四。用前第二方。

251. 得病二三日，脉弱，無太陽、柴胡證，煩躁，心下鞕。至四五日，雖能食，以小承氣湯，少少與，微和之，令小安，至六日，與承氣湯一升。若不大便六七日，小便少者，雖不受食，一云不大便但初頭鞕，後必溏，未定成鞕，攻之必溏；須小便利，屎定鞕，乃可攻之，宜大承氣湯。三十五。用前第二方。

【串解】第 250、251 两条，论小承气汤与大承气汤使用方法。

第 250 条论太阳病汗、吐、下后，病邪深入阳明胃腑"小便数、大便因硬"之小承气汤证。

第 251 条论阳明病屎虽硬而未成燥，以其尚能食，故以小承气汤微和之。若服后仍不大便者，继与小承气汤一升。确认"屎定硬，乃可攻之"用大承气汤。并强调"未定成硬"者不可攻，攻之必伤中阳而便溏不止。

252. 傷寒六七日，目中不了了，睛不和，無表裏證，大便難，身微熱者，此為實也，急下之，宜大承氣湯。三十六。用前第二方。

253. 陽明病，發熱汗多者，急下之，宜大承氣湯。三十七。用前第二方。一云大柴胡湯。

254. 發汗不解，腹滿痛者，急下之，宜大承氣湯。三十八。用前第二方。

【串解】252~254 三条，论阳明三急下证。

以第 252 条"睛不和"、第 253 条"发热汗多"、第 254 条"腹满痛"为辨证线索，见微知著，以大承气汤釜底抽薪，急下存阴。可见阳明病延误病机，每以亡阴而告败。

255. 腹滿不減，減不足言，當下之，宜大承氣湯。三十九。用前第二方。

256. 陽明少陽合病，必下利，其脉不負者，為順也。負者，失也，互相剋賊，名為負也。脉滑而數者，有宿食也，當下之，宜大承氣湯。四十。用前第二方。

【串解】第 255、256 两条，论大承气汤证治。

第 255 论阳明腑实证腹满特征及治疗方法。

第 256 条论阳明少阳合病以脉之顺负判断预后。若见脉来弦直，为木乘土，病情为逆"名为负也"；若脉滑而数，为阳明燥热与宿食相结"其脉不负，为顺也"，故"当下之，宜大承气汤"。

综上，第 248~256 共九条，论三承气汤使用方法。

257. 病人無表裏證，發熱七八日，雖脉浮數者，可下之。假令已下，脉數不解，合熱則消穀喜飢，至六七日不大便者，有瘀血，宜抵當湯。（257）四十一。用前第二十四方。

258. 若脉數不解，而下不止，必協熱便膿血也。（258）

【串解】第 257、258 两条，论阳明邪热，病及血分，或为蓄血，或便脓血的证治。

第 257 条论阳明邪热与瘀血相结的证治。应与第 202 条 "必衄"、第 216 条 "热入血室"、第 227 条 "能食者则衄"、第 237 条 "必有蓄血" 互参。

第 258 条论阳明邪热下迫于肠，血热相蒸，肉腐成脓，则 "便脓血也"。

两条所述，为同一原因的两种病变。

259. 傷寒發汗已，身目為黃，所以然者，以寒濕—作温在裏不解故也。以為不可下也，於寒濕中求之。

260. 傷寒七八日，身黃如橘子色，小便不利，腹微滿者，茵蔯蒿湯主之。四十二。用前第二十三方。

261. 傷寒身黃發熱，梔子蘗皮湯主之。方四十三。

肥梔子十五箇，擘　甘草一兩，炙　黃蘗二兩

上三味，以水四升，煮取一升半，去滓，分温再服。

262. 傷寒瘀熱在裏，身必黃，麻黃連軺赤小豆湯主之。方四十四。

麻黃二兩，去節　連軺二兩，連翹根是　杏仁四十箇，去皮尖　赤小豆一升　大棗十二枚，擘　生梓白皮一升，切　生薑二兩，切　甘草二兩，炙

上八味，以潦水一斗，先煮麻黃再沸，去上沫，内諸藥，煮取三升，去滓，分温三服，半日服盡。

【串解】259~262 四条，论阳明发黄证治。

第 259 条论寒湿发黄成因、治禁与治则。

第 260 条论湿热发黄而里实腹满的茵陈蒿汤证治。

第 261 条论湿热发黄而热重于湿的栀子柏皮汤证治。

第 262 条论湿热发黄而兼伤寒表邪之麻黄连轺赤小豆汤证治。

综上，第 238~262 条，论阳明腑实证可攻与不可攻的辨证，通过与阳明蓄血、阳明虚寒、湿热发黄对比说明，示人阳明下法不可妄用，临证之时要详审病机、仔细辨证，须 "屎定硬，乃可攻之"。

第五节　辨少阳病脉证并治第九 (263~272 条)

提要：

本篇共 10 条。少阳胆木，内寄相火，性喜条达，最忌抑郁不伸。本篇开宗明义以口苦、咽干、目眩之少阳腑证作为病证提纲，更以往来寒热、胸胁苦满等少阳经证反映少阳病多以气机抑郁为其病机特点。

太阳病表证宜汗，阳明病里证宜下，唯少阳病的半表半里之证，汗下皆在禁用之列。总观全篇仅见小柴胡汤 1 方，说明少阳病之正治，唯此 "和" 之一法而已。

少阳与太阳、阳明关系密切，少阳兼变之证已详于太阳、阳明篇中，当对照合参，以求少阳证治之全貌。

263. 少陽之為病，口苦，咽乾，目眩也。

264. 少陽中風，兩耳無所聞，目赤，胸中滿而煩者，不可吐下，吐下則悸而驚。

265. 傷寒，脉弦細，頭痛發熱者，屬少陽。少陽不可發汗，發汗則讝語，此屬胃。胃和則愈，胃不和，煩而悸。一云躁。

【串解】263~265 三条，论少阳病提纲及少阳病治禁。

第 263 条论少阳病提纲，以"口苦，咽干，目眩"三症，高度概括了少阳为病的病理特征。

第 264、第 265 条提出少阳病禁用汗、吐、下三法，后世称为"少阳三禁"，具有重要临床意义。

其中，第 265 条提出的"脉弦细"属少阳，补充了少阳主脉，有重要临床价值，与上述提纲三症及第 96 条"往来寒热，胸胁苦满，默默不欲饮食，心烦喜呕"合为少阳八大主症。

266. 本太陽病不解，轉入少陽者，脇下鞕滿，乾嘔不能食，往來寒熱，尚未吐下，脉沉緊者，與小柴胡湯。方一。

柴胡八兩　人參三兩　黃芩三兩　甘草三兩，炙　半夏半升，洗　生薑三兩，切　大棗十二枚，擘
上七味，以水一斗二升，煮取六升，去滓，再煎取三升，溫服一升，日三服。

【串解】本条论少阳病可由太阳病不解而转入，治与小柴胡汤。

267. 若已吐下發汗溫針，讝語，柴胡湯證罷，此為壞病，知犯何逆，以法治之。

【串解】本论少阳病误用"吐下发汗温针"等，柴胡汤证罢，则为"坏病"，难以按六经分证加以辨治。当须"知犯何逆，以法治之"。

268. 三陽合病，脉浮大，上關上，但欲眠睡，目合則汗。

【串解】本条论"但欲眠睡，目合则汗"的盗汗证；从脉浮、大、弦（即上关上）来看，三阳合病症见，其治或从少阳，或从阳明，当须进一步甄别，所谓"知犯何逆，以法治之"。

269. 傷寒六七日，無大熱，其人躁煩者，此為陽去入陰故也。

270. 傷寒三日，三陽為盡，三陰當受邪，其人反能食而不嘔，此為三陰不受邪也。

271. 傷寒三日，少陽脉小者，欲已也。

272. 少陽病欲解時，從寅至辰上。

【串解】269~272 四条，论少阳病转归。

第 269 条论伤寒六七日，邪在少阳，有内陷三阴之机转。

第 270 条承上条论若其人"能食而不呕"反映了脾胃之气不衰，故"三阴不受邪也"。

第 271 条以"少阳脉小"，揭示伤寒三日少阳之邪渐衰而欲愈。

第 272 条论少阳欲解之时，两条相联系，以把握少阳向愈之机。

综上，少阳病篇虽然只载原文 10 条，但读者还是能够从辨证要点、治禁、发病规律及转归等方面，对少阳病的整体轮廓有一个全面的了解。

第六节　辨太阴病脉证并治第十（273~280 条）

> **提要：**
> 　　本篇共 8 条。主要论述了太阴阳虚，中寒湿阻，升降失调之呕吐下利、腹满时痛的四逆辈证。兼述了太阴风淫末疾致四肢烦痛的桂枝汤证，以及脾家气血不和引起的腹满时痛的桂枝加芍药汤证和大实痛的桂枝加大黄汤证。篇末"太阴为病脉弱……设当行大黄芍药者，宜减之"，反映了太阴病证多属虚寒之情，故其治法当以温补为要，酸苦涌泄之品皆非太阴之所宜。并寓有治太阴病，尤当保胃气之意。

273. 太陰之為病，腹滿而吐，食不下，自利益甚，時腹自痛。若下之，必胸下結鞕。

274. 太陰中風，四肢煩疼，陽微陰濇而長者，為欲愈。

275. 太陰病欲解時，從亥至丑上。

【串解】273~275 三条，论太阴病提纲证、欲愈候、欲解时。

第 273 条为太阴病提纲证。揭示太阴为病脾阳虚衰，寒湿中阻病机所在。"自利益甚"既言其腹泻之重，又言其腹满痛等症每因下利而增剧，揭示了太阴虚寒的本质。

第 274 与第 276 条合看，是论太阴经表的证治，以脉"阳微阴涩而长"揭示邪微正复之机。

第 275 条论太阴病的欲解时，列于第 274 条"为欲愈"之后，有正复邪退，相互借助之用意。

276. 太陰病，脉浮者，可發汗，宜桂枝湯。方一。

桂枝三兩，去皮　芍藥三兩　甘草二兩，炙　生薑三兩，切　大棗十二枚，擘

上五味，以水七升，煮取三升，去滓，溫服一升。須臾，歠熱稀粥一升，以助藥力。溫覆取汗。

277. 自利不渴者，屬太陰，以其藏有寒故也，當溫之，宜服四逆輩。二。

278. 傷寒脉浮而緩，手足自溫者，系在太陰；太陰當發身黃，若小便自利者，不能發黃；至七八日，雖暴煩下利日十餘行，必自止，以脾家實，腐穢當去故也。

【串解】276~278 三条，示人邪入太阴亦有经证、脏证，及不同转归。

第 276、第 277 两条论太阴病证治，先论太阴病表证，次论太阴病里证，以示由表及里的顺序。此外，第 277 条与第 273 条合看则完整刻画出了太阴脏虚寒证之主证、病机与治疗大法。

第 278 条承第 277 条谈太阴脏虚寒证的两种转归。若寒湿相合，郁而发黄，则为太阴发黄证；若小便自利，湿有去路，脾阳恢复，则有"胃家实，腐秽当去"之机转。

279. 本太陽病，醫反下之，因爾腹滿時痛者，屬太陰也，桂枝加芍藥湯主之；大實痛者，桂枝加大黃湯主之。三。

桂枝加芍藥湯方

桂枝三兩，去皮　芍藥六兩　甘草二兩，炙　大棗十二枚，擘　生薑三兩，切

NOTE

上五味，以水七升，煮取三升，去滓，温分三服。本云，桂枝汤，今加芍藥。

桂枝加大黃湯方

桂枝三兩，去皮　大黃二兩　芍藥六兩　生薑三兩，切　甘草二兩，炙　大棗十二枚，擘

上六味，以水七升，煮取三升，去滓，温服一升，日三服。

280. 太陰為病，脉弱，其人續自便利，設當行大黃芍藥者，宜減之，以其人胃氣弱，易動故也。下利者，先煎芍藥二沸。

【串解】279、280 两条，论太阴脾伤气滞络瘀之腹满痛证及其治疗与注意事项。

第 279 条论太阴脾伤气滞络瘀之腹满痛证，轻者桂枝加芍药汤主之，重者桂枝加大黄汤主之。

第 280 条承第 279 条论凡遇太阴病大便利而脉弱的腹满疼痛证时，则以减去大黄、芍药为宜，因其人脾胃之气虚弱故也。

综上，本篇条文较少，但由提纲证、欲愈候、欲解时、太阴本证、兼变证等方面论述，层次分明，耐人寻味。太阴病证治，除本篇所述外，尚有脾虚气滞腹胀证、协热下利的桂枝人参汤证和气血不足的小建中汤证，其内容可参《太阳病中篇》相关条文。

第七节　辨少阴病脉证并治第十一（281～325 条）

提要：

　　本篇共 45 条。少阴病证可分为少阴阳虚寒化证和在此基础上的阳虚阴竭证，以及少阴阴虚热化证三种。

　　阳虚寒化证，是以"脉微细，但欲寐"统摄，包括四逆汤证、桃花汤证、真武汤证、附子汤证、白通汤证等。阳虚阴竭证则有白通加猪胆汁汤证。阴虚热化证，包括心肾不交，水亏于下而火炎于上的黄连阿胶汤证；水热互结于下的猪苓汤证；少阴阴虚而阳明燥结的急下证。

　　少阴与太阳为表里，因而有"太少两感"之麻黄细辛附子汤证和麻黄附子甘草汤证。少阴之经上循咽喉，故又有少阴咽痛的猪肤汤、甘草汤、桔梗汤、苦酒汤、半夏散等证。纵观本篇，体现了少阴病证亦有阴阳表里寒热虚实辨证之法。

281. 少陰之為病，脉微細，但欲寐也。

282. 少陰病，欲吐不吐，心煩，但欲寐。五六日自利而渴者，屬少陰也，虚故引水自救，若小便色白者，少陰病形悉具，小便白者，以下焦虚有寒，不能制水，故令色白也。

283. 病人脉陰陽俱緊，反汗出者，亡陽也，此屬少陰，法當咽痛而復吐利。

【串解】281～283 三条，论少阴病提纲证及少阴寒化证辨证要点。

第 281 条少阴病提纲，揭示了少阴病心肾阴阳俱虚而以肾阳虚衰为主的病变特点。

第 282 条论少阴寒化证的病机及辨证要点。

第 283 条论少阴寒化证，阳虚阴盛，有亡阳之变。

284. 少陰病，欬而下利讝語者，被火氣劫故也，小便必難，以强責少陰汗也。

285. 少陰病，脉細沉數，病為在裏，不可發汗。

【串解】284、285 两条，论少阴阴虚。

第 284 条论少阴病被火气劫伤阴。

第 285 条论少阴病阴虚禁汗，继少阴阳虚证之后，转而论少阴阴虚证，提示少阴病有寒化、热化两端。

286. 少陰病，脉微，不可發汗，亡陽故也；陽已虛，尺脉弱濇者，復不可下之。

【串解】本条论少阴病阳微禁用汗、下之法。

287. 少陰病，脉緊，至七八日，自下利，脉暴微，手足反溫，脉緊反去者，為欲解也，雖煩下利，必自愈。

288. 少陰病，下利，若利自止，惡寒而蜷臥，手足溫者，可治。

289. 少陰病，惡寒而蜷，時自煩，欲去衣被者，可治。

290. 少陰中風，脉陽微陰浮者，為欲愈。

291. 少陰病欲解時，從子至寅上。

【串解】287~291 五条，论少阴病自愈、可治、欲解时等向愈佳兆。

第 287 条以"脉紧反去""为欲解也"，论少阴病阳回寒去。

第 288 条继续围绕下利，指出下利自止，论"手足反温"为阳气来复"可治"之征。

第 289 条续论"恶寒而蜷""欲去衣被"为阳回，是可治之佳兆。

第 290 条论少阴中风"脉阳微阴浮"说明表邪已微"为欲愈"。

第 291 条继欲愈候提出欲解时，两者互参具有临床意义。

292. 少陰病，吐利，手足不逆冷，反發熱者，不死。脉不至者，至一作足。灸少陰七壯。

293. 少陰病，八九日，一身手足盡熱者，以熱在膀胱，必便血也。

【串解】第 292、293 两条，论阳气来复。

第 292 条论少阴阳复"手足不逆冷"，阳复太过则"反发热"。

第 293 条论少阴之邪外出膀胱而"便血"。两条皆有身热，但有阳气复和邪气外出的不同。

294. 少陰病，但厥無汗，而强發之，必動其血，未知從何道出，或從口鼻，或從目出者，是名下厥上竭，為難治。

295. 少陰病，惡寒身蜷而利，手足逆冷者，不治。

296. 少陰病，吐利躁煩，四逆者死。

297. 少陰病，下利止而頭眩，時時自冒者死。

298. 少陰病，四逆惡寒而身蜷，脉不至，不煩而躁者死。一作吐利而躁逆者死。

299. 少陰病，六七日，息高者死。

300. 少陰病，脉微細沉，但欲臥，汗出不煩，自欲吐，至五六日自利，復煩躁不得臥寐者死。

【串解】294~300 七条，论少阴难治证及少阴六死证。

第 294 条论少阴阳虚"强发其汗"，而成阳衰于下阴竭于上的"难治"之证。

第 295 条论少阴病，身蜷而利，手足逆冷之"不治"证（亦称死证）。

第296、第297、第298、第299、第300条则从"躁烦四逆""时时自冒""脉不至""息高""烦躁不得卧寐"等多角度，描述了少阴病预后不良之"死证"。

归纳起来，281~300条属于少阴病的总论部分，它阐述了少阴阴阳水火升降出入的病理变化和证候特点，以及阴阳盛衰、正邪进退和有关预后的问题。这部分内容可作为少阴病的辨证纲领，故而列于篇首，予以强调。

301. 少陰病，始得之，反發熱，脉沉者，麻黃細辛附子湯主之。方一。

麻黃二兩，去節　細辛二兩　附子一枚，炮，去皮，破八片

上三味，以水一斗，先煮麻黃，減二升，去上沫，内諸藥，煮取三升，去滓，温服一升，日三服。

302. 少陰病，得之二三日，麻黃附子甘草湯微發汗。以二三日無裏證，故微發汗也。方二。

麻黃二兩，去節　甘草二兩，炙　附子一枚，炮，去皮，破八片

上三味，以水七升，先煮麻黃一兩沸，去上沫，内諸藥，煮取三升，去滓，温服一升，日三服。

【串解】第301、302两条，论太少两感证治。

第301条论少阴病始得之而太阳表邪不解，以麻黄细辛附子汤温阳解表。

第302条继论第301条的证候，若延至二三日，若无少阴下利清谷、手足厥逆等里寒症，仍可微发其汗，用麻黄附子甘草汤。

以上两条论治太少两感，可与第92条的"病发热头痛，脉反沉，若不差，身体疼痛，当救其里，四逆汤方"合看。

303. 少陰病，得之二三日以上，心中煩，不得卧，黃連阿膠湯主之。方三。

黃連四兩　黃芩二兩　芍藥二兩　雞子黃二枚　阿膠三兩。一云三挺

上五味，以水六升，先煮三物，取二升，去滓，内膠烊盡，小冷，内雞子黃，攪令相得，温服七合，日三服。

【串解】本条论肾阴不足、心火亢盛的少阴热化证。以"心中烦，不得卧"等心肾不交之症为主要表现，治以黄连阿胶汤，泻南补北。

304. 少陰病，得之一二日，口中和，其背惡寒者，當灸之，附子湯主之。方四。

附子二枚，炮，去皮，破八片　茯苓三兩　人參二兩　白术四兩　芍藥三兩

上五味，以水八升，煮取三升，去滓，温服一升，日三服。

305. 少陰病，身體痛，手足寒，骨節痛，脉沉者，附子湯主之。五。用前第四方。

【串解】304、305两条，论附子汤证。

第304条治少阴阳虚背部恶寒。

第305条治少阴阳虚骨节痛而手足寒。背为阳之府，四肢为诸阳之本，故以两条之寒象，揭示其肾阳虚衰、寒湿内盛的病机特点。

306. 少陰病，下利便膿血者，桃花湯主之。方六。

赤石脂一斤，一半全用，一半篩末　乾薑一兩　粳米一升

上三味，以水七升，煮米令熟，去滓，温服七合，内赤石脂末方寸匕，日三服。若一服愈，餘勿服。

307. 少陰病，二三日至四五日，腹痛，小便不利，下利不止，便膿血者，桃花湯主之。七。用前第六方。

308. 少陰病，下利便膿血者，可刺。

【串解】306~308 三条，论少阴下利便脓血证及其治疗。

第 306、307 两条论少阴虚寒，大肠滑脱，下利便脓血者，治用桃花汤温涩固脱。

第 308 条承前两条论"下利便脓血"亦可采取针刺之法。针药并用，相得益彰。

309. 少陰病，吐利，手足逆冷，煩躁欲死者，吳茱萸湯主之。方八。

吳茱萸一升　人參二兩　生薑六兩，切　大棗十二枚，擘

上四味，以水七升，煮取二升，去滓，溫服七合，日三服。

串解：本条论少阴阴盛阳虚、浊阴上逆，治以吴茱萸汤温胃散寒，降浊暖肾。

310. 少陰病，下利咽痛，胸滿心煩，豬膚湯主之。方九。

豬膚一斤

上一味，以水一斗，煮取五升，去滓，加白蜜一升，白粉五合，熬香，和令相得，溫分六服。

311. 少陰病，二三日，咽痛者，可與甘草湯，不差，與桔梗湯。十。

甘草湯方

甘草二兩

上一味，以水三升，煮取一升半，去滓，溫服七合，日二服。

桔梗湯方

桔梗一兩　甘草二兩

上二味，以水三升，煮取一升，去滓，溫分再服。

312. 少陰病，咽中傷，生瘡，不能語言，聲不出者，苦酒湯主之。方十一。

半夏洗，破如棗核十四枚　雞子一枚，去黃，內上苦酒，著雞子殼中

上二味，內半夏，著苦酒中，以雞子殼置刀環中，安火上，令三沸，去滓，少少含嚥之，不差，更作三劑。

313. 少陰病，咽中痛，半夏散及湯主之。方十二。

半夏洗　桂枝去皮　甘草炙

上三味，等分。各別擣篩已，合治之，白飲和服方寸匕，日三服。若不能散服者，以水一升，煎七沸，內散兩方寸匕，更煮三沸，下火令小冷，少少嚥之。半夏有毒，不當散服。

【串解】310~313 四条，论少阴病咽痛五方证治。

少阴之经脉"其直者，从肾上贯肝膈，入肺中循喉咙"，故少阴为病而又有咽痛的特点。

第 310 条为少阴阴虚，虚热上扰咽痛证，治以猪肤汤滋肾润肺。

第 311 条论少阴客热咽痛证，治以甘草汤清热解毒利咽，不瘥与桔梗汤清热解毒、开肺利咽。

第 312 条为咽中伤生疮之咽痛证，治以苦酒汤清热涤痰、敛疮消肿。

第 313 为少阴寒滞咽痛证，治以半夏散及汤散寒、涤痰、开结。

314. 少陰病，下利，白通湯主之。方十三。

葱白四茎　乾薑一兩　附子一枚，生用，去皮，破八片

上三味，以水三升，煮取一升，去滓，分溫再服。

315. 少陰病，下利脉微者，與白通湯。利不止，厥逆無脉，乾嘔煩者，白通加豬膽汁湯主之。服湯脉暴出者死，微續者生。白通加豬胆汁汤。方十四。白通汤用前上方。

葱白四茎　乾薑一兩　附子一枚，生，去皮，破八片　人尿五合　豬膽汁一合

上五味，以水三升，煮取一升，去滓，内膽汁、人尿，和令相得，分溫再服。若無膽，亦可用。

316. 少陰病，二三日不已，至四五日，腹痛，小便不利，四肢沉重疼痛，自下利者，此為有水氣。其人或欬，或小便利，或下利，或嘔者，真武湯主之。方十五。

茯苓三兩　芍藥三兩　白术二兩　生薑三兩，切　附子一枚，炮，去皮，破八片

上五味，以水八升，煮取三升，去滓，溫服七合，日三服。若欬者，加五味子半升、細辛一兩、乾薑一兩；若小便利者，去茯苓；若下利者，去芍藥，加乾薑二兩；若嘔者，去附子，加生薑，足前為半斤。

317. 少陰病，下利清穀，裏寒外熱，手足厥逆，脉微欲絕，身反不惡寒，其人面色赤，或腹痛，或乾嘔，或咽痛，或利止脉不出者，通脉四逆湯主之。方十六。

甘草二兩，炙　附子大者一枚，生用，去皮，破八片　乾薑三兩，強人可四兩

上三味，以水三升，煮取一升二合，去滓，分溫再服，其脉即出者愈。面色赤者，加葱九莖；腹中痛者，去葱，加芍藥二兩；嘔者，加生薑二兩；咽痛者，去芍藥，加桔梗一兩；利止脉不出者，去桔梗，加人參二兩。病皆與方相應者，乃服之。

【串解】314~317四条，论少阴寒化证四种证治。

第314条论少阴阴盛戴阳之白通汤证，治以破阴回阳、宣通上下。

第315条论阴盛戴阳，药后格拒的白通加猪胆汁汤证，治以破阴回阳、宣通上下，兼咸寒反佐。

第316条论少阴肾阳虚衰，水邪泛滥的真武汤证，治以温补肾阳、化气行水。

第317条论少阴肾阳虚衰、阴盛格阳的通脉四逆汤证，治以破阴回阳、通达内外。

以上四方证中，"下利"均为其主要症状之一。

318. 少陰病，四逆，其人或欬，或悸，或小便不利，或腹中痛，或泄利下重者，四逆散主之。方十七。

甘草炙　枳實破，水漬，炙乾　柴胡　芍藥

上四味，各十分，擣篩，白飲和服方寸匕，日三服。欬者，加五味子、乾薑各五分，并主下利；悸者，加桂枝五分；小便不利者，加茯苓五分；腹中痛者，加附子一枚，炮令坼；泄利下重者，先以水五升，煮薤白三升，煮取三升，去滓，以散三方寸匕内湯中，煮取一升半，分溫再服。

【串解】本条论少阴枢机不利，阳气郁遏不达四末的四逆散证，治以疏畅气机，透达郁阳。本证应与少阴肾阳虚衰，阴寒内盛之四逆汤证相鉴别，两者均以少阴"四逆"为主证，但临证当须明辨，不得混淆。

319. 少陰病，下利六七日，欬而嘔渴，心煩不得眠者，豬苓湯主之。方十八。

猪苓去皮　茯苓　阿膠　澤瀉　滑石各一兩

上五味，以水四升，先煮四物，取二升，去滓，内阿膠烊盡，温服七合，日三服。

【串解】本条论少阴阴虚，水热互结之热化证。

本条所述"心烦不得眠"证属少阴阴虚，阴虚生热，水热互结。故治以猪苓汤清热、育阴、利水。从热化证而论，可与 303 条黄连阿胶汤证，对比鉴别。从与水相结而论，可与 316 条真武汤证，对照分析。

320. 少陰病，得之二三日，口燥咽乾者，急下之，宜大承氣湯。方十九。

枳實五枚，炙　厚朴半斤，去皮，炙　大黃四兩，酒洗　芒消三合

上四味，以水一斗，先煮二味，取五升，去滓，内大黃，更煮取二升，去滓，内芒消，更上火令一兩沸，分温再服，一服得利，止後服。

321. 少陰病，自利清水，色純青，心下必痛，口乾燥者，可下之，宜大承氣湯。二十。用前第十九方，一法用大柴胡湯。

322. 少陰病，六七日，腹脹不大便者，急下之，宜大承氣湯。二十一。用前第十九方。

【串解】320~322 三条，论少阴三急下证。

承第 319 条猪苓汤证所见口渴心烦等症、阴虚内热的病机，引出了少阴阴虚火旺、化燥成实的三急下证。此外，应与第 252、253、254 条阳明三急下证合参，以见燥热伤阴急下的角度各有不同。

323. 少陰病，脉沉者，急温之，宜四逆湯。方二十二。

甘草二兩，炙　乾薑一兩半　附子一枚，生用，去皮，破八片

上三味，以水三升，煮取一升二合，去滓，分温再服。强人可大附子一枚、乾薑三兩。

324. 少陰病，飲食入口則吐，心中温温欲吐，復不能吐。始得之，手足寒，脉弦遲者，此胸中實，不可下也，當吐之。若膈上有寒飲，乾嘔者，不可吐也，當温之，宜四逆湯。二十三。方依上法。

325. 少陰病，下利，脉微澀，嘔而汗出，必數更衣，反少者，當温其上，灸之。《脉經》云，灸厥陰，可五十壯。

【串解】323~325 三条，对少阴虚寒证作补充性论述，并强调"急温""当温"之治则。

第 323 条以脉代证，论少阴肾阳虚衰、阴寒内盛，法当"急温之，宜四逆汤"。

第 324 条论胸中痰实和膈上有寒饮的证治。强调肾阳虚衰、寒饮不化，亦"当温之，宜四逆汤"。

第 325 条论少阴阳虚下利伤阴"脉微涩者"，治疗亦以"当温"为主，温灸其上，阳升利止，则阴液可复。

综上，本篇首论少阴病提纲"脉微细"，揭示少阴病病机是以阴阳两虚为基础，随列寒化、热化诸证与篇中，至篇尾提出"急温之"之治疗大法，画龙点睛，强调少阴为病，心肾阴阳俱虚，而以肾阳虚衰为主。因此，其治疗当以"急救回阳"为要。

NOTE

第八节　辨厥阴病脉证并治第十二（326~381 条）

> **提要：**
>
> 本篇共 56 条。两阴交尽，谓之厥阴。厥阴为"一阴""一阴至绝作晦朔"，阴尽为"晦"、阳生为"朔"，其中见少阳之气，所以厥阴之中，阴中有阳，这就决定了厥阴病的主要证候表现为寒热错杂证。篇中乌梅丸证、麻黄升麻汤证、干姜黄芩黄连人参汤证，反映了厥阴病这一特点。然而，由于病机中的来复之阳气有强弱之分，已病之寒邪有盛衰之别，所以厥阴为病乃有阴阳消长，厥热胜复的表现，如：吴茱萸汤证、当归四逆汤证为厥阴寒证，白头翁汤证为厥阴热证。
>
> 厥阴为肝，病则疏泄不利，而影响胃肠气机不和，故厥阴病可发生呕吐、哕、下利诸证。
> 厥阴病的治疗：寒证宜温；热证宜清；寒热错杂者，则应寒温并用而调其阴阳。

326. 厥陰之為病，消渴，氣上撞心，心中疼熱，飢而不欲食，食則吐蚘，下之利不止。

【串解】第 326 条论厥阴病提纲。邪犯厥阴，肝火循经上扰则"气上撞心，心中疼热"；肝木乘脾，脾胃虚寒而"食则吐蛔，下之利不止"。故反映了厥阴病寒热错杂的特点。

327. 厥陰中風，脉微浮為欲愈，不浮為未愈。

328. 厥陰病，欲解時，從丑至卯上。

329. 厥陰病，渴欲飲水者，少少與之愈。

【串解】327~329 三条从脉、时、证角度论述厥阴病欲愈候。

提纲证、欲愈候、欲解时、分型辨证论治，此为《伤寒论》六经各篇条文排列的一般规律。

330. 諸四逆厥者，不可下之，虛家亦然。

【串解】本条论阳虚寒厥，不可下之。当同第 335 条的热厥治则"厥应下之"合参。

331. 傷寒先厥，後發熱而利者，必自止，見厥復利。

332. 傷寒始發熱六日，厥反九日而利。凡厥利者，當不能食，今反能食者，恐為除中。一云消中。食以索餅，不發熱者，知胃氣尚在，必愈，恐暴熱來出而復去也。後日脉之，其熱續在者，期之旦日夜半愈。所以然者，本發熱六日，厥反九日，復發熱三日，并前六日，亦為九日，與厥相應，故期之旦日夜半愈。後三日脉之，而脉數，其熱不罷者，此為熱氣有餘，必發癰膿也。

333. 傷寒脉遲六七日，而反與黃芩湯徹其熱。脉遲為寒，今與黃芩湯，復除其熱，腹中應冷，當不能食，今反能食，此名除中，必死。

334. 傷寒先厥後發熱，下利必自止，而反汗出，咽中痛者，其喉為痺。發熱無汗，而利必自止，若不止，必便膿血，便膿血者，其喉不痺。

335. 傷寒一二日至四五日，厥者必發熱，前熱者後必厥，厥深者熱亦深，厥微者熱亦微。厥應下之，而反發汗者，必口傷爛赤。

336. 傷寒病，厥五日，熱亦五日，設六日當復厥，不厥者自愈。厥終不過五日，以熱五日，故知自愈。

【串解】331~336六条，论厥热胜复。

第331条论"先厥，后发热"说起阳气恢复，故下利"必自止"。

第332条论除中疑似证及阳复太过"必发痈脓"。

第333条继前条除中疑似证，论除中的成因、特征及预后。

第334条论先厥后发热，阳复自愈及阳复太过"若不止，必便脓血"。

第335条论热厥特点、治则与治禁。

第336条厥热相等的自愈证。

337. 凡厥者，陰陽氣不相順接，便為厥。厥者，手足逆冷是也。

【串解】本条论厥逆的病机与证候特征，可以视为诸厥证的纲领性条文。

338. 傷寒脉微而厥，至七八日膚冷，其人躁無暫安時者，此為藏厥，非蚘厥也。蚘厥者，其人當吐蚘。令病者静，而復時煩者，此為藏寒，蚘上入其膈，故煩，須臾復止，得食而嘔，又煩者，蚘聞食臭出，其人常自吐蚘。蚘厥者，烏梅丸主之。又主久利。方一。

烏梅三百枚　細辛六兩　乾薑十兩　黃連十六兩　當歸四兩　附子六兩，炮，去皮　蜀椒四兩，出汗　桂枝去皮，六兩　人參六兩　黃蘗六兩

上十味，異擣篩，合治之，以苦酒漬烏梅一宿，去核，蒸之五斗米下，飯熟擣成泥，和藥令相得，内臼中，與蜜杵二千下，丸如梧桐子大，先食飲服十丸，日三服，稍加至二十丸。禁生冷、滑物、臭食等。

【串解】本条用假宾定主的笔法，分析了脏厥与蛔厥的脉证之异同，并提出了蛔厥证的辨治方法。"蛔厥者，乌梅丸主之。又主久利"意在说明乌梅丸不仅是治疗蛔厥证的主方，也是治疗厥阴上热下寒诸证之主方。久利，仅是其中一例而已。

339. 傷寒熱少厥微，指一作稍頭寒，嘿嘿不欲食，煩躁，數日小便利，色白者，此熱除也，欲得食，其病為愈。若厥而嘔，胸脇煩滿者，其後必便血。

【串解】论热厥轻证及转归。

340. 病者手足厥冷，言我不結胸，小腹滿，按之痛者，此冷結在膀胱關元也。

【串解】论"冷结在膀胱关元"之寒厥。

341. 傷寒發熱四日，厥反三日，復熱四日，厥少熱多者，其病當愈。四日至七日，熱不除者，必便膿血。

342. 傷寒厥四日，熱反三日，復厥五日，其病為進。寒多熱少，陽氣退，故為進也。

【串解】341、342两条，再论厥热胜复。

第341条对比论述阳复病愈和阳复太过"热不除者，必便脓血"。

第342条论厥多热少，阳气退，"其病为进"。

343. 傷寒六七日，脉微，手足厥冷，煩躁，灸厥陰，厥不還者，死。

344. 傷寒發熱，下利厥逆，躁不得卧者，死。

345. 傷寒發熱，下利至甚，厥不止者，死。

346. 傷寒六七日不利，便發熱而利，其人汗出不止者，死。有陰無陽故也。

【串解】343～346 四条，论阴盛绝阳的死证。其中"有陰無陽故也"强调保护阳气的重要性。

347. 傷寒五六日，不結胸，腹濡，脉虚復厥者，不可下，此亡血，下之死。

【串解】本条论血虚之厥的脉证与治禁。应与330条"诸四逆厥者，不可下之，虚家亦然"合参。

348. 發熱而厥，七日下利者，為難治。

【串解】本条论阳衰阴盛的难治证。

349. 傷寒脉促，手足厥逆，可灸之。促，一作縱。

350. 傷寒脉滑而厥者，裏有熱，白虎湯主之。方二。

知母六兩　石膏一斤，碎，綿裹　甘草二兩，炙　粳米六合

上四味，以水一斗，煮米熟湯成，去滓，温服一升，日三服。

351. 手足厥寒，脉細欲絶者，當歸四逆湯主之。方三。

當歸三兩　桂枝三兩，去皮　芍藥三兩　細辛三兩　甘草二兩，炙　通草二兩　大棗二十五枚，擘。一法，十二枚。

上七味，以水八升，煮取三升，去滓，温服一升，日三服。

352. 若其人内有久寒者，宜當歸四逆加吳茱萸生薑湯。方四。

當歸三兩　芍藥三兩　甘草二兩，炙　通草二兩　桂枝三兩，去皮　細辛三兩　生薑半斤，切　吳茱萸二升　大棗二十五枚

上九味，以水六升，清酒六升合，煮取五升，去滓，温分五服。一方，水酒各四升。

353. 大汗出，熱不去，内拘急，四肢疼，又下利厥逆而惡寒者，四逆湯主之。方五。

甘草二兩，炙　乾薑一兩半　附子一枚，生用，去皮，破八片

上三味，以水三升，煮取一升二合，去滓，分温再服。若强人可大附子一枚，乾薑三兩。

354. 大汗，若大下利，而厥冷者，四逆湯主之。六。用前第五方。

355. 病人手足厥冷，脉乍緊者，邪結在胸中，心下滿而煩，飢不能食者，病在胸中，當須吐之，宜瓜蒂散。方七。

瓜蒂　赤小豆

上二味，各等分，異擣篩，合内白中，更治之。別以香豉一合，用熱湯七合，煮作稀糜，去滓取汁，和散一錢匕，温頓服之。不吐者，少少加，得快吐乃止。諸亡血虚家，不可與瓜蒂散。

356. 傷寒厥而心下悸，宜先治水，當服茯苓甘草湯，却治其厥。不爾，水漬入胃，必作利也。方八。

茯苓二兩　甘草一兩，炙　生薑三兩，切　桂枝二兩，去皮

上四味，以水四升，煮取二升，去滓，分温三服。

357. 傷寒六七日，大下後，寸脉沉而遲，手足厥逆，下部脉不至，喉咽不利，唾膿血，泄利不止者，為難治，麻黃升麻湯主之。方九。

麻黃二兩半，去節　升麻一兩一分　當歸一兩一分　知母十八銖　黃芩十八銖　葳蕤十八銖，一作菖

蒲 芍藥六銖 天門冬六銖，去心 桂枝六銖，去皮 茯苓六銖 甘草六銖，炙 石膏六銖，碎，綿裹
白朮六銖 乾薑六銖

上十四味，以水一斗，先煮麻黄一兩沸，去上沫，内諸藥，煮取三升，去滓，分温三服。
相去如炊三斗米頃令盡，汗出愈。

【串解】349～357 九条，例举各种厥证的治疗。

第 349 条论阳虚寒厥，可灸之。

第 350 条论热厥与白虎汤。

第 351 条论血虚寒厥用当归四逆汤；第 352 条继上条论"若内有久寒"，加吴茱萸、生姜。

第 353、354 两条论寒厥用四逆汤。

第 355 条论痰厥用瓜蒂散。

第 356 条论水厥治用茯苓甘草汤。

第 357 条论手足厥逆由上热下寒，正虚阳郁所致，故治以麻黄升麻汤清上温下、发越郁阳。

综上，第 330～357 条主要论述的是与"厥"有关的内容。

358. 傷寒四五日，腹中痛，若轉氣下趣少腹者，此欲自利也。

【串解】本条论寒利转气下趋少腹为欲利的前驱证候，由此开始了厥阴病篇关于下利的论治。

359. 傷寒本自寒下，醫復吐下之，寒格更逆吐下，若食入口即吐，乾薑黄芩黄連人參湯主之。方十。

乾薑 黄芩 黄連 人參各三兩

上四味，以水六升，煮取二升，去滓，分温再服。

【串解】本条论寒格吐利，证属胃热脾寒，寒热相格，治以干姜黄芩黄连人参汤苦寒泄热、辛温通阳，吐利自止。与 357 条麻黄升麻汤证同为上热下寒之证，此二条前后呼应，对比鉴别。

360. 下利，有微熱而渴，脉弱者，今自愈。

361. 下利，脉數，有微熱汗出，今自愈，設復緊為未解。一云，設脉浮復緊。

362. 下利，手足厥冷，無脉者，灸之不温，若脉不還，反微喘者，死。少陰負趺陽者，為順也。

363. 下利，寸脉反浮數，尺中自濇者，必清膿血。

364. 下利清穀，不可攻表，汗出必脹滿。

365. 下利，脉沉弦者，下重也；脉大者，為未止；脉微弱數者，為欲自止，雖發熱，不死。

366. 下利，脉沉而遲，其人面少赤，身有微熱，下利清穀者，必鬱冒汗出而解，病人必微厥。所以然者，其面戴陽，下虛故也。

367. 下利，脉數而渴者，今自愈。設不差，必清膿血，以有熱故也。

368. 下利後脉絕，手足厥冷，晬時脉還，手足温者生，脉不還者死。

369. 傷寒下利，日十餘行，脉反實者死。

【串解】360～369 十条，论下利预后的生死诊断。

NOTE

第 360 条脉弱自愈。

第 361 条脉数自愈。

第 362 条论脉不还、反微喘者死。

第 363 条寸浮數尺自濇者必清膿血。

第 364 条论下利清谷不可攻表。

第 365 条论脉沉弦、脉大、脉微弱数之下利的不同转归。

第 366 条论脉沉而迟其面戴陽。

第 367 论脉数不瘥清脓血。

第 368、369 两条论"脉不还"及"脉反实"之死证。与第 343、344、345、346、362 条合看，七条均论厥阴死证，警示医生，要高度重视，积极救治。

从上述条文可以看出，仲景十分重视脉诊，重视阳气来复在疾病转归中的重要意义。

370. 下利清穀，裏寒外熱，汗出而厥者，通脉四逆湯主之。方十一。

甘草二兩，炙　附子大者一枚，生，去皮，破八片　乾薑三兩，強人可四兩

上三味，以水三升，煮取一升二合，去滓，分溫再服，其脉即出者愈。

371. 熱利下重者，白頭翁湯主之。方十二。

白頭翁二兩　黃蘗三兩　黃連三兩　秦皮三兩

上四味，以水七升，煮取二升，去滓，溫服一升，不愈，更服一升。

372. 下利腹脹滿，身體疼痛者，先溫其裏，乃攻其表，溫裏宜四逆湯，攻表宜桂枝湯。十三。四逆湯用前第五方。

桂枝三兩，去皮　芍藥三兩　甘草二兩，炙　生薑三兩，切　大棗十二枚，擘

上五味，以水七升，煮取三升，去滓，溫服一升。須臾，歠熱稀粥一升，以助藥力。

373. 下利欲飲水者，以有熱故也，白頭翁湯主之。十四。用前第十二方。

374. 下利讝語者，有燥屎也，宜小承氣湯。方十五。

大黃四兩，酒洗　枳實三枚，炙　厚朴二兩，去皮，炙

上三味，以水四升，煮取一升二合，去滓，分二服。初一服譫語止，若更衣者，停後服。不爾盡服之。

375. 下利後更煩，按之心下濡者，為虛煩也，宜梔子豉湯。方十六。

肥梔子十四箇，擘　香豉四合，綿裹

上二味，以水四升，先煮梔子，取二升半，內豉，更煮取一升半，去滓。分再服，一服得吐，止後服。

【串解】370~375 六条，论下利病证的预后和转归。

第 370 条论下利清谷，里寒外热，证属阴盛格阳，故治用通脉四逆汤。其证治可与少陰病篇 317 条通脉四逆汤证合参。

第 371 与第 373 条论厥阴热利下重，证属肝经湿热、下迫大肠，治用白头翁汤以清热燥湿、凉肝止利。

第 372 条论里寒下利兼有表证不解的证治。与太阳病篇 91 条论表里同病治则合参。本条插入在白头翁汤证两条之间，示人下利辨证务必分清寒热、表里。其表不解者，当先解表；辨别寒热

的要点之一在于渴与不渴。"下利欲饮水者"，则证据确凿"以有热故也"，方可用白头翁汤。

第 374 条论热结旁流证，治用小承气汤通因通用。

第 375 条为下利后虚烦，证属热扰胸膈，故治用栀子豉汤清宣郁热。

综上，第 358~375 条论下利诸证，共计 18 条。

376. 嘔家有癰膿者，不可治嘔，膿盡自愈。

377. 嘔而脉弱，小便復利，身有微熱，見厥者難治，四逆湯主之。十七。用前第五方。

378. 乾嘔吐涎沫，頭痛者，吳茱萸湯主之。方十八。

吳茱萸一升，湯洗七遍　人參三兩　大棗十二枚，擘　生薑六兩，切

上四味，以水七升，煮取二升，去滓，温服七合，日三服。

379. 嘔而發熱者，小柴胡湯主之。方十九。

柴胡八兩　黄芩三兩　人參三兩　甘草三兩，炙　生薑三兩，切　半夏半升，洗　大棗十二枚，擘

上七味，以水一斗二升，煮取六升，去滓，再煎取三升，温服一升，日三服。

【串解】376~379 四条，论呕吐证治。

第 376 条论内痈致呕的治禁及其机理。法当"因势利导"而不可"止呕"。

第 377 条论阳虚阴盛，格阳呕逆，治用四逆汤。

第 378 条论肝胃寒饮上逆之呕，治用吴茱萸汤。

第 379 条论脏病还腑之呕。厥阴外出少阳，法当小柴胡汤和解。

380. 傷寒大吐大下之，極虚，復極汗者，其人外氣怫鬱，復與之水，以發其汗，因得噦。所以然者，胃中寒冷故也。

381. 傷寒噦而腹滿，視其前後，知何部不利，利之即愈。

【串解】380、381 两条，论哕之证治。

第 380 条论表证误治伤阳，致"胃中寒冷"因得哕。

第 381 条论哕逆证的辨证与治则。"视其前后，知何部不利，利之即愈"充分体现了"观其脉证，知犯何逆，随证治之"的辨证论治思想。

编者按：宋本《伤寒论》本篇篇名后所附小字"厥利呕哕附"。读者可从中领悟王叔和编辑本篇条文之用心。

第九节　辨霍乱病脉证并治第十三（382~391 条）

提要：

本篇共 10 条。主要论述了以吐利并作为主证的霍乱病证治。内容包括中焦阳虚，寒湿内扰的理中丸证；外有表邪，内兼停饮的五苓散证。同时还简述霍乱病吐利日久所引起的亡阳之四逆汤证，以及阳亡兼阴竭的通脉四逆加猪胆汁汤证。

382. 問曰：病有霍亂者何？答曰：嘔吐而利，名曰霍亂。

383. 問曰：病發熱頭痛，身疼惡寒，吐利者，此屬何病？答曰：此名霍亂。霍亂自吐下，又利止，復更發熱也。

384. 傷寒，其脉微濇者，本是霍亂，今是傷寒，却四五日，至陰經上，轉入陰必利，本嘔下利者，不可治也。欲似大便，而反失氣，仍不利者，此屬陽明也，便必鞕，十三日愈，所以然者，經盡故也。下利後當便鞕，鞕則能食者愈，今反不能食，到後經中，頗能食，復過一經能食，過之一日當愈，不愈者，不屬陽明也。

【串解】382~384 三条为霍乱病提纲证。

第 382 条论霍乱病的证候特点，在于呕吐而且下利。

第 383 条论霍乱除吐利外且有发热、恶寒等表证。

第 384 条论霍乱与伤寒的鉴别诊断。

385. 惡寒脉微一作緩。而復利，利止亡血也，四逆加人參湯主之。方一。

甘草二兩，炙　附子一枚，生，去皮，破八片　乾薑一兩半　人參一兩

上四味，以水三升，煮取一升二合，去滓，分溫再服。

386. 霍亂，頭痛發熱，身疼痛，熱多欲飲水者，五苓散主之；寒多不用水者，理中丸主之。二。

五苓散方

豬苓去皮　白术　茯苓各十八銖　桂枝半兩，去皮　澤瀉一兩六銖

上五味，為散，更治之，白飲和服方寸匕，日三服，多飲煖水，汗出愈。

理中丸方下有作湯加減法。

人參　乾薑　甘草炙　白术各三兩

上四味，擣篩，蜜和為丸，如雞子黃許大。以沸湯數合，和一丸，研碎，溫服之，日三四，夜二服。腹中未熱，益至三四丸，然不及湯。湯法，以四物依兩數切，用水八升，煮取三升，去滓，溫服一升，日三服。若臍上築者，腎氣動也，去术，加桂四兩；吐多者，去术，加生薑三兩；下多者，還用术；悸者，加茯苓二兩；渴欲得水者，加术，足前成四兩半；腹中痛者，加人參，足前成四兩半；寒者，加乾薑，足前成四兩半；腹滿者，去术，加附子一枚。服湯後如食頃，飲熱粥一升許，微自溫，勿發揭衣被。

387. 吐利止，而身痛不休者，當消息和解其外，宜桂枝湯小和之。方三。

桂枝三兩，去皮　芍藥三兩　生薑三兩　甘草二兩，炙　大棗十二枚，擘

上五味，以水七升，煮取三升，去滓，溫服一升。

388. 吐利汗出，發熱惡寒，四肢拘急，手足厥冷者，四逆湯主之。方四。

甘草二兩，炙　乾薑一兩半　附子一枚，生，去皮，破八片

上三味，以水三升，煮取一升二合，去滓，分溫再服。強人可大附子一枚，乾薑三兩。

389. 既吐且利，小便復利，而大汗出，下利清穀，內寒外熱，脉微欲絕者，四逆湯主之。五。用前第四方。

390. 吐已下斷，汗出而厥，四肢拘急不解，脉微欲絕者，通脉四逆加豬膽汁湯主之。方六。

甘草二兩，炙　乾薑三兩，強人可四兩　附子大者一枚，生，去皮，破八片　豬膽汁半合

上四味，以水三升，煮取一升二合，去滓，內豬膽汁，分溫再服，其脉即來。無豬膽，以

羊膽代之。

【串解】385~390六条，论霍乱病分型证治。

第385条论阳虚阴盛脉微复利，若利自止者，则为亡血伤津，为阳虚及阴的反映，故用四逆加人参汤回阳救逆，益气生津。

第386条论霍乱表里寒热不同的证治。以欲饮水和不欲饮水为辨证的依据。"熱多欲飲水者"以五苓散外疏内利，表里双解；"寒多不用水者"用理中丸温中散寒，健脾燥湿。

第387条论吐利止而表邪未解的善后处理方法，宜桂枝汤。

第388条论霍乱亡阳的证治，与四逆汤。

第389条论霍乱吐利，内寒外热，乃亡阳耗液而以阳亡为主，故仍以四逆汤回阳救逆以摄阴。

第390条论"吐已下断"，此为阳亡阴竭之证，故以通脉四逆加猪胆汁汤回阳救逆、益阴回阳。

391. 吐利發汗，脉平，小煩者，以新虚不勝穀氣故也。

【串解】本条论吐利初愈的护理方法。"脉平"为大邪已去，此时要特别注意饮食调养，切不可妄用清热之品，切忌暴饮暴食，待胃气渐复即可痊愈而"小煩"自除。

第十节　辨阴阳易差后劳复病脉证并治第十四（392~398条）

> **提要：**
>
> 　　本篇共7条，继六经病脉证并治之后，论述了病后诸证：阴阳易之烧裈散证，大病瘥后劳复之枳实栀子豉汤证，伤寒瘥后发热的小柴胡汤证，大病瘥后病腰以下有水气的牡蛎泽泻散证，大病瘥后喜唾的理中丸证，以及伤寒解后形气内耗、气阴两伤兼有邪热的竹叶石膏汤证，并简述病后要节饮食，以保胃气之法。

392. 傷寒陰易之為病，其人身體重，少氣，少腹裏急，或引陰中拘攣，熱上衝胸，頭重不欲舉，眼中生花，花一作眵。膝脛拘急者，燒褌散主之。方一。

婦人中褌近隱處，取燒作灰。

上一味，水服方寸匕，日三服，小便即利，陰頭微腫，此為愈矣。婦人病，取男子褌燒服。

【串解】本条论阴阳易证治。

393. 大病差後，勞復者，枳實栀子豉湯主之。方二。

枳實三枚，炙　栀子十四箇，擘　豉一升，綿裹

上三味，以清漿水七升，空煮取四升，内枳實、栀子，煮取二升，下豉，更煮五六沸，去滓，温分再服，覆令微似汗。若有宿食者，内大黄如博碁子五六枚，服之愈。

394. 傷寒差以後，更發熱，小柴胡湯主之。脉浮者，以汗解之；脉沉實一作緊者，以下解之。方三。

柴胡八兩　人參二兩　黄芩二兩　甘草二兩，炙　生薑二兩　半夏半升，洗　大棗十二枚，擘

NOTE

上七味，以水一斗二升，煮取六升，去滓，再煎取三升，温服一升，日三服。

395. 大病差後，從腰以下有水氣者，牡蠣澤瀉散主之。方四。

牡蠣熬 澤瀉 蜀漆煖水洗，去腥 葶藶子熬 商陸根熬 海藻洗，去鹹 栝蔞根各等分

上七味，異擣，下篩為散，更於臼中治之。白飲和服方寸匕，日三服。小便利，止後服。

396. 大病差後，喜唾，久不了了，胸上有寒，當以丸藥溫之，宜理中丸。方五。

人參 乾薑 甘草炙 白术各三兩

上四味，擣篩，蜜和為丸，如雞子黃許大。以沸湯數合，和一丸，研碎，温服之，日三服。

397. 傷寒解後，虛羸少氣，氣逆欲吐，竹葉石膏湯主之。方六。

竹葉二把 石膏一斤 半夏半升，洗 麥門冬一升，去心 人參二兩 甘草二兩，炙 粳米半升

上七味，以水一斗，煮取六升，去滓，內粳米，煮米熟，湯成去米，温服一升，日三服。

【串解】393～397 五条，论差后、劳复五方证治。

第 393 条论大病瘥后劳复者，用枳实栀子豉汤治疗，以方推证当有烦热之变。

第 394 条论伤寒瘥后更发热者，用小柴胡汤治疗。并提出"脉浮者，以汗解之；脉沉实者，以下解之"，体现辨证论治之原则。

第 395 条论大病瘥后，腰以下有水气，证属湿热壅滞，膀胱气化不利，治以牡蛎泽泻散逐水清热、软坚散结。

第 396 条论瘥后胸上有寒之证，此乃运化无权，水津不化，治以理中丸温运脾肺。

第 397 条论病后"虛羸少氣，氣逆欲吐"此乃余热未清，气阴两伤，治以竹叶石膏汤清热和胃，益气生津。

398. 病人脉已解，而日暮微煩，以病新差，人强與穀，脾胃氣尚弱，不能消穀，故令微煩，損穀則愈。

【串解】本条论瘥后微烦的机理及饮食调护之法。病人脉已解，而日暮微烦，属于脾胃气弱，不能消谷所致，故勿庸治疗，只需损谷则愈，这说明了大病愈后应注意饮食问题，而带有普遍的意义。本条与第 391 条霍乱大邪已去，而"新虚不胜谷气"所致之"小烦"病机基本相似，可互参。

在《伤寒论》中十篇 398 条的最后一条，提出"损谷则愈"，与群方之冠桂枝汤"啜热稀粥"首尾呼应，突出体现了仲景重视脾胃之气的主导思想，为后世树立了典范。

综上，第 398 条有经有纬，发生着纵横的联系，或互相补充，或互相对比，或互相发明，做到了文以载道，以尽辨证论治之能事。故刘渡舟《伤寒论十四讲》指出："凡是学习《伤寒论》的，就必须弄清其条文的编排目的和意义。从而才能登堂入室以窥仲景著书的精神实质，而使学习《伤寒论》有更大的收获。"

第四章　《伤寒论》后八篇288条导读

第一节　辨不可发汗病脉证并治第十五（1~32条）

> **提要：**
> 本篇32条。重集六经病篇有关不可发汗之病证，并阐述了误汗后的各种变证，从而重申了汗法的正确运用。

夫以為疾病至急，倉卒尋按，要者難得，故重集諸可與不可方治，比之三陰三陽篇中，此易見也。又時有不止是三陽三陰，出在諸可與不可中也。（1）

【导读】论重集可与不可各篇的方治与动机。这八篇收录了散在于六经病篇中各种可与不可的诊治方法，又补充了六经病篇未载的部分内容，以便应急之时，方便求得其要。

少陰病，脉細沉數，病為在裏，不可發汗。（2）

【导读】论少阴病禁用汗法，参少阴篇285条。

脉浮緊者，法當身疼痛，宜以汗解之。假令尺中遲者，不可發汗，何以知然？以榮氣不足，血少故也。（3）

【导读】论营血不足者禁用汗法，参太阳篇第50条。

少陰病，脉微不可發汗，亡陽故也。（4）

【导读】本条论少阴病阳虚禁用汗法，参少阴篇286条上半段。

脉濡[1]而弱[2]，弱反在關，濡反在巔[3]，微反在上[4]，濇反在下[5]。微則陽氣不足，濇則無血[6]，陽氣反微，中風汗出，而反躁煩，濇則無血，厥而且寒。陽微發汗，躁不得眠。（5）

【词解】

[1] 濡：脉搏浮而无力。

[2] 弱：脉搏沉而无力。

[3] 巔：指关脉的部位，即高骨，故名曰"巔"。

[4] 上：指寸脉。

[5] 下：指尺脉。

[6] 无血：指阴血不足。

【导读】论阳虚血少不可发汗。

关脉浮取见濡，沉取见弱，为胃气不足之象；寸脉微，主阳气不足；尺脉涩，主阴血虚少。从脉象来看，总体上为阳虚血少，胃气不足之证，值此阴阳两虚之时，当禁用或慎用发汗，否则易犯虚虚之戒，而生变证。

動氣[1]在右，不可發汗，發汗則衄而渴，心苦煩，飲即吐水。（6）

動氣在左，不可發汗。發汗則頭眩，汗不止，筋惕肉瞤。（7）

動氣在上，不可發汗。發汗則氣上衝，正在心端。（8）

動氣在下，不可發汗。發汗則無汗，心中大煩，骨節苦疼，目運[2]惡寒，食則反吐，穀不得前。（9）

【词解】

[1] 动气：气筑筑然跳动，可见于脐部及其周围。根据动气发生的部位，可测知内脏病变。

[2] 目运：头目眩晕。"运"通"晕"。

【导读】6～9四条，以脐周动气辨脏虚不可发汗。

第6条论肺气虚不可发汗及误汗的变证。动气在右，说明肺气内虚，误汗则肺气更伤。肺开窍于鼻，气伤及血，则血从鼻溢而为衄。汗出伤津胃燥，则渴而烦躁；肺气不足，不能布津，气化不利，故虽口渴，但饮即吐水。

第7条论肝气虚不可发汗及误汗的变证。动气在左，是为肝气虚。误汗则肝气更虚，虚风上扰，则头目眩晕；汗出则阴津耗伤，筋脉失养，则筋惕肉瞤。

第8条论心气虚不可发汗及误汗的变证。动气在上，乃心气虚弱。误汗则心阳更虚，下焦寒水趁机上逆凌心。

第9条论肾气虚不可发汗及误汗的变证。动气在下，是肾气虚弱。误汗则肾气更虚，阴寒内盛，出现无汗、心中烦、骨节疼、恶寒、呕吐等证。

咽中閉塞，不可發汗。發汗則吐血，氣微絕，手足厥冷，欲得踡臥，不能自溫。（10）

【导读】论咽中闭塞误汗后变证。

少阴之脉循喉咙，系舌本。咽中闭塞，证属少阴里虚寒证，故不可发汗。若强发少阴之汗，阳微不能作汗，必动其血，故吐血；气微欲绝，踡卧，手足逆冷，不能自温。

諸脉得數動微弱者，不可發汗。發汗則大便難，腹中乾—雲小便難，胞中乾。胃躁[1]而煩，其形相象，根本異源。（11）

【词解】

[1] 躁："躁"通"燥"。

【导读】论阳盛阴虚者禁汗及误汗后的变证。

脉得数动，属阳，主阳热偏盛；脉来微弱，属阴，主阴血虚。故脉数动而按之微弱，为阳盛阴虚之证，治法不可发汗。误汗则津液耗伤，胃肠干燥，出现大便难、烦躁等变证。貌似阳明腑实，但病之本源不同。

脉濡而弱，弱反在關，濡反在巔，弦反在上，微反在下。弦為陽運[1]，微為陰

寒，上實下虛，意欲得溫。微弦為虛，不可發汗，發汗則寒慄，不能自還。(12)

【词解】

[1] 阳运：运，动也，是阳气运动在上在外的意思。

【导读】论上实下虚的脉证当禁用汗法及误汗后的变证。本条与第5条相似，其关脉浮濡沉弱，为胃气不足之象；寸脉弦，为虚阳上扰之象；尺脉微，为阳虚于下之体现。其总体上为阳虚阴盛之病机，故治法不可发汗。若误发其汗，则阳气更虚，阴寒更盛，则有寒栗不止之变证出现。

欬者則劇，數吐涎沫，咽中必乾，小便不利，心中飢煩，晬時而發，其形似瘧，有寒無熱，虛而寒慄，欬而發汗，蹷而苦滿，腹中復堅。(13)

【导读】论肺气虚寒之咳证治当禁汗及误汗后的变证。其咳嗽、吐涎沫、小便不利、心中饥烦躁等症皆与肺虚失于通调水道，寒饮停聚，肺失宣降有关，故治当温肺散饮，不可当作表证而误发其汗，否则肺气更虚，出现蹷而苦满，腹中复坚之变证。

厥，脉紧，不可发汗。发汗则聲乱[1]，咽嘶[2]舌萎[3]，聲不得前[4]。(14)

【词解】

[1] 声乱：语声散乱。

[2] 咽嘶：咽喉发音嘶哑。

[3] 舌萎：舌体萎软无力。

[4] 声不得前：犹声不得出。

【导读】论少阴里虚寒证治当禁汗及误汗后的变证。肢厥、脉沉紧为少阴里虚寒证，治当回阳救逆，不可妄用发汗之法。否则少阴心肾阳气虚衰，而见声乱咽嘶，舌萎、声不得出等变证。

諸逆發汗，病微者難差，劇者言亂，目眩者死，一云讝言目眩，睛亂者死。命將難全。(15)

【导读】论阳衰阴盛之厥逆治当禁汗及误汗后的变证。厥逆为阳衰阴盛之证，不可使用发汗方法治疗，否则阳衰阴盛加重，轻则难以治愈，重则出现语言错乱，目眩欲脱之危候。

太陽病，得之八九日，如瘧狀，發熱惡寒，熱多寒少，其人不嘔，清便續自可，一日二三度發，脉微而惡寒者，此陰陽俱虛，不可更發汗也。(16)

【导读】论太阳表证，病程日久，正虚邪微者禁用汗法，参太阳病篇第23条。

太陽病，發熱惡寒，熱多寒少，脉微弱者，無陽也，不可發汗。(17)

【导读】论太阳表郁内热轻证禁用汗法，参太阳病篇第27条。

咽喉乾燥者，不可發汗。(18)

亡血不可發汗，發汗則寒慄而振。(19)

衄家不可發汗，汗出必額上陷，脉急緊，直視不能眴，不得眠。(20)

汗家不可發汗，發汗必恍惚心亂，小便已，陰疼，宜禹餘粮丸。一。方本闕。(21)

淋家不可發汗，發汗必便血。(22)

瘡家雖身疼痛，不可發汗，汗出則痓。（23）

【导读】18~23 六条，为麻黄汤禁例。

第 18 条论阴液不足者禁用汗法，参太阳病篇第 83 条。

第 19 条论气血亏虚者禁用汗法，参太阳病篇第 87 条。

第 20 条论阴血亏虚者禁用汗法，参太阳病篇第 86 条。

第 21 条论阳气虚弱者禁用汗法，参太阳病篇第 88 条。

第 22 条论下焦湿热阴伤者禁用汗法，参太阳病篇第 84 条。

第 23 条论气血不足者禁用汗法，参太阳病篇第 85 条。

下利不可發汗，汗出必脹滿。（24）

【导读】论脾肾阳虚，下利不止，禁用汗法。参厥阴病篇第 364 条。

欬而小便利，若失小便者，不可發汗，汗出則四肢厥逆冷。（25）

【导读】论肺气虚冷，或下焦阳虚，不能温摄固藏者，治当温阳补虚为主，禁用汗法。

傷寒一二日至四五日，厥者必發熱。前厥者後必熱，厥深者熱亦深，厥微者熱亦微。厥應下之，而反發汗者，必口傷爛赤。（26）

【导读】论热厥不可发汗。参厥阴病篇第 335 条。

傷寒脉弦細，頭痛發熱者，屬少陽，少陽不可發汗。（27）

【导读】论邪入少阳，木郁化火，禁用汗法。参少阳病篇 265 条上半节。

傷寒頭痛，翕翕發熱，形象中風，常微汗出，自嘔者。下之益煩，心懊憹如飢；發汗則致痓，身强難以伸屈；熏之則發黃，不得小便，久則發欬唾。（28）

【导读】论太阳中风证的表现，及误用下、汗、熏等法后而导致的各种变证。可分两段理解。

第一段："伤寒头痛，翕翕发热……自呕者。"为太阳中风证之表现，当用桂枝汤解肌祛风，调和营卫。

第二段："下之益烦，心懊憹如饥……久则发欬唾。"为误治后的种种表现。误下则邪气化热入里，留于胸膈，故心烦、懊憹如饥；误用发汗力量过猛之辛温解表药，则津液外泄，经脉失养，故成痓病；误用熏蒸等火攻之法，则火毒内盛，津液受伤，因此有发黄、小便不利之证，久则伤及肺络，咳唾脓血。

太陽與少陽併病，頭項强痛，或眩冒，時如結胸，心下痞鞕者，不可發汗。（29）

【导读】论太阳少阳并病，禁止单独使用汗法。参少阳病篇第 142 条。

太陽病發汗，因致痓。（30）

【导读】论太阳病发汗太过筋脉失养而致痓。参痓湿暍病篇第 118 条。

少陰病，欬而不利。讝語者，此被火氣劫故也。小便必難，以强責少陰汗也。（31）

【导读】论少阴病无论是阴盛阳虚证还是阴虚有热证，均当禁用汗法。参少阴病篇第 284 条。

少陰病，但厥無汗，而強發之，必動其血，未知從何道出，或從口鼻，或從目出者，是名下厥上竭，為難治。(32)

【导读】论少阴心肾阳虚证治当禁用汗法，否则可能出现下厥上竭之危重变证。参少阴病篇第 294 条。

第二节　辨可发汗脉证并治 第十六（33~79 条）

> **提要：**
> 　本篇 47 条。在中医理论整体思想的指导下，首揭"春夏宜发汗"，以随顺升发之气这一治疗大法。继而论述了汗法在应用时的具体要求和注意事项。并重集六经病篇中诸可汗之病脉证治内容：麻黄汤证、桂枝汤证、大青龙汤证、小青龙汤证、葛根汤证及其加减证、小柴胡汤证、柴胡桂枝汤证、麻黄附子甘草汤证、五苓散证等。通览本篇，可晓汗法之大局。

大法，春夏宜發汗。(33)

【导读】论在拟定治法时当结合时令考虑。

根据天人相应的观点，春夏主阳气旺盛之时，故此时人体阳气亦充盛于外，若遇外邪侵袭，病邪多在体表，此时当因势利导，可酌情选用发汗之法治疗。

凡發汗，欲令手足俱周，時出似漐漐然，一時間許益佳，不可令如水流離。若病不解，當重發汗。汗多者必亡陽，陽虛不得重發汗也。(34)

【导读】论太阳表证使用发汗的方法及注意事项。可分两段理解。

第一段："凡发汗，欲令手足俱周……不可令如水流离。"论太阳表证发汗的方法，当以微微汗出为宜，不可令汗液大量外出，耗伤正气。

第二段："若病不解，当重发汗。汗多者，必亡阳，阳虚不得重发汗也。"论若汗出后邪气仍然在表，可再次发汗，但仍以漐漐汗出为宜。若发汗太过，阳气随汗液外亡，纵使表证未解，也不可再行发汗。

凡服湯發汗，中病便止，不必盡劑也。(35)

【导读】论解表发汗当中病即止。可与桂枝汤方后注合看。

凡云可發汗，無湯者，丸散亦可用，要以汗出為解，然不如湯隨證良驗。(36)

【导读】论发汗药物的剂型及其使用目的。

发汗药物的剂型有汤、丸、散等剂型，虽不一，但总以宣发阳气，祛除病邪为目的。而三种剂型中，汤剂起效最快。

太陽病，外證未解，脉浮弱者，當以汗解，宜桂枝湯。方一。(37)

桂枝三兩，去皮　芍藥三兩　甘草二兩，炙　生薑三兩，切　大棗十二枚，擘

NOTE

上五味，以水七升，煮取三升，去滓，温服一升。歠粥，将息如初法。

【导读】论太阳中风证仍在，宜用桂枝汤发汗以解外。参太阳病篇第 42 条。

脉浮而数者，可發汗，屬桂枝湯證。二。用前第一方。一法用麻黄湯。（38）

【导读】论脉浮数，桂枝汤证仍在，可发汗。参太阳病篇第 57 条。

陽明病，脉遲，汗出多，微惡寒者，表未解也，可發汗，屬桂枝湯證。三。用前第一方。（39）

【导读】论邪伤阳明经表，汗出表虚者用桂枝汤发汗。参阳明病篇第 234 条。

夫病脉浮大，問病者，言但便鞕耳。設利者，為大逆。鞕為實，汗出而解。何以故？脉浮當以汗解。（40）

【导读】论脉浮大而大便硬者，病在表，当以汗解。脉浮大主病在表，仅见大便硬而无腹满胀痛拒按、潮热、谵语等腑实之证，乃外邪袭表所致胃气不和之证，故病情偏重于表，治当发汗以解外，表解里自和。切莫仅见大便硬而妄用攻下之法。

傷寒，其脉不弦緊而弱，弱者必渴，被火必讝語，弱者發熱脉浮，解之，當汗出愈。（41）

【导读】论温病初起治当禁用火攻取汗及误治后的变证。脉弱与脉紧相对而言，非微弱之弱。且与发热、口渴、脉浮并见，当属温热犯表，治用辛凉宣散之法，切不可当作风寒表证误用火攻。否则邪热入里，而见谵语等里热证候。参太阳病篇第 113 条。

病人煩熱，汗出即解，又如瘧狀，日晡所發熱者，屬陽明也。脉浮虛者，當發汗，屬桂枝湯證。四。用前第一方。（42）

【导读】论太阳表证发汗后两种不同的转归。转阳明者，当用下法，其表不解者，当发其汗。参阳明病篇第 240 条。

病常自汗出者，此為榮氣和，榮氣和者，外不諧，以衛氣不共榮氣諧和故爾。以榮行脉中，衛行脉外，復發其汗，榮衛和則愈，屬桂枝湯證。五。用前第一方。（43）

【导读】论病常自汗出的病机和治疗。参太阳病篇第 53 条。

病人藏無他病，時發熱自汗出，而不愈者，此衛氣不和也。先其時發汗則愈，屬桂枝湯證。六。用前第一方。（44）

【导读】论时发热自汗出的病机和治法。参太阳病篇第 54 条。

脉浮而緊，浮則為風，緊則為寒，風則傷衛，寒則傷榮，榮衛俱病，骨節煩疼，可發其汗，宜麻黄湯。方七。（45）

麻黄三兩，去節　桂枝二兩　甘草一兩，炙　杏仁七十箇，去皮尖上四味，以水八升，先煮麻黄，減二升，去上沫，內諸藥，煮取二升半，去滓，溫服八合。溫覆取微似汗，不須歠粥，餘如桂枝將息。

【导读】论太阳伤寒表实证的脉证和治法。参辨脉法篇第20条。

太陽病不解，熱結膀胱，其人如狂，血自下，下者愈。其外未解者，尚未可攻，當先解其外，屬桂枝湯證。八。用前第一方。（46）

【导读】论太阳蓄血证兼表证未解时，当先解表再攻里的治疗原则。参太阳病篇第106条。

太陽病，下之微喘者，表未解也，宜桂枝加厚朴杏子湯。方九。（47）

桂枝三兩，去皮　芍藥三兩　生薑三兩，切　甘草二兩，炙　厚朴二兩，炙，去皮　杏仁五十箇，去皮尖　大棗十二枚，擘

上七味，以水七升，煮取三升，去滓，溫服一升。

【导读】论太阳中风证误用攻下，邪气内陷，肺寒气逆，表邪仍在的证治。参太阳病篇第43条。

傷寒脉浮緊，不發汗，因致衄者，屬麻黃湯證。十。用前第七方。（48）

【导读】论太阳表实证当汗不汗而致衄，表邪仍在，仍须汗解的证治。参太阳病篇第55条。

陽明病，脉浮無汗而喘者，發汗則愈，屬麻黃湯證。十一。用前第七方。（49）

【导读】论阳明兼太阳表实，病情偏重于太阳，治当汗解的证治。参阳明病篇第235条。

太陰病，脉浮者，可發汗，屬桂枝湯證。十二。用前第一方。（50）

【导读】论太阴病表证的治法。参太阴病篇第276条。

太陽病，脉浮緊，無汗發熱，身疼痛，八九日不解，表證仍在，當復發汗。服湯已微除，其人發煩目瞑，劇者必衄，衄乃解。所以然者，陽氣重故也。屬麻黃湯證。十三。用前第七方。（51）

【导读】论太阳伤寒的证治及服麻黄汤后的不同反应。参太阳病篇第46条。

脉浮者，病在表，可發汗，屬麻黃湯證。十四。用前第七方。一法用桂枝湯。（52）

【导读】论太阳伤寒证，脉浮者，可发汗。参太阳病篇第51条。

傷寒不大便六七日，頭痛有熱者，與承氣湯。其小便清者，一雲大便青。知不在裏，續在表也，當須發汗。若頭痛者，必衄，屬桂枝湯證。十五。用前第一方。（53）

【导读】论伤寒六七日，小便清者可发汗而解。参太阳病篇第56条。

下利腹脹滿，身體疼痛者，先溫其裏，乃攻其表，溫裏宜四逆湯，攻表宜桂枝湯。十六。用前第一方。（54）

四逆湯方

甘草二兩，炙　乾薑一兩半　附子一枚，生，去皮，破八片

NOTE

上三味，以水三升，煮取一升二合，去滓，分温再服。强人可大附子一枚，乾薑三兩。

【导读】论虚寒下利重证兼表邪未解，当先温里再发汗解表。参厥阴病篇第 372 条。

下利後，身疼痛，清便自調者，急當救表，宜桂枝湯發汗。十七。用前第一方。（55）

【导读】论虚寒下利重证病愈后而表证仍在者，可发汗解表。参太阳病篇第 91 条。

太陽病，頭痛發熱，汗出惡風寒者，屬桂枝湯證。十八。用前第一方。（56）

【导读】论桂枝汤证的主要表现及治疗。参太阳病篇第 13 条。

太陽中風，陽浮而陰弱，陽浮者，熱自發，陰弱者，汗自出，嗇嗇惡寒，淅淅惡風，翕翕發熱，鼻鳴乾嘔者，屬桂枝湯證。十九。用前第一方。（57）

【导读】论太阳中风证的因机证治。参太阳病篇第 12 条。

太陽病，發熱汗出者，此為榮弱衛强，故使汗出，欲救邪風，屬桂枝湯證。二十。用前第一方。（58）

【导读】从营卫不调的角度论述太阳中风证的因机证治。参太阳病篇第 95 条。

太陽病，下之後，其氣上衝者，屬桂枝湯證。二十一。用前第一方。（59）

【导读】论太阳病误下后其气上冲的治法。参太阳病篇第 15 条。

太陽病，初服桂枝湯，反煩不解者，先刺風池風府，却與桂枝湯則愈。二十二。用前第一方。（60）

【导读】论太阳病初服桂枝汤，反烦不解者宜针药并用，以加强抗邪能力。参太阳病篇第 24 条。

燒針令其汗，針處被寒，核起而赤者，必發奔豚，氣從少腹上撞心者，灸其核上各一壯，與桂枝加桂湯。方二十三。（61）

桂枝五兩，去皮　甘草二兩，炙　大棗十二枚，擘　芍藥三兩　生薑三兩，切

上五味，以水七升，煮取三升，去滓，溫服一升。本云，桂枝湯，今加桂滿五兩。所以加桂者，以能洩奔豚氣也。

【导读】心阳虚奔豚发作的证治。参太阳病篇第 117 条。

太陽病，項背强几几，反汗出惡風者，宜桂枝加葛根湯。方二十四。（62）

葛根四兩　麻黃三兩，去節　甘草二兩，炙　芍藥三兩　桂枝二兩　生薑三兩　大棗十二枚，擘

上七味，以水一斗，先煮麻黃、葛根，減二升，去上沫，內諸藥，煮取三升，去滓，溫服一升。覆取微似汗，不須歠粥助藥力，餘將息依桂枝法。注見第二卷中。

【导读】论太阳中风兼经脉不利的证治，参太阳病篇第 14 条。

太陽病，項背强几几，無汗惡風者，屬葛根湯證。二十五。用前第二十四方。（63）

【导读】论太阳伤寒兼经脉不利的证治。参太阳病篇第 31 条。

太陽與陽明合病，必自下利，不嘔者，屬葛根湯證。二十六。用前方，一云，用後第二十八方。（64）

【导读】64 条论太阳阳明合病下利的证治。参太阳病篇第 32 条。

太陽與陽明合病，不下利，但嘔者，宜葛根加半夏湯。方二十七。（65）

葛根四兩　半夏半升，洗　大棗十二枚，擘　桂枝去皮，二兩　芍藥二兩　甘草二兩，炙　麻黃三兩，去節　生薑三兩

上八味，以水一斗，先煮葛根、麻黃，減二升，去上沫，內諸藥，煮取三升，去滓，溫服一升，覆取微似汗。

【导读】论太阳阳明合病呕逆的证治。参太阳病篇第 33 条。

太陽病，桂枝證，醫反下之，利遂不止，脉促者，表未解也；喘而汗出者，宜葛根黃芩黃連湯。方二十八。促作縱。（66）

葛根八兩　黃連三兩　黃芩三兩　甘草二兩，炙

上四味，以水八升，先煮葛根，減二升，內諸藥，煮取二升，去滓，分溫再服。

【导读】论里热协表下利证治。参太阳病篇第 34 条。

太陽病，頭痛發熱，身疼腰痛，骨節疼痛，惡風無汗而喘者，屬麻黃湯證。二十九。用前第七方。（67）

【导读】论太阳伤寒表实证的证治。参太阳病篇第 35 条。

太陽與陽明合病，喘而胸滿者，不可下，屬麻黃湯證。三十。用前第七方。（68）

【导读】论太阳阳明合病，喘而胸满的证治。参太阳病篇第 36 条。

太陽中風，脉浮緊，發熱惡寒，身疼痛，不汗出而煩躁者，大青龍湯主之。若脉微弱，汗出惡風者，不可服之，服之則厥逆，筋惕肉瞤，此為逆也。大青龙汤方。三十一。（69）

麻黃六兩，去節　桂枝二兩，去皮　杏仁四十枚，去皮尖　甘草二兩，炙　石膏如雞子大，碎　生薑三兩，切　大棗十二枚，擘

上七味，以水九升，先煮麻黃，減二升，去上沫，內諸藥，煮取三升，溫服一升，覆取微似汗。汗出多者，溫粉粉之。一服汗者，勿更服。若復服，汗出多者，亡陽，遂一作逆虛，惡風煩躁，不得眠也。

【导读】论太阳伤寒兼内热烦躁的证治及大青龙汤证的治疗禁例。参太阳病篇第 38 条。

陽明中風，脉弦浮大而短氣，腹都滿，脇下及心痛，久按之氣不通，鼻乾不得汗，嗜卧，一身及目悉黃，小便難，有潮熱，時時噦，耳前後腫，刺之小差，外不解，過十日，脉續浮者，與小柴胡湯。脉但浮，無餘證者，與麻黃湯。用前第七方。不溺，腹滿加噦者，不治。三十二。（70）

NOTE

小柴胡湯方

柴胡八兩　黃芩三兩　人參三兩　甘草三兩，炙　生薑三兩，切　半夏半升，洗　大棗十二枚，擘

上七味，以水一斗二升，煮取六升，去滓，再煎取三升，溫服一升，日三服。

【导读】论阳明中风兼太阳、少阳的证治。参阳明病篇第231条。

太陽病，十日以去，脉浮而細，嗜卧者，外已解也；設胸滿脇痛者，與小柴胡湯；脉但浮者，與麻黃湯。三十三。並用前方。(71)

【导读】论太阳日久的三种不同转归，病愈、转少阳、表证仍在。参太阳病篇第37条。

傷寒脉浮緩，身不疼，但重，乍有輕時，無少陰證者，可與大青龍湯發之。三十四。用前第三十一方。(72)

【导读】补述太阳伤寒兼内热的证治。参太阳病篇第39条。

傷寒表不解，心下有水氣，乾嘔，發熱而欬，或渴，或利，或噎，或小便不利、少腹滿，或喘者，宜小青龍湯。方三十五。(73)

麻黃二兩，去節　芍藥二兩　桂枝二兩，去皮　甘草二兩，炙　細辛二兩　五味子半升　半夏半升，洗　乾薑三兩

上八味，以水一斗，先煮麻黃，減二升，去上沫，内諸藥，煮取三升，去滓，溫服一升。若渴，去半夏，加栝蔞根三兩。若微利，去麻黃，加蕘花如一雞子，熬令赤色。若噎，去麻黃，加附子一枚，炮。若小便不利，少腹滿，去麻黃，加茯苓四兩。若喘，去麻黃，加杏仁半升，去皮尖。且蕘花不治利，麻黃主喘，今此語反之，疑非仲景意。注見第三卷中。

【导读】论太阳伤寒兼水饮内停的证治。参太阳病篇第40条。

傷寒心下有水氣，欬而微喘，發熱不渴，服湯已渴者，此寒去欲解也，屬小青龍湯證。三十六。用前方。(74)

【导读】承上条补述太阳伤寒兼水饮内停的证治及服药后的转归。参太阳病篇第41条。

中風往來寒熱，傷寒五六日以後，胸脇苦滿，嘿嘿不欲飲食，煩心喜嘔，或胸中煩而不嘔，或渴，或腹中痛，或脇下痞鞭，或心下悸、小便不利，或不渴、身有微熱，或欬者，屬小柴胡湯證。三十七。用前第三十二方。(75)

【导读】论少阳病的主要脉证及治法方药。参少阳病篇第96条。

傷寒四五日，身熱惡風，頸項强，脇下滿，手足溫而渴者，屬小柴胡湯證。三十八。用前第三十二方。(76)

【导读】论三阳症见治从少阳。参少阳病篇第99条。

傷寒六七日，發熱微惡寒，支節煩疼，微嘔，心下支結，外證未去者，柴胡桂枝湯主之。方三十九。(77)

柴胡四兩　黃芩一兩半　人參一兩半　桂枝一兩半，去皮　生薑一兩半，切　半夏二合半，洗　芍藥

一兩半　大棗六枚，擘　甘草一兩，炙

上九味，以水六升，煮取三升，去滓，溫服一升，日三服。本云，人參湯，作如桂枝法，加半夏柴胡黃芩，如柴胡法，今著人參，作半劑。

【导读】论少阳兼表的证治。参少阳病篇第146条。

少陰病，得之二三日，麻黃附子甘草湯微發汗，以二三日無證，故微發汗也。四十。(78)

麻黃二兩，去節　甘草二兩，炙　附子一枚，炮，去皮，破八片

上三味，以水七升，先煮麻黃一二沸，去上沫，內諸藥，煮取二升半，去滓，溫服八合，日三服。

【导读】论太少两感证治。参少阴病篇第302条。

脉浮，小便不利，微熱消渴者，與五苓散，利小便發汗。四十一。(79)

豬苓十八銖，去皮　茯苓十八銖　白术十八銖　澤瀉一兩六銖　桂枝半兩，去皮

上五味，擣為散，以白飲和，服方寸匕，日三服。多飲煖水，汗出愈。

【导读】论太阳蓄水的脉证及治法方药。参太阳病篇第71条后半节。

第三节　辨发汗后病脉证并治 第十七 (80～112条)

> **提要：**
>
> 本篇33条。重集了六经病篇中发汗后诸病证治：汗后表邪未解仍需再汗的麻黄汤证和桂枝汤证、桂枝二麻黄一汤证；汗后阳虚的桂枝加附子汤证；汗后邪热入里兼津气两伤的白虎加人参汤证；汗后荣卫气血不足之身痛的桂枝加芍药生姜各一两人参三两新加汤证；汗后邪热壅肺而作喘的麻黄杏仁甘草石膏汤证；汗后心阳虚心悸的桂枝甘草汤证；汗后胃虚致水停心下的茯苓甘草汤证；汗后水停的五苓散证；汗后气滞饮停兼脾虚的厚姜半甘参汤证；汗后脾虚，水邪欲乘虚上冲的苓桂枣甘汤证；汗后水饮食滞致痞的生姜泻心汤证；汗后但热不寒的调胃承气汤证；汗后腹满痛的大承气汤急下证；汗后亡阳的四逆汤证等。从而可以看出发汗要得法，汗不得法就会造成汗后所致阴阳表里寒热虚实等诸多变证，而对于这些汗后诸病证辨治之法，大大地超出了六经范畴。我们又可以将其用于辨治杂病之中，亦符合昔时仲景伤寒与杂病共论之心意。

二陽併病，太陽初得病時，發其汗，汗先出不徹，因轉屬陽明，續自微汗出，不惡寒。若太陽病證不罷者，不可下，下之為逆，如此可小發汗。設面色緣緣正赤者，陽氣怫鬱在表，當解之熏之；若發汗不徹，不足言，陽氣怫鬱不得越，當汗不汗，其人煩躁，不知痛處，乍在腹中，乍在四肢，按之不可得，其人短氣，但坐以汗出不徹故也，更發汗則愈。何以知汗出不徹，以脉濇故知也。(80)

【导读】论太阳病发汗不彻的转归与证治。参太阳病中篇第48条。

未持脉時，病人叉手自冒心，師因教試令欬，而不即欬者，此必兩耳聾無聞也。所以然者，以重發汗，虛故如此。（81）

【导读】论重发汗致心肾阳虚耳聋的变证。参太阳病中篇第75条。

發汗後，飲水多必喘，以水灌之亦喘。（82）

【导读】论发汗后水寒伤肺致喘。参太阳病中篇第75条下半节。

發汗後，水藥不得入口為逆，若更發汗，必吐下不止。（83）

【导读】论发汗后胃虚吐逆的证候。参太阳病中篇第76条上半节。

陽明病，本自汗出，醫更重發汗，病已差，尚微煩不了了者，必大便鞕故也。以亡津液，胃中乾燥，故令大便鞕。當問小便日幾行，若本小便日三四行，今日再行，故知大便不久出。今為小便數少，以津液當還入胃中，故知不久必大便也。（84）

【导读】论发汗后致大便硬证治。参阳明篇第203条。

發汗多，若重發汗者，亡其陽，讝語。脉短者死，脉自和者不死。（85）

【导读】论发汗亡阳谵语及其预后。参阳明篇第211条。

傷寒發汗已，身目為黃，所以然者，以寒濕—作溫。在裹不解故也。以為不可下也，於寒濕中求之。（86）

【导读】论伤寒发汗后致寒湿发黄的病机、主症、治法及禁忌。参阳明篇第259条。

病人有寒，復發汗，胃中冷，必吐蚘。（87）

【导读】论中焦虚寒者禁用发汗。参太阳篇第89条。

太陽病，發汗，遂漏不止，其人惡風，小便難，四肢微急，難以屈伸者，屬桂枝加附子湯。方一。（88）

桂枝三兩，去皮　芍藥三兩　甘草二兩，炙　生薑三兩，切　大棗十二枚，擘　附子一枚，炮

上六味，以水七升，煮取三升，去滓，溫服一升。本云，桂枝湯今加附子。

【导读】论过汗致阳虚汗漏表未解的证治。参太阳篇第20条。

太陽病，初服桂枝湯，反煩不解者，先刺風池、風府，却與桂枝湯則愈。方二。（89）

桂枝三兩，去皮　芍藥三兩　生薑三兩，切　甘草二兩，炙　大棗十二枚，擘

上五味，以水七升，煮取三升，去滓，溫服一升。須臾歠熱稀粥一升，以助藥力。

【导读】89条论太阳中风邪郁较重者，服桂枝汤反烦不解，宜针药并用。参太阳篇第24条。

服桂枝湯，大汗出，脉洪大者，與桂枝湯如前法。若形似瘧，一日再發者，汗出必解，屬桂枝二麻黃一湯。方三。（90）

桂枝一兩十七銖　芍藥一兩六銖　麻黃十六銖，去節　生薑一兩六銖　杏仁十六箇，去皮尖　甘草一

兩二銖，炙 大棗五枚，擘

上七味，以水五升，先煮麻黄一二沸，去上沫，内諸藥，煮取二升，去滓，温服一升，日再服。本云，桂枝湯二分，麻黄湯一分，合為二升，分再服，今合為一方。

【导读】论服桂枝汤大汗出后的不同转归与治疗。参太阳篇第 25 条。

服桂枝湯，大汗出後，大煩渴不解，脉洪大者，屬白虎加人參湯。方四。(91)

知母六兩 石膏一斤，碎，綿裹 甘草二兩，炙 粳米六合 人參二兩

上五味，以水一斗，煮米熟湯成去滓，温服一升，日三服。

【导读】论汗后转属阳明里热炽盛、气阴两伤的证治。参太阳篇第 26 条。

傷寒脉浮，自汗出，小便數，心煩，微惡寒，腳攣急。反與桂枝欲攻其表，此誤也。得之便厥，咽中乾，煩燥吐逆者，作甘草乾薑湯與之，以復其陽；若厥愈足温者，更作芍藥甘草湯與之，其腳即伸；若胃氣不和，讝語者，少與調胃承氣湯；若重發汗，復加燒針者，與四逆湯。五。(92)

甘草乾薑湯方

甘草四兩，炙 乾薑二兩

上二味，以水三升，煮取一升五合，去滓，分温再服。

芍藥甘草湯方

白芍藥四兩 甘草四兩，炙

上二味，以水三升，煮取一升五合，去滓，分温再服。

調胃承氣湯方

大黄四兩，去皮，清酒洗 甘草二兩，炙 芒消半升

上三味，以水三升，煮取一升，去滓，内芒消，更上微火煮，令沸，少少温服之。

四逆湯方

甘草二兩，炙 乾薑一兩半 附子一枚，生用，去皮，破八片

上三味，以水三升，煮取一升二合，去滓，分温再服。強人可大附子一枚，乾薑三兩。

【导读】论阴阳两虚之人误汗后的种种变证及其救治方法。参太阳篇第 29 条。

太陽病，脉浮緊，無汗發熱，身疼痛，八九日不解，表證仍在，此當復發汗。服湯已，微除，其人發煩目瞑，劇者必衄，衄乃解。所以然者，陽氣重故也。宜麻黄湯。方六。(93)

麻黄三兩，去節 桂枝二兩，去皮 甘草一兩，炙 杏仁七十箇，去皮尖

上四味，以水九升，先煮麻黄减二升，去上沫，内諸藥，煮取二升半，去滓，温服八合，覆取微似汗，不須歠粥。

【导读】论太阳伤寒日久，服麻黄汤后衄而病解的证治。参太阳篇第 46 条。

傷寒發汗已解，半日許復煩，脉浮數者，可更發汗，屬桂枝湯證。七。用前第二方。(94)

NOTE

【导读】论太阳伤寒发汗后，余邪未尽，仍宜汗解的治法。参太阳篇第57条。

發汗後身疼痛，脉沉遲者，屬桂枝加芍藥生薑各一兩人參三兩新加湯。方八。（95）

桂枝三兩，去皮　芍藥四兩　生薑四兩　甘草二兩，炙　人參三兩　大棗十二枚，擘

上六味，以水一斗二升，煮取三升，去滓，溫服一升。本云，桂枝湯今加芍藥生薑人參。

【导读】论太阳病发汗太过，气营不足身痛的证治。参太阳篇第62条。

發汗後，不可更行桂枝湯，汗出而喘，無大熱者，可與麻黃杏子甘草石膏湯。方九。（96）

麻黃四兩，去節　杏仁五十箇，去皮尖　甘草二兩，炙　石膏半斤，碎

上四味，以水七升，先煮麻黃，減二升，去上沫，內諸藥，煮取二升，去滓，溫服一升。本云，黃耳杯。

【导读】论误汗致邪热壅肺而喘的证治。参太阳篇第63条。

發汗過多，其人叉手自冒心，心下悸，欲得按者，屬桂枝甘草湯。方十。（97）

桂枝二兩，去皮　甘草二兩，炙

上二味，以水三升，煮取一升，去滓，頓服。

【导读】论发汗过多，损伤心阳而致心下悸的证治。参太阳篇第64条。

發汗後，其人臍下悸者，欲作奔豚，屬茯苓桂枝甘草大棗湯。方十一。（98）

茯苓半斤　桂枝四兩，去皮　甘草一兩，炙　大棗十五枚，擘

上四味，以甘爛水一斗，先煮茯苓減二升，內諸藥，煮取三升，去滓，溫服一升，日三服。作甘爛水法：取水二斗，置大盆內，以杓揚之，水上有珠子五六千顆相逐，取用之。

【导读】论发汗后，心阳虚欲作奔豚的证治。参太阳篇第65条。

發汗後，腹脹滿者，屬厚朴生薑半夏甘草人參湯。方十二。（99）

厚朴半斤，炙　生薑半斤　半夏半升，洗　甘草二兩，炙　人參一兩

上五味，以水一斗，煮取三升，去滓，溫服一升，日三服。

【导读】论发汗后，脾虚气滞腹胀的证治。参太阳篇第66条。

發汗病不解，反惡寒者，虛故也，屬芍藥甘草附子湯。方十三。（100）

芍藥三兩　甘草三兩　附子一枚，炮，去皮，破八片

上三味，以水三升，煮取一升二合，去滓，分溫三服。疑非仲景方。

【导读】论汗后阴阳两虚的证治。参太阳篇第68条。

發汗後，惡寒者，虛故也；不惡寒，但熱者，實也，當和胃氣，屬調胃承氣湯證。十四。用前第五方。一法用小承氣湯。（101）

【导读】论发汗后虚实不同的辨证。参太阳篇第70条。

太陽病，發汗後，大汗出，胃中乾，煩躁不得眠，欲得飲水者，少少與飲之，令

胃氣和則愈。若脉浮，小便不利，微熱消渴者，屬五苓散。方十五。（102）

　　猪苓十八銖，去皮　澤瀉一兩六銖　白术十八銖　茯苓十八銖　桂枝半兩，去皮

　　上五味，擣為散，以白飲和服方寸匕，日三服，多飲煖水，汗出愈。

　　【导读】论汗后伤津胃中干与蓄水证的区别与证治。参太阳病篇第 71 条。

　　發汗已，脉浮數，煩渴者，屬五苓散證。十六。用前第十五方。（103）

　　【导读】承上条补述蓄水证治。参太阳病篇第 72 条。

　　傷寒汗出而渴者，宜五苓散；不渴者，屬茯苓甘草湯。方十七。（104）

　　茯苓二兩　桂枝二兩　甘草一兩，炙　生薑一兩

　　上四味，以水四升，煮取二升，去滓，分溫三服。

　　【导读】论汗后水停下焦的证候特点及治法方药。参太阳篇第 73 条。

　　太陽病發汗，汗出不解，其人仍發熱，心下悸，頭眩，身瞤動，振振欲擗一作僻地者，屬真武湯。方十八。（105）

　　茯苓三兩　芍藥三兩　生薑三兩，切　附子一枚，炮，去皮，破八片　白术二兩

　　上五味，以水八升，煮取三升，去滓，溫服七合，日三服。

　　【导读】论发汗后肾阳虚水泛的证治。参太阳篇第 82 条。

　　傷寒汗出解之後，胃中不和，心下痞鞕，乾噫食臭，脇下有水氣，腹中雷鳴下利者，屬生薑瀉心湯。方十九。（106）

　　生薑四兩　甘草三兩，炙　人參三兩　乾薑一兩　黃芩三兩　半夏半斤，洗　黃連一兩　大棗十二枚，擘

　　上八味，以水一斗，煮取六升，去滓，再煎取三升，溫服一升，日三服。生薑瀉心湯本云，理中人參黃芩湯去桂枝、术，加黃連，并瀉肝法。

　　【导读】论伤寒汗后胃虚水饮食滞致痞的证治。参太阳篇第 157 条。

　　傷寒發熱，汗出不解，心中痞鞕，嘔吐而下利者，屬大柴胡湯。方二十。（107）

　　柴胡半斤　枳實四枚，炙　生薑五兩　黃芩三兩　芍藥三兩　半夏半升，洗　大棗十二枚，擘

　　上七味，以水一斗二升，煮取六升，去滓，再煎取三升，溫服一升，日三服。一方加大黃二兩，若不加，恐不名大柴胡湯。

　　【导读】论伤寒汗后少阳兼阳明里实证的治法。参太阳篇第 165 条。

　　陽明病，自汗出，若發汗，小便自利者，此為津液內竭，雖硬不可攻之，當須自欲大便，宜蜜煎導而通之。若土瓜根及大豬膽汁，皆可為導。二十一。（108）

　　蜜煎方

　　食蜜七合

　　上一味，於銅器內，微火煎，當須凝如飴狀，攪之勿令焦著，欲可丸，併手捻作挺，令頭銳，大如指許，長二寸。當熱時急作，冷則鞕。以內穀道中，以手急抱，欲大便時，乃去之。

疑非仲景意，已試甚良。

又大豬膽一枚，瀉汁，和少許法醋，以灌穀道內，如一食頃，當大便出宿食惡物，甚效。

【导读】论阳明病汗后津伤便硬，欲便难下的外导通便法。参阳明篇第 233 条。

太陽病三日，發汗不解，蒸蒸發熱者，屬胃也，屬調胃承氣湯證。二十二。用前第五方。（109）

【导读】论太阳病发汗后转属阳明的证治。参阳明篇 248 条。

大汗出，熱不去，內拘急，四肢疼，又下利厥逆而惡寒者，屬四逆湯證。二十三。用前第五方。（110）

【导读】论大汗后，寒盛格阳的证治，参厥阴篇第 353 条。

發汗後不解，腹滿痛者，急下之，宜大承氣湯。方二十四。（111）

大黃四兩，酒洗　厚朴半斤，炙　枳實五枚，炙　芒消三合

上四味，以水一斗，先煮二物，取五升，內大黃，更煮取二升，去滓，內芒消，更一二沸，分再服。得利者，止後服。

【导读】论汗后阳明腑实重证，法当急下存阴。参阳明篇第 254 条。

發汗多，亡陽讝語者，不可下，與柴胡桂枝湯，和其榮衛，以通津液，後自愈。方二十五。（112）

柴胡四兩　桂枝一兩半，去皮　黃芩一兩半　芍藥一兩半　生薑一兩半　大棗六箇，擘　人參一兩半　半夏二合半，洗　甘草一兩，炙

上九味，以水六升，煮取三升，去滓，溫服一升，日三服。

【导读】论表证过汗而亡阳谵语的处理方法。

发汗过多，伤津耗液，胃中干燥，症虽见谵语，但无潮热、绕脐痛等燥实内结之症，故与阳明腑实不同，不可妄用下法。与柴胡桂枝汤，取桂枝汤调荣卫以解太阳，小柴胡汤利枢机和解少阳，上焦得通，津液得下，胃气因和而愈。

第四节　辨不可吐第十八（113~116 条）

提要：

本篇 4 条。概括地指出了不可吐之证：太阳病表证不可用吐法；少阴病里证不可用吐法；阴寒内盛和正虚之人均不可用吐法。归纳言之，凡属表证、里证、虚证、寒证皆禁用吐法，如妄用之，必败胃气。

太陽病，當惡寒發熱，今自汗出，反不惡寒發熱，關上脉細數者，以醫吐之過也。

若得病一二日吐之者，腹中飢，口不能食；三四日吐之者，不喜糜粥，欲食冷食，朝食暮吐。以醫吐之所致也，此為小逆。（113）

【导读】论太阳病误吐后脾胃受伤，胃阳虚燥的变证。参太阳篇第 120 条。

太陽病，吐之，但太陽病當惡寒，今反不惡寒，不欲近衣者，此為吐之內煩也。（114）

【导读】论误吐致内热烦躁证。参太阳篇第 121 条。

少陰病，飲食入口則吐，心中溫溫欲吐，復不能吐，始得之，手足寒，脈弦遲者，此胸中實，不可下也。若膈上有寒飲，乾嘔者，不可吐也，當溫之。（115）

【导读】论少阴阳虚膈上有寒饮与胸中实邪阻滞的辨治，强调膈上有寒饮，不可吐。参少阴篇第 324 条。

諸四逆厥者，不可吐之，虛家亦然。（116）

【导读】论厥证属虚寒者或素体虚弱之人，禁用吐法。参厥阴篇第 330 条。

第五节　辨可吐第十九（117~123 条）

> **提要：**
> 　　本篇 7 条。首言"春宜吐"之法，以应天时升发之机。继而论可吐之证情：胸膈有痰浊、宿食在上脘、正气驱邪并寓上越之机者，皆当因势利导而吐之。

大法[1]，春宜吐。（117）

【词解】

[1] 大法：一般的治疗规则。

【导读】论应用吐法宜顺应时令。吐法治病，取其升扬发越。春三月，万物发陈，人体与自然相应，阳气上升。春季宜吐，是取象天之春气上升而立法。

凡用吐，湯中病便止，不必盡劑也。（118）

【导读】论吐法治病，应当遵守中病即止的原则。吐法与汗法、下法一样，均以祛邪为目的。若吐后邪去正安，宜停后服，过用则易损伤正气，引发他变。

病如桂枝證，頭不痛，項不強，寸脈微浮，胸中痞鞕，氣上撞咽喉不得息者，此為有寒，當吐之。一云，此以內有久痰，宜吐之。（119）

【导读】论胸中痰实阻滞的证治。参太阳篇第 166 条。

NOTE

病胸上諸實，一作寒。胸中鬱鬱而痛，不能食，欲使人按之，而反有涎唾，下利日十餘行，其脉反遲，寸口脉微滑，此可吐之。吐之，利則止。（120）

【导读】论胸中痰实下利证治。痰饮壅于上焦心胸，气机不通，故胸中郁郁而痛，不能食。气机阻滞，津液不化故欲按反有涎唾。痰饮下趋大肠，故而下利。实邪阻塞，脉道不利，故见脉迟而寸口脉微滑。虽见下利，但病本在上焦实邪阻滞，故当吐之。痰饮得除，则诸证可愈，下利自止。

少陰病，飲食入口則吐，心中溫溫欲吐復不能吐者，宜吐之。（121）

【导读】论少阴病胸中有实邪的证治。参少阴篇第324条。

宿食在上管[1]者，當吐之。（122）

【词解】

[1] 上管：即上脘。《金匮玉函经》及《注解伤寒论》均作"上脘"。

【导读】论宿食在上，治宜涌吐。宿食停留于上脘，若症见胸中痞硬而痛，或饮食入口即吐等可吐之症，可采用因势利导的方法，使用涌吐剂，如瓜蒂散等。

病手足逆冷，脉乍結[1]，以客氣[2]在胸中，心下滿而煩，欲食不能食者，病在胸中，當吐之。（123）

【词解】

[1] 脉乍结：脉来缓时一止复来者，为结；脉乍结，即脉象忽然见结脉。

[2] 客气：即邪气。

【导读】论述实邪结于胸脘致厥的证治。参厥阴篇第355条。

第六节　辨不可下病脉证并治第二十（124～169条）

> **提要：**
> 　　本篇46条。重集了六经病篇中"不可下"之证：即太阳表证不可下；阳明病见心下硬满者、面合色赤者、呕多者亦不可下；虚寒之厥证不可下；藏结证不可下；太阴病脉弱不可下；寒热错杂的厥阴病不可下；少阴病阴虚、阳虚均不可下。本篇在此基础上又补述了藏虚而有动气的不可下之证。概而言之，非阳明实热燥结证和血瘀水结之证，均在不可下之列。

脉濡[1]而弱[2]，弱反[3]在關，濡反在巔[4]，微反在上[5]，濇反在下[6]。微則陽氣不足，濇則無血[7]，陽氣反微，中風汗出，而反躁煩；濇則無血，厥而且寒。陽微則不可下，下之則心下痞鞕。（124）

【词解】

[1] 濡：脉象浮而细软，轻按可得，重按反不明显。

[2] 弱：脉象沉而细软，重按可得，轻按反不明显。

[3] 反：程郊倩认为"条中凡云反者，皆不应见而见之意"。可从。

［4］巅：指关脉的部位，即高骨，故名曰"巅"。

［5］上：指寸脉的部位。

［6］下：指尺脉的部位。

［7］无血：指阴血不足。

【导读】论阳气不足、阴血亏虚，禁用攻下。

本条"厥而且寒"以上，与《不可汗篇》第 5 条文字相同，均以寸关尺三部脉象分析病情。寸脉微主阳气不足，故虽见中风汗出，而反躁烦，实为里虚阳衰；尺脉涩主阴血亏虚，阳虚阴损，阴阳气不相顺接，故见手足逆冷、畏寒等症。证属阴阳两虚，故不可下。假如误用下法，则中阳更伤，气机阻塞，导致心中痞硬等变证。

動氣[1]在右，不可下，下之則津液內竭，咽燥鼻乾，頭眩心悸也。（125）

動氣在左，不可下，下之則腹內拘急，食不下，動氣更劇，雖有身熱，臥則欲蜷。（126）

動氣在上，不可下，下之則掌握熱煩，身上浮冷[2]，熱汗自泄，欲得水自灌[3]。（127）

動氣在下，不可下，下之則腹脹滿，卒起頭眩，食則下清穀，心下痞也。（128）

【词解】

［1］动气：谓气息跳动。《难经·十六难》描述有肝、心、脾、肺、肾五脏病变，分别在脐的左、上、中、右、下有动气表现。

［2］浮冷：体表发冷。

［3］欲得水自灌：想要大口饮水。

【导读】125～128 四条，以脐周动气辨脏虚不可下。

第 125 条论述肺气虚禁用下法及误用下法的变证。脐右动气，属肺气虚，治不可下，下之则肺气更虚，津液亦竭，津气两伤，故咽燥鼻干，头眩心悸。

第 126 条论述肝气虚禁用下法及误下的变证。脐左动气，属肝气虚证，治不可下，误用下法，中气被伤，中虚而肝气反逆，故食不下，腹内拘急。虽身有热，而喜蜷卧，实际上是里气大虚，真寒假热之证。

第 127 条论述心气虚禁用下法及误下的变证。脐上有动气，属心气虚，治不可下，如误下则损伤心阴，而心火更炽，所以掌心烦热；热迫津外泄，体表之热随汗而散，故身上不热而浮冷；汗泄津伤，故欲得水自灌。

第 128 条论述肾气虚禁用下法及误下的变证。脐下动气，为肾气虚，治不可下，如误用苦寒攻下，更伤肾阳，阴寒之气上逆，故腹胀满而心下痞塞。肾阳虚而清阳不升、浊阴上逆，故卒起头眩。火衰于下，不能腐熟水谷，所以食则下利清谷。

咽中閉塞，不可下，下之則上輕下重，水漿不入，臥則欲蜷，身急痛，下利日數十行。（129）

【导读】论少阴虚寒，咽中闭塞误下的变证。

少阴之脉，循喉咙，挟舌本，故咽中闭塞多与少阴相关。今咽中闭塞，而无干燥肿痛，当属少阴阴寒之邪痹阻少阴经脉，治不可下。若误下之则阳气更虚，阴寒愈盛，故有头轻脚重，水浆不下，卧则欲蜷，身体拘急疼痛，日下利清谷数十行等变证。

諸外實[1]者，不可下，下之則發微熱，亡脉厥者，當齊握熱[2]。（130）

【词解】

[1] 诸外实：泛指邪气在表的证候。

[2] 当齐握热：当，正在那地方。齐，同"脐"。握，同"捂"。当齐握热，即捂热神阙。

【导读】论表实之证不可误下及误下后的变证与处治。

病在表，当用汗法从表而解。若误用下法，则徒伤正气而表热不解。误下伤阳，无脉而厥者，当脐捂热始暖。

諸虚者[1]，不可下，下之則大渴，求水者易愈，惡水者劇。（131）

【词解】

[1] 诸虚：泛指各种虚证。

【导读】论虚证不可误下及误下后的变证。

气血津液不足等虚证，治当补益而不可攻下。误下则气阴更虚，故见大渴。如渴欲饮水，胃气损伤尚轻，故易治愈；若渴而恶水，乃是胃气消亡，预后不良。

脉濡而弱，弱反在關，濡反在巔，弦反在上，微反在下。弦為陽運，微為陰寒，上實下虛，意欲得溫。微弦為虛，虛者不可下也。微則為欬，欬則吐涎，下之則欬止，而利因不休，利不休，則胸中如蟲齧[1]，粥入則出，小便不利，兩脇拘急，喘息為難，頸背相引，臂則不仁，極寒反汗出，身冷若冰，眼睛不慧，語言不休，而穀氣多入，此為除中，亦云消中。口雖欲言，舌不得前。（132）

【词解】

[1] 如虫啮：如虫咬一般的感觉。

【导读】论虚寒证不可下及误下后的变证和预后。本条可分两段理解：

第一段："脉濡而弱……虚者不可下也。"言关脉浮濡沉弱，寸脉反弦，尺脉反微，证属上实下虚。凭脉审证，弦为阳气动于上，故头目眩晕；微为阴寒盛于下，因而形寒喜暖，故不可下。参见本章第5条及第12条。

第二段："微则为咳……舌不得前。"承上节言上实下虚误下后的变证。阳虚寒饮犯肺，故咳吐涎沫，误下则上焦饮邪下流，下焦阳气更虚，关门不固，故咳虽暂止而利反不止；胸阳虚衰，心脉失养，则躁烦不安，胸中犹如虫咬之感；脾肾阳衰，不能腐熟，故饮食入口即吐；阳虚气化失司，小便不利，水饮内停胸胁，故拘急疼痛而喘息；经脉肌肉失养，故见项背牵掣疼痛，四肢麻木不仁。若阳气极虚，阴寒内盛，迫阳外出，则见汗出而身冷如冰；阳虚而精不上注，则目睛不慧、郑声不休。以上诸证均为阳气虚衰、阴寒内盛，本不能食。若反见欲食，则恐为除中。口虽欲言，但舌萎不能伸，亦为预后不良之征。

脉濡而弱，弱反在關，濡反在巔，浮反在上，數反在下。浮為陽虛，數為無血。浮為虛，數生熱，浮為虛，自汗出而惡寒；數為痛，振而寒慄。微弱在關，胸下為急，喘汗而不得呼吸，呼吸之中，痛在於脇，振寒相搏，形如瘧狀。醫反下之，故令脈數發熱，狂走見鬼，心下為痞，小便淋漓，少腹甚鞕，小便則尿血也。（133）

【导读】论阳虚血少不可下及误下后的变证。

病人脉濡而弱，主要见于关部，沉取是弱，浮取是濡。而寸部反见浮脉为阳虚，尺部反见数脉数而无力，为血少。阳气虚，则卫表不固，故自汗出而恶寒；阴血少，则筋脉失养，所以身体痛而振寒战栗。关脉浮濡沉弱，为中气虚乏，复被邪扰，故症见胸下急迫，喘汗而不得呼吸，呼吸时牵引胁肋疼痛，时发寒战，形如疟状，此为里邪未实，表邪未解。若误用攻下，则表邪内陷，故发热脉数；在上则邪热扰心，而神识昏狂；在中则气机痞塞不通，而心下痞；在下则小便淋漓，少腹硬而尿血。

脉濡而緊，濡則衛氣微，緊則榮中寒，陽微衛中風，發熱而惡寒，榮緊胃氣冷，微嘔心內煩。醫謂有大熱，解肌而發汗，亡陽虛煩躁，心下苦痞堅，表裏俱虛竭，卒起而頭眩，客熱在皮膚，悵怏[1]不得眠。不知胃氣冷，緊寒在關元，技巧無所施，汲[2]水灌其身。客熱應時罷，慄慄而振寒，重被而覆之，汗出而冒巔，體惕而又振，小便為微難。寒氣因水發，清穀不容間，嘔變[3]反腸出[4]，顛倒[5]不得安，手足為微逆，身冷而內煩，遲欲從後救，安可復追還。（134）

【词解】

[1] 悵怏：失意不乐的神态。

[2] 汲：取也。

[3] 呕变：呕吐带有异味。

[4] 反肠出：直肠脱出，即脱肛。

[5] 颠倒：形容翻来覆去，坐卧不安。

【导读】 论虚人外感，误汗的变证。本条可分两段理解：

第一段："脉濡而紧，……微呕内心烦。"言脉濡而紧，主阳虚外感，表里同病。濡脉主卫气虚微，紧主荣血中寒。卫表阳气不足，故外有发热汗出恶寒之症；胃中虚冷，因而微呕心烦。证属中阳虚衰而兼有表证，治宜温中和表或先建中后解表。

第二段："医谓有大热，……安可复追还。"言阳虚外感，误治后变证丛生，再误而转为危重之证。对于里虚兼表之证，若径用发汗解表，汗出过多，则阳虚躁烦不安；脾胃虚寒，气机阻塞不通，则心下痞堅；若表里阳气俱虚，则浮热、头眩、悵怏不眠。若又认为，表热未罢，不知中寒在里，而以冷水灌身或重被盖覆，则误上加误，则阳虚益甚，里寒更盛，故出现振寒战栗、头目昏冒、惊惕而振、小便难、呕吐、下利清谷、脱肛、颠倒不安、手足厥冷等危重证象。若治之迟缓，则难以挽救。

本条论误汗之变表里俱虚，发汗或水灌，尚且不可，虽未明言"不可下"，则不可下之意自见。

脉浮而大，浮為氣實，大為血虛。血虛為無陰，孤陽獨下陰部者，小便當赤而難，胞中[1]當虛，今反小便利，而大汗出，法應衛家當微，今反更實，津液四射[2]，榮竭血盡，乾煩而不眠，血薄肉消，而成暴—雲黑。暴液[3]。醫復以毒藥[4]攻其胃，此為重虛，客陽去有期，必下如汙泥而死。（135）

【词解】

[1] 胞中：此指膀胱。

[2] 津液四射：此指小便利而大汗出。

[3] 暴液："暴"同"爆"。暴液，指火热煎熬津液。

[4] 毒药：此指峻下药物。

【导读】 论气实血虚不可下，误下后转为阴竭阳脱之死证。

脉浮而大，浮为气实外急，大为血虚中空，血虚甚则亡阴，阴亡则阳热亢盛，故曰："孤阳独下阴部。"应小便黄赤而短涩，今反见小便通利而大汗出，则阴液外泄，势必阴更伤而阳愈亢，故心烦不眠而形肉消瘦。医不知此，误为胃家实，若再以峻药攻之，下后阴竭于下，孤阳外脱，胃气衰败，则泻下如污泥状粪便而死。

　　脉浮而緊，浮則為風，緊則為寒，風則傷衛，寒則傷榮，榮衛俱病，骨節煩疼，當發其汗，而不可下也。（136）

　　【导读】论述脉浮紧病证的治疗与禁忌，可参辨脉篇第 20 条、可发汗篇第 45 条。

　　趺陽脈遲而緩，胃氣如經也。趺陽脈浮而數，浮則傷胃，數則動脾，此非本病，醫特下之所為也。榮衛內陷，其數先微，脉反但浮，其人必大便鞕，氣噫而除。何以言之，本以數脉動脾，其數先微，故知脾氣不治，大便鞕，氣噫而除。今脉反浮，其數改微，邪氣獨留，心中則飢，邪熱不殺穀，潮熱發渴，數脉當遲緩，脉因前後度數如法，病者則飢。數脉不時，則生惡瘡也。（137）

　　【导读】论误用下法导致脾胃两虚的变证。参辨脉法篇第 21 条。

　　脉數者，久數不止。止則邪結，正氣不能復，正氣却結于藏，故邪氣浮之，與皮毛相得。脉數者不可下，下之必煩，利不止。（138）

　　【导读】论脉数虚热不退不可下及误下后的变证。脉数主热，止则邪气内结，正气不能复行于表，则却结于藏，邪气独浮于皮毛。脉数而非邪热内结成实者不可下，下之则邪热乘虚而入，故烦、利不止。

　　少陰病，脉微，不可發汗，亡陽故也。陽已虛，尺中弱濇者，復不可下之。（139）

　　【导读】论少阴病禁用汗、下之法。参少阴篇第 286 条。

　　脉浮大，應發汗，醫反下之，此為大逆也。（140）

　　【导读】论病在表者，不可下。脉浮主病在表，脉大而有力，为正气不虚，故宜用汗法以散邪解表。反用下法，必正伤邪陷，而转变为危重证候，故曰大逆。

　　脉浮而大，心下反鞕，有熱屬藏者，攻之，不令發汗；屬府者，不令溲數，溲數則大便鞕。汗多則熱愈，汗少則便難。脉遲尚未可攻。（141）

　　【导读】论热证发汗、利水法的禁忌。参辨脉法篇第 23 条。

　　二陽併病，太陽初得病時，而發其汗，汗先出不徹，因轉屬陽明，續自微汗出，不惡寒。若太陽證不罷者，不可下，下之為逆。（142）

　　【导读】论太阳阳明并病，不可攻下。参太阳篇第 48 条上半节。

　　結胸證，脉浮大者，不可下，下之即死。（143）

　　【导读】论结胸不可下之脉证。参太阳篇第 132 条。

太陽與陽明合病，喘而胸滿者，不可下。（144）

【导读】论太阳与阳明合病，病偏重于太阳不可攻下。参太阳篇第 36 条。

太陽與少陽合病者，心下鞕，頸項强而眩者，不可下。（145）

【导读】论太阳与少阳并病不可妄用攻下之法。参太阳篇第 171 条。

諸四逆厥者，不可下之，虛家亦然。（146）

【导读】论虚寒厥证，禁用攻下之法。参厥阴篇第 330 条。

病欲吐者，不可下。（147）

【导读】论病势向上，不可下。参阳明篇第 204 条。

太陽病，有外證未解，不可下，下之為逆。（148）

【导读】论表里同病，不可下。参太阳篇第 44 条。

病發于陽，而反下之，熱入因作結胸；病發于陰，而反下之，因作痞。（149）

【导读】论误下形成结胸或痞证。参太阳篇第 131 条上半节。

病脉浮而緊，而復下之，緊反入裏，則作痞。（150）

【导读】论表证误下，正虚邪陷而成痞证。参太阳篇第 151 条。

夫病陽多[1]者熱，下之則鞕。（151）

【词解】

[1] 阳多：阳盛。

【导读】论阳盛热证腑气未实不可攻下。阳盛热证，有形邪实，方可用下法；无形热盛，治宜清而不可下，若误下，则为结胸或心下痞硬。

本虛，攻其熱必噦。（152）

【导读】论阳明中寒证误用攻下的变证。参阳明篇第 194 条末二句。

無陽陰强[1]，大便鞕者，下之必清穀腹滿。（153）

【词解】

[1] 无阳阴强：阳虚阴盛。

【导读】论阳虚阴盛而大便硬者不可下。阳虚阴盛，脾失健运，阴寒凝滞，则大便虽硬，不可攻下。误用攻下，阳气愈虚，食谷不化，则下利清谷而腹中胀满。

太陰之為病，腹滿而吐，食不下，自利益甚，時腹自痛，下之，必胸下結鞕。（154）

【导读】论太阴病提纲证及误下变证。参太阴篇第 273 条。

NOTE

厥陰之為病，消渴，氣上撞心，心中疼熱，飢而不欲食，食則吐蚘。下之利不止。（155）

【导读】论述厥阴病上热下寒证提纲及误下变证。参厥阴篇第 326 条。

少陰病，飲食入口則吐，心中溫溫欲吐，復不能吐，始得之，手足寒，脉弦遲者，此胸中實，不可下也。（156）

【导读】论少阴阳虚痰实之邪结于胸中，禁用攻下。参少阴篇第 324 条上半节。

傷寒五六日，不結胸，腹濡，脉虚，復厥者，不可下。此亡血[1]，下之死。（157）

【词解】

[1] 亡血：阴血亏虚。

【导读】论血虚致厥的脉证及治禁。参厥阴篇第 347 条。

傷寒發熱頭痛，微汗出，發汗則不識人；熏之則喘，不得小便，心腹滿；下之則短氣，小便難，頭痛背强；加溫針則衄。（158）

【导读】论述伤寒表寒里热，误用汗法、熏法、下法、温针的变证。

伤寒发热，头痛背强，微汗出，而不恶寒，当是表寒挟里热之证，治宜辛凉。若误用辛温发汗，则津液耗伤，热甚而神昏不识人也。若以火熏劫之，火气入里，迫于肺则喘，火劫津伤则不得小便，热壅于心腹则满。若下之，则气津两伤，故气短、小便难，经脉失养则头痛背强。若加温针，热伤血络，则发为鼻衄。

傷寒脉陰陽俱緊，惡寒發熱，則脉欲厥。厥者，脉初來大，漸漸小，更來漸大，是其候也。如此者惡寒，甚者翕翕汗出，喉中痛，若熱多者，目赤脉多，睛不慧。醫復發之，咽中則傷；若復下之，則兩目閉，寒多便清穀，熱多便膿血；若熏之，則身發黃；若熨之，則咽燥。若小便利者，可救之；若小便難者，為危殆。（159）

【导读】论太阳表实兼少阴里虚的脉证，与误治后的变证和转归。此条可分三段理解。

第一段："伤寒脉阴阳俱紧……是其候也。"论厥脉之象及所主病证。脉阴阳俱紧，恶寒发热是太阳伤寒主要脉证；若脉时大时小，即为厥脉，这是因为太阳表有实邪，少阴里有本虚，邪正交争所致。

第二段："如此者恶寒……睛不慧。"论厥脉之证有寒热之异。若少阴阳虚，阴寒凝滞，则恶寒甚，翕翕汗出而喉中疼痛。若少阴阴伤热多者，目多红色筋脉，视物不清。

第三段："医复发之……为危殆。"论邪实正虚误治后的变证。若误用辛温发汗，阳愈虚而阴寒更盛，痹阻少阴之脉，故咽更痛。若误下之，表邪内陷，可有从寒化、从热化两种不同转归，如阳虚阴盛，脾肾阳虚，腐熟无权，则下利清谷；若阴虚火旺，灼伤血脉，则便脓血。若误用火熏或火熨，则两阳相灼，阴液愈伤，则可导致发黄或咽喉干燥。此时，可根据小便利与小便难，推论津液之存亡，判断病情之生死，是为审证要点。

傷寒發熱，口中勃勃[1]氣出，頭痛目黃，衄不可制，貪水者，必嘔，惡水者厥。若下之，咽中生瘡，假令手足溫者，必下重便膿血。頭痛目黃者，若下之，則目閉。貪水者，若下之，其脉必厥，其聲嚶[2]，咽喉塞；若發汗，則戰慄，陰陽俱虛。惡水者，若下之，則裏冷不嗜食，大便完穀出；若發汗，則口中傷，舌上白胎，煩躁。脉数實，不大便六七日，後必便血；若發汗，則小便自利也。（160）

【词解】

［1］勃勃：形容呼吸时口中出气，如喷勃之状。

［2］嘤：形容声音低而细微。

【导读】论伤寒热伤血络的证候特点及误下误汗后的变证。可分两段理解。

第一段："伤寒发热……恶水者厥。"论伤寒热伤血络的证候表现。外感风寒，郁而化热，邪热蒸腾则头痛而口中热气喷勃而出；热及血分则目黄、鼻衄不止；热邪亢盛，灼伤阴津，则口渴欲饮，宜少少与饮之；若贪水多饮，水停不化则作呕；亦有恶水者，属中阳素虚，可出现手足厥冷。

第二段："若下之，咽中生疮……则小便自利也。"论误治后的不同变证。伤寒热伤血分，法当清热凉血，若误用下法汗法，则变证丛生："伤寒发热，口中勃勃气出"者，下后邪热内陷上焦，则咽中生疮；手足温而不厥者，其热深入，则下重便脓血。"头痛目黄"者，误下则邪热愈盛，壅遏气机，故目闭懒开。"贪水者"，误下则热去水停，阻滞气机，故肢厥、声嘤、咽喉闭塞；若发汗更伤阳气，则卫表不固，故振寒战栗，导致阴阳俱虚。"恶水者"，误下更伤中阳，中焦虚冷而不欲饮食，甚则大便完谷不化；误汗则虚阳上越，故口中生疮，舌生白苔，躁烦不安。若见脉数而实，六七日不大便，为热郁于内，日久伤及血络则后必便血。若更发汗，阳伤而不固，则小便自利。

得病二三日，脉弱，無太陽柴胡證，煩躁，心下痞。至四日，雖能食，以承氣湯，少少與微和之，令小安，至六日與承氣湯一升。若不大便六七日，小便少，雖不大便，但頭鞕，後必溏，未定成鞕，攻之必溏；須小便利，屎定鞕，乃可攻之。（161）

【导读】论承气汤的使用方法以及辨小便以测大便的方法。参阳明篇第 251 条。

藏結無陽證，不往來寒熱，其人反靜，舌上胎滑者，不可攻也。（162）

【导读】论脏结证，不可攻下。参太阳篇第 130 条。

傷寒嘔多，雖有陽明證，不可攻之。（163）

【导读】论伤寒呕多者禁下。参阳明篇第 204 条。

陽明病，潮熱，大便微鞕者，可與大承氣湯；不鞕者，不可與之。若不大便六七日，恐有燥屎，欲知之法，少與小承氣湯，湯入腹中，轉失氣者，此有燥屎也，乃可攻之。若不轉失氣者，此但初頭鞕後必溏，不可攻之，攻之必脹滿不能食也，欲飲水者，與水則噦。其後發熱者，大便必復鞕而少也，宜小承氣湯和之。不轉失氣者，慎不可攻也。大承氣湯。方一。（164）

大黃四兩　厚朴八兩，炙　枳實五枚，炙　芒消三合

上四味，以水一斗，先煮二味，取五升，下大黃，煮取二升，去滓，下芒消，再煮一二沸，分二服，利則止後服。

小承氣湯方

大黃四兩，酒洗　厚朴二兩，炙，去皮　枳實三枚，炙

上三味，以水四升，煮取一升二合，去滓，分温再服。

【导读】论大小承气汤的证治以及使用小承气汤试探之法。参阳明篇 209 条。

傷寒中風，醫反下之，其人下利日數十行，穀不化，腹中雷鳴，心下痞鞕而滿，乾嘔心煩不得安。醫見心下痞，謂病不盡，復下之，其痞益甚。此非結熱，但以胃中虛，客氣上逆，故使鞕也，屬甘草瀉心湯。方二。（165）

甘草瀉心湯方

甘草四兩，炙　黃芩三兩　乾薑三兩　大棗十二枚，擘　半夏半升，洗　黃連一兩

上六味，以水一斗，煮取六升，去滓，再煎取三升，溫服一升，日三服。有人參，見第四卷中。

【导读】论脾胃虚弱，痞利俱甚的证治，提示太阳中风不可下。参太阳篇 158 条。

下利脉大者，虛也，以強下之故也。設脉浮革[1]，因爾腸鳴者，屬當歸四逆湯。方三。（166）

當歸三兩　桂枝三兩，去皮　細辛三兩　甘草二兩，炙　通草二兩　芍藥三兩　大棗二十五枚，擘

上七味，以水八升，煮取三升，去滓，溫服一升，半日三服。

【词解】

[1] 脉浮革：脉浮大，按之空虚。

【导读】论下后血虚里寒的脉证与治法。下利而见脉大，其脉大而无力，在于不应下而反下，而致津血亏虚，是为虚候。设脉浮大有力，按之中空，为浮革之脉。浮则为虚，革则为寒，寒虚相搏，因而肠鸣。脉证互参，证属血虚里寒，治当温中补血，散寒通阳，故与当归四逆汤。

陽明病，身合色赤，不可攻之，必發熱，色黃者，小便不利也。（167）

【导读】论邪热郁滞阳明经表者禁下。参阳明篇第 206 条。

阳明病，心下鞕滿者，不可攻之。攻之，利遂不止者，死，利止者愈。（168）

【导读】论邪结部位偏上者禁下。参阳明篇第 205 条。

陽明病，自汗出，若發汗，小便自利者，此為津液內竭，雖硬不可攻之。須自欲大便，宜蜜煎導而通之，若土瓜根及豬膽汁，皆可為導。方四。（169）

食蜜七合

上一味，於銅器內，微火煎，當須凝如飴狀，攪之勿令焦著，欲可丸，併手捻作挺，令頭銳，大如指，長二寸許。當熱時急作，冷則鞕。以內穀道中，以手急抱，欲大便時，乃去之。疑非仲景意，已試甚良。又大豬膽一枚，瀉汁，和少許法醋，以灌穀道內，如一食頃，當大便出宿食惡物，甚效。

【导读】论述津伤便硬，不可下，宜外导通便法，参阳明篇第 233 条。

第七节 辨可下病脉证并治 第二十一（170~215 条）

提要：

本篇 46 条。首揭 "秋宜下" 之大法，继则重集了六经病篇中诸可下之方证：计有少阳气郁兼里热的大柴胡汤证、阳明腑实燥热初起的调胃承气汤证、阳明腑实痞满之小承气汤证、阳明燥屎已成的大承气汤证、阳明病之急下三证、热结膀胱的桃核承气汤证、瘀热在里的抵当汤（丸）证、水停胸胁的十枣汤证、水热互结的大陷胸汤证等。归纳起来不外有形之实邪内停，或宿食燥屎、或血蓄于里、或水饮内结三个方面。尤其对大承气汤证的脉法论述较详，对大柴胡汤证亦有补充发挥之处，皆可与六经病篇对照互补。又由于湿热发黄之茵陈蒿汤证，其病机为 "瘀热在里"，故亦集入本篇论及。

大法，秋宜下。（170）

【导读】论秋季宜用攻下为常规的治疗法则。此乃天入秋则气降故也。

凡可下者，用汤胜丸散，中病便止，不必尽剂也。（171）

【导读】论攻下药运用的优选剂型及获效即止的原则。

运用性猛力峻的攻下药治病时，汤剂因作用迅速，疗效显著而优于丸剂和散剂；同时又强调用攻下药时，若大便已通，表明邪势已退，应当停止用药，以防过用攻下损伤正气。

陽明病，發熱，汗多者，急下之，宜大柴胡湯。方一。一法用小承氣湯。（172）

柴胡八兩　枳實四枚，炙　生薑五兩　黃芩三兩　芍藥三兩　大棗十二枚，擘　半夏半升，洗

上七味，以水一斗二升，煮取六升，去滓，更煎取三升，溫服一升，日三服。一方云，加大黃二兩。若不加，恐不成大柴胡湯。

【导读】论阳明病热盛，迫津外泄而致胃肠燥结，治疗宜以大柴胡汤急下。参阳明病篇第 253 条，但用方为 "宜大承气汤"。

少陰病，得之二三日，口燥咽乾者，急下之，宜大承氣湯。方二。（173）

大黃四兩，酒洗　厚朴半斤，炙，去皮　枳實五枚，炙　芒消三合

上四味，以水一斗，先煮二物，取五升，內大黃，更煮取二升，去滓，內芒消，更上微火一兩沸，分溫再服。得下餘勿服。

【导读】论少阴病邪从燥化，燥实内结，燥热伤津，真阴将竭，治疗急用大承气汤峻下肠中燥热实邪，以救真阴。参少阴病篇第 320 条。

少陰病，六七日腹滿不大便者，急下之，宜大承氣湯。三。用前第二方。（174）

【导读】论少阴病燥实内结，腑气壅滞，治疗急用大承气汤荡涤肠中燥结。参少阴病篇第 322 条。

少陰病，下利清水，色純青，心下必痛，口乾燥者，可下之，宜大柴胡、大承氣湯。四。用前第二方。（175）

【导读】 论少阴病燥实内结，热迫津液旁流而下，腑气壅滞，燥热伤津，治疗宜用大柴胡汤、大承气汤泻下阻塞肠道之燥屎。参少阴病篇321条。

下利，三部脉皆平[1]，按之心下鞕者，急下之，宜大承氣湯。五。用前第二方。（176）

【词解】

[1] 平：如常、和缓之意，未见明显异常。

【导读】 论阳明燥结内实之下利者，用大承气汤急下的证治。

此条见三部脉皆平，应为和缓而有力；按之心下硬，乃因燥结内阻阳明，腑气壅滞所致，当伴见不大便、潮热、谵语、手足濈然汗出等阳明腑实症。此证之下利当属阳明燥热结实，热结旁流所致。

下利，脉遲而滑者，内實也，利未欲止，當下之，宜大承氣湯。六。用前第二方。（177）

【导读】 论内实下利者，治宜大承气汤攻下。

此条见脉迟而滑且有力者，是因有形实热阻滞所成。因热迫津液下泻而致下利，治疗当以大承气汤攻除燥实，通因通用，则利自止。

陽明少陽合病，必下利，其脉不負者，為順也。負者，失也，互相剋賊，名為負也。脉滑而數者，有宿食，當下之，宜大承氣湯。七。用前第二方。（178）

【导读】 论阳明少阳合病证治。

提出了根据脉象判断阳明少阳合病顺逆证，又论阳明少阳合病，因阳明热盛，宿食阻滞而致的下利，治疗当用大承气汤攻下肠道燥热实邪。参阳明病篇256条。

問曰：人病有宿食，何以別之？師曰：寸口脉浮而大，按之反濇，尺中亦微而濇，故知有宿食。當下之，宜大承氣湯。八。用前第二方。（179）

【导读】 论从脉象辨宿食证与用大承气汤治疗。

寸口脉浮大，本为阳热亢盛，邪实阻滞之脉象，然按之反涩，是由宿食内阻，气机郁滞所致，中焦不通，导致下焦不畅，故见尺脉亦微涩。治疗热实之宿食证，当用大承气汤攻下热实，即可消除宿食。

下利，不欲食者，以有宿食故也，當下之，宜大承氣湯。九。用前第二方。（180）

【导读】 论宿食证的的症状与用大承气汤治疗。

因宿食停滞于胃肠，受纳功能失常而致不欲食，热迫津液下泻而致下利，治疗当以大承气汤攻下宿食，则下利自止。

下利差，至其年月日時復發者，以病不盡故也，當下之，宜大承氣湯。十。用前第二方。（181）

【导读】 论用大承气汤治疗复发性下利证。

腹泻病愈后，病根未除，至来年同一季节，感受时令邪气，引发内伏之邪使腹泻病情复发，若属于热实证者，治疗用大承气汤荡涤实热之邪。

病腹中滿痛者，此為實也，當下之，宜大承氣、大柴胡湯。十一。用前第一、第二方。（182）

【导读】论热实腹满疼痛可用大承气汤、大柴胡汤的证治。

若腹中满痛的病机为燥实内结，腑气壅滞不通，当伴腹胀满持续不减，腹痛拒按等症，治疗以大承气汤泻热除实；若其病机为阳明热实兼少阳证者，则当以大柴胡汤，既通下阳明腑实，又和解少阳。

下利，脉反滑，當有所去，下乃愈，宜大承氣湯。十二。用前第二方。（183）

【导读】论燥屎内阻而引起的下利证，治当以大承气汤攻下。

本条滑脉主宿食，应当祛除，下利症治用大承气汤攻下，表明本证病机属于阳明腑证，由燥热结实所致的热结旁流证。

腹滿不減，減不足言，當下之，宜大柴胡、大承氣湯。十三。用前第一、第二方。（184）

【导读】论实热证腹满的特点。参阳明病篇第 255 条，条文中无"大柴胡"三字。

傷寒後脉沉，沉者，內實也，下之解，宜大柴胡湯。十四。用前第一方。（185）

【导读】论伤寒表证解后内实的脉证与治疗。

伤寒表证解后，脉沉而有力，并见"呕不止，心下急，郁郁微烦"及往来寒热，或发热，汗出不解，大便不通等少阳兼阳明里实证，治疗以大柴胡汤和解少阳，通下阳明内实。本条补充了大柴胡汤脉证。与后 190 条合参。

傷寒六七日，目中不了了，睛不和，無表裏證，大便難，身微熱者，此為實也，急下之，宜大承氣、大柴胡湯。十五。用前第一、第二方。（186）

【导读】论阳明实热之邪伤及少阴真阴的辨治。参阳明病篇 252 条，条文中无"大柴胡"三字。

太陽病未解，脉陰陽俱停，一作微。必先振慄汗出而解。但陰脉微一作尺脉實。者，下之而解，宜大柴胡湯。十六。用前第一方。一法，用調胃承氣湯。（187）

【导读】论战汗而解之脉象及宜用大柴胡汤之脉象。参太阳病篇第 94 条，条文中"振栗汗出而解"下有"但阳脉微者，先汗出而解""宜大柴胡汤"作"若欲下之，宜调胃承气汤"。

脉雙弦而遲者，必心下鞭；脉大而緊者，陽中有陰也，可下之，宜大承氣湯。十七。用前第二方。（188）

【导读】论心下硬之寒热虚实的辨治。

脉双弦而迟、心下硬乃胃阳不足，寒饮凝结所致，属阴寒虚证，治疗当以茯苓甘草汤温胃散寒化饮。若心下硬，并见脉大而紧，舌红而苔黄或腻者，则为阳热亢盛，实热壅塞，胃肠气机阻滞。治疗宜用大承气汤攻下有形实邪，则使胃肠气机恢复通畅。

結胸者，項亦強，如柔痓狀，下之則和。十八。結胸門用大陷胸丸。（189）

【导读】论热实结胸病位偏上的证治。参太阳病篇第 131 条下半节，条文中"下之则和"下有"宜大陷胸丸"五字。

NOTE

病人無表裏證，發熱七八日，雖脉浮數者，可下之，宜大柴胡湯。十九。用前第一方。（190）

【导读】 论宜用大柴胡汤治疗发热脉浮数的热实证。

本条为省文写法，除脉浮数外，当伴见大便不通、胸胁苦满等邪入少阳阳明的证候。参阳明病篇第257条上半节，条文中"可下之"下无"宜大柴胡汤"五字。

太陽病，六七日表證仍在，脉微而沉，反不結胸，其人發狂者，以熱在下焦，少腹當鞕滿，而小便自利者，下血乃愈。所以然者，以太陽隨經，瘀熱在裏故也，宜下之，以抵當湯。方二十。（191）

水蛭三十枚，熬　桃仁二十枚，去皮尖　蝱蟲三十枚，去翅足，熬　大黄三兩，去皮，破六片

上四味，以水五升，煮取三升，去滓，溫服一升。不下者，更服。

【导读】 论蓄血重证的病机和治疗。参太阳病篇第124条。

太陽病，身黄，脉沉結，少腹鞕滿，小便不利者，為無血也；小便自利，其人如狂者，血證諦，屬抵當湯證。二十一。用前第二十方。（192）

【导读】 再论蓄血重证的辨证要点及治疗。参太阳病篇第125条。

傷寒有熱，少腹滿，應小便不利，今反利者，為有血也。當下之，宜抵當丸。方二十二。（193）

大黄三兩　桃仁二十五個，去皮尖　蝱蟲去翅足，熬　水蛭各二十個，熬

上四味，擣篩，為四丸，以水一升，煮一丸，取七合，服之。晬時當下血，若不下者，更服。

【导读】 论蓄血证病势较缓的证治。参太阳病篇第126条。

陽明病，發熱汗出者，此為熱越，不能發黄也；但頭汗出，身無汗，劑頸而還，小便不利，渴引水漿者，以瘀熱在裡，身必發黄，宜下之，以茵蔯蒿湯。方二十三。（194）

茵蔯蒿六兩　梔子十四箇，擘　大黄二兩，破

上三味，以水一斗二升，先煮茵蔯，減六升，内二味，煮取三升，去滓，分溫三服。小便當利，尿如皂莢汁狀，色正赤，一宿腹減，黄從小便去也。

【导读】 论阳明湿热发黄的证治。参阳明病篇第236条。

陽明證，其人喜忘者，必有蓄血。所以然者，本有久瘀血，故令喜忘。屎雖鞕，大便反易，其色必黑，宜抵當湯下之。二十四。用前第二十方。（195）

【导读】 论阳明蓄血重证的证治。参阳明病篇第237条。

汗—作臥。出讝語者，以有燥屎在胃中，此為風也。須下者，過經乃可下之。下之若早者，語言必亂，以表虛裏實故也。下之愈，宜大柴胡、大承氣湯。二十五。用前第一、第二方。（196）

【导读】 论表虚里实证，须表邪已解，方可攻下的治则。参阳明病篇第217条。

病人煩熱，汗出則解，又如瘧狀，日晡所發熱者，屬陽明也。脉實者，可下之，宜大柴胡、大承氣湯。二十六。用前第一、第二方。（197）

【导读】论烦热属热实证者以攻下的证治。参阳明病篇第 240 条，条文中"脉实者"下作"宜下之，脉浮虚者，宜发汗，下之与大承气汤，发汗宜桂枝汤"。

陽明病，讝語有潮熱，反不能食者，胃中有燥屎五六枚也；若能食者，但鞕耳，屬大承氣湯證。二十七。用前第二方。（198）

【导读】论阳明腑实证燥实内结轻重的辨治。参阳明病篇第 215 条。

下利讝語者，有燥屎也，屬小承氣湯。方二十八。（199）

大黃四兩　厚朴二兩，炙，去皮　枳實三枚，炙

上三味，以水四升，煮取一升二合，去滓，分溫再服。若更衣者，勿服之。

【导读】论燥实内结下利的证治。参厥阴病篇第 374 条。

得病二三日，脉弱，無太陽、柴胡證，煩躁，心下痞，至四五日，雖能食，以承氣湯，少少與微和之，令小安，至六日，與承氣湯一升。若不大便六七日，小便少者，雖不大便，但初頭鞕，後必溏，此未定成鞕也，攻之必溏。須小便利，屎定鞕，乃可攻之，宜大承氣湯。二十九。用前第二方。一云大柴胡湯。（200）

【导读】论大小承气汤的不同用法及大便初硬后溏的辨证与治禁。参阳明病篇第 251 条。

太陽病中風，下利嘔逆，表解者，乃可攻之。其人漐漐汗出，發作有時，頭痛，心下痞鞕滿，引脇下痛，乾嘔則短氣，汗出不惡寒者，此表解裏未和也，屬十棗湯。方三十。（201）

芫花熬赤　甘遂　大戟各等分

上三味，各異擣篩，秤已，合治之。以水一升半，煮大肥棗十枚，取八合，去棗，內藥末，強人服重一錢匕，羸人半錢，溫服之，平旦服。若下少，病不除者，明日更服，加半錢。得快下利後，糜粥自養。

【导读】论饮停胸胁的证治。参太阳病篇第 152 条。

太陽病不解，熱結膀胱，其人如狂，血自下，下者愈。其外未解者，尚未可攻，當先解其外；外解已，但少腹急結者，乃可攻之，宜桃核承氣湯。方三十一。（202）

桃仁五十枚，去皮尖　大黃四兩　甘草二兩，炙　芒消二兩　桂枝二兩，去皮

上五味，以水七升，煮四物，取二升半，去滓，內芒消，更上火煎微沸，先食溫服五合，日三服，當微利。

【导读】论太阳蓄血轻证及其兼表证的证治。参太阳病篇第 106 条。

傷寒七八日，身黃如橘子色，小便不利，腹微滿者，屬茵陳蒿湯證。三十二。用前第二十三方。（203）

【导读】203 条论湿热发黄证的证治。参阳明病篇第 260 条。

傷寒發熱，汗出不解，心中痞鞕，嘔吐而下利者，屬大柴胡湯證。三十三。用前第一方。（204）

【导读】论少阳兼里实证呕吐而下利的证治。参太阳病篇第165条。

傷寒十餘日，熱結在裏，復往來寒熱者，屬大柴胡湯證。三十四。用前第一方。（205）

【导读】论少阳兼阳明里实证复往来寒热的证治。参太阳病篇第136条上半段。

但結胸，無大熱者，以水結在胸脇也，但頭微汗出者，屬大陷胸湯。方三十五。（206）

大黃六兩　芒消一升　甘遂末一錢匕

上三味，以水六升，先煮大黃，取二升，去滓，內芒消，更煮一二沸，內甘遂末，溫服一升。

【导读】论水热互结证的证治。参太阳病篇第136条下半段。

傷寒六七日，結胸熱實，脉沉而緊，心下痛，按之石鞕者，屬大陷胸湯證。三十六。用前第三十五方。（207）

【导读】论大结胸证的主要脉证及治疗。参太阳病篇第135条。

陽明病，其人多汗，以津液外出，胃中燥，大便必鞕，鞕則讝語，屬小承氣湯證。三十七。用前第二十八方。（208）

【导读】论便硬谵语之热实轻证，宜用小承气汤治疗。参阳明病篇第213条。

陽明病不吐不下，心煩者，屬調胃承氣湯。方三十八。（209）

大黃四兩，酒洗　甘草二兩，炙　芒消半升

上三味，以水三升，煮取一升，去滓，內芒消，更上火微煮令沸，温頓服之。

【导读】论燥实内结之心烦，用调胃承气汤治疗。参阳明病篇第207条。

陽明病脉遲，雖汗出不惡寒者，其身必重，短氣腹滿而喘，有潮熱者，此外欲解，可攻裏也。手足濈然汗出者，此大便已鞕也，大承氣湯主之；若汗出多，微發熱惡寒者，外未解也，桂枝湯主之。其熱不潮，未可與承氣湯；若腹大滿不通者，與小承氣湯，微和胃氣，勿令至大泄下。三十九。大承气汤用前第二方，小承气汤用前第二十八方。（210）

桂枝湯方

桂枝去皮　芍藥　生薑切，各三兩　甘草二兩，炙　大棗十二枚，擘

上五味，以水七升，煮取三升，去滓，温服一升。服湯後，飲熱稀粥一升餘，以助藥力，取微似汗。

【导读】论阳明病可攻与不可攻及大、小承气汤的运用要点。参阳明病篇第208条。

陽明病潮熱，大便微鞕者，可與大承氣湯；不鞕者，不可與之。若不大便六七日，恐有燥屎，欲知之法，少與小承氣湯，湯入腹中，轉失氣者，此有燥屎也，乃可攻之。

若不轉失氣者，此但初頭鞕，後必溏，不可攻之，攻之必脹滿不能食也，欲飲水者，與水則噦。其後發熱者，大便必復鞕而少也，宜以小承氣湯和之。不轉失氣者，慎不可攻也。四十。並用前方。（211）

【导读】论大小承气汤的使用方法及误治后的变证。参阳明病篇第 209 条。

陽明病，讝語，發潮熱，脉滑而疾者，小承氣湯主之。因與承氣湯一升，腹中轉氣者，更服一升；若不轉氣者，勿更與之。明日又不大便，脉反微濇者，裏虛也，為難治，不可更與承氣湯。四十一。用前第二十八方。（212）

【导读】论小承气汤证的证治、使用方法及禁例。参阳明病篇第 214 条。

二陽併病，太陽證罷，但發潮熱，手足漐漐汗出，大便難，而讝語者，下之則愈，宜大承氣湯。四十二。用前第二方。（213）

【导读】论太阳阳明并病，表证已解用大承气汤攻下的证候。参阳明病篇第 220 条。

病人小便不利，大便乍難乍易，時有微熱，喘冒不能臥者，有燥屎也，屬大承氣湯證。四十三。用前第二方。（214）

【导读】论肠中有燥屎用大承气汤的证治。参阳明病篇第 242 条。

大下後，六七日不大便，煩不解，腹滿痛者，此有燥屎也。所以然者，本有宿食故也，屬大承氣湯證。四十四。用前第二方。（215）

【导读】论攻下后大便复结用大承气汤的证治。参阳明病篇第 241 条。

第八节　辨发汗吐下后病脉证并治 第二十二（216~288 条）

提要：

　　本篇 73 条，重集论中汗、吐、下后所引起的阴阳不和诸般变证，意在重申汗、吐、下三法为驱除病邪的治法，用之不当，则反伤正气致变证百出，为害甚剧。并借此体现"观其脉证，知犯何逆，遂证治之"救逆原则。故本篇内容医理深微，于临床实践很有指导意义。

師曰：病人脉微而濇者，此為醫所病也。大發其汗，又數大下之，其人亡血[1]，病當惡寒，後乃發熱，無休止時。夏月盛熱，欲著復衣，冬月盛寒，欲裸其身。所以然者，陽微則惡寒，陰弱則發熱，此醫發其汗，使陽氣微，又大下之，令陰氣弱。五月之時，陽氣在表，胃中虛冷，以陽氣內微，不能勝冷，故欲著復衣；十一月之時，陽氣在裏，胃中煩熱，以陰氣內弱，不能勝熱，故欲裸其身。又陰脉遲濇，故知亡血也。（216）

【词解】

[1] 亡血：血虚之意。

【导读】216 条论误治后导致阴阳损伤的脉证及病机分析。参辨脉法篇第 22 条。

寸口脉浮大，而醫反下之，此為大逆。浮則無血，大則為寒，寒氣相搏，則為腸鳴。醫乃不知，而反飲冷水，令汗大出，水得寒氣，冷必相搏，其人則𩜺。(217)

【导读】论虚证误下后导致的变证及病机分析。参辨脉法篇第 25 条。

太陽病三日，已發汗，若吐，若下，若溫針，仍不解者，此為壞病，桂枝不中與之也。觀其脉證，知犯何逆，隨證治之。(218)

【导读】论太阳病误治导致坏病及其治则。参太阳病篇第 16 条上半节。

脉浮數者，法當汗出而愈，若下之，身重，心悸者，不可發汗，當自汗出乃解。所以然者，尺中脉微，此裏虛，須表裏實，津液和，便自汗出愈。(219)

【导读】论表证误下后里虚证、尺中脉微者禁用发汗治疗。参太阳病篇第 49 条。

凡病若發汗，若吐，若下，若亡血，無津液，陰陽脉自和者，必自愈。(220)

【导读】论凡病误治后阴阳自和是疾病自愈的基础。参太阳病篇第 58 条。

大下之後，復發汗，小便不利者，亡津液故也，勿治之，得小便利，必自愈。(221)

【导读】论津伤小便不利者，当津液恢复，便可自愈。参太阳病篇第 59 条。

下之後，復發汗，必振寒，脉微細。所以然者，以内外俱虛故也。(222)

【导读】论误治导致阴阳两虚的脉证。参太阳病篇第 60 条。

本發汗，而復下之，此為逆也；若先發汗，治不為逆。本先下之，而反汗之，為逆；若先下之，治不為逆。(223)

【导读】论汗下先后的治则。参太阳病篇第 90 条。

太陽病，先下而不愈，因復發汗，以此表裏俱虛，其人因致冒，冒家汗出自愈。所以然者，汗出表和故也。得表和，然後復下之。(224)

【导读】论太阳病汗下失序致头晕目眩者以先汗后下的治法。参太阳病篇第 93 条。

得病六七日，脉遲浮弱，惡風寒，手足溫，醫二三下之，不能食，而脇下滿痛，面目及身黃，頸項強，小便難者，與柴胡湯，後必下重。本渴飲水而嘔者，柴胡不中與也，食穀者噦。(225)

【导读】论表病里虚证误下伤中及脾虚饮停证均禁用小柴胡汤。参太阳病篇第 98 条。

太陽病，二三日不能臥，但欲起，心下必結，脉微弱者，此本有寒分也。反下之，若利止，必作結胸，未止者，四日復下之，此作協熱利也。(226)

【导读】论素有寒饮而患太阳病者，误用攻下致结胸或协热利的变证。参太阳病篇第 139 条。

太陽病，下之，其脈促，一作縱。不結胸者，此為欲解也。脈浮者，必結胸；脈緊者，必咽痛；脈弦者，必兩脇拘急；脈細數者，頭痛未止；脈沉緊者，必欲嘔；脈沉滑者，協熱利；脈浮滑者，必下血。（227）

【导读】论太阳病误下致多种变证的脉诊。参太阳病篇第 140 条。

太陽少陽併病，而反下之，成結胸，心下鞕，下利不止，水漿不下，其人心煩。（228）

【导读】论太阳少阳并病误下致结胸之变的证候。参太阳病篇第 150 条。

脈浮而緊，而復下之，緊反入裏，則作痞，按之自濡，但氣痞耳。（229）

【导读】论表证误下致痞证及其证候特点。参太阳病篇第 151 条。

傷寒吐下發汗後，虛煩，脉甚微，八九日心下痞鞕，脇下痛，氣上衝咽喉，眩冒，經脉動惕者，久而成痿。（230）

【导读】论伤寒用吐下及发汗治疗后，致阴阳气血亏虚，气机不通，筋脉失养而成痿证。参太阳病篇第 160 条。

陽明病，能食，下之不解者，其人不能食，若攻其熱必噦。所以然者，胃中虛冷故也，以其人本虛，攻其熱必噦。（231）

【导读】论阳明中寒证禁用攻下法。参阳明病篇第 194 条。

陽明病，脉遲，食難用飽，飽則發煩，頭眩，必小便難，此欲作穀疸[1]，雖下之，腹滿如故。所以然者，脉遲故也。（232）

【词解】

[1] 谷疸：黄疸的一种类型，因中焦运化水谷功能失常，湿邪内阻所致，以饮食减少，食后头眩，胸闷不舒为主症。谷疸有湿热型与寒湿型之分，本条属于后者。

【导读】论阳明中寒欲作谷疸的脉证及治禁。参阳明病篇第 195 条。

夫病陽多者熱，下之則鞕；汗多，極發其汗亦鞕。（233）

【导读】论误治导致津伤便硬的几种情况。无形邪热攻下可伤津耗液导致大便硬；汗多津伤，可导致便硬；峻剂过汗，亦可导致津伤便硬。

太陽病，寸緩關浮尺弱，其人發熱，汗出，復惡寒，不嘔，但心下痞者，此以醫下之也。（234）

【导读】论太阳中风误下导致痞证。参阳明病篇第 244 条上半节。

太陰之為病，腹滿而吐，食不下，自利益甚，時腹自痛。若下之，必胸下結鞕。（235）

NOTE

【导读】论太阴脏病虚寒证证候及其治禁。参太阴病篇第 273 条。

傷寒大吐大下之，極虛，復極汗者，其人外氣怫鬱，復與之水，以發其汗，因得噦。所以然者，胃中寒冷故也。（236）

【导读】论误治使阳虚胃寒致哕证。参厥阴病篇第 380 条。

吐利發汗後，脉平，小煩者，以新虛不勝穀氣故也。（237）

【导读】论病后初愈，脾胃之气尚弱，应节制饮食。参霍乱病篇第 391 条。

太陽病，醫發汗，遂發熱惡寒，因復下之，心下痞。表裏俱虛，陰陽氣並竭[1]，無陽則陰獨[2]。復加燒針，因胸煩，面色青黃，膚瞤[3]者，難治。今色微黃，手足溫者，易愈。（238）

【词解】

[1] 阴阳气并竭：发汗使表虚而阳气竭；攻下使里虚而阴气竭。即表里俱虚。

[2] 无阳则阴独：指表邪内陷成痞，表证已罢而里证独具。

[3] 肤瞤：瞤（shùn）即抽缩跳动。肤瞤，指皮肉跳动。

【导读】论太阳病汗、下、烧针误治后的变证。可分为三段理解：

第一段："太阳病……心下痞。"论太阳病治不得法而成痞。太阳病发汗，其表不解而复下之，邪气内陷而成心下痞证。

第二段："表里俱虚……无阳则阴独。"论表里俱虚及痞证成因。以"阴阳气并竭"概括表里俱虚成因；以"无阳则阴独"描述痞证成因。

第三段："复加烧针……易愈。"论复加烧针之变的两种转归。本已阴阳两虚，又以烧针伤阴损阳，势必预后不良。胸烦为虚热内扰所致；青为肝色，黄为脾色，若面色青黄，是木来克土之象；又见筋脉失养，皮肉抽搐跳动，故曰难治。若色微黄，是脾之本色；手足温者，是阳气尚存，故曰易愈。

参太阳病篇第 153 条。

太陽病，得之八九日，如瘧狀，發熱惡寒，熱多寒少，其人不嘔，清便欲自可，一日二三度發。脉微緩者，為欲愈也；脉微而惡寒者，此陰陽俱虛，不可更發汗更下更吐也；面色反有熱色者，未欲解也，以其不能得小汗出，身必癢，屬桂枝麻黃各半湯。方一。（239）

桂枝一兩十六銖　芍藥一兩　生薑一兩，切　甘草一兩，炙　麻黃一兩，去節　大棗四枚，擘　杏仁二十四個，湯浸，去皮尖及兩仁者

上七味，以水五升，先煮麻黃一二沸，去上沫，內諸藥，煮取一升八合，去滓，溫服六合。本云，桂枝湯三合，麻黃湯三合，併為六合，頓服。

【导读】论太阳病日久的三种转归及表郁轻证的治疗。参太阳病篇第 23 条。

服桂枝湯，或下之，仍頭項強痛，翕翕發熱，無汗，心下滿微痛，小便不利者，屬桂枝去桂加茯苓白术湯。方二。（240）

芍藥三兩　甘草二兩，炙　生薑三兩，切　白术三兩　茯苓三兩　大棗十二枚，擘

上六味，以水八升，煮取三升，去滓，温服一升，小便利则愈。本云，桂枝汤，今去桂枝，加茯苓白术。

【导读】 论汗下后致水气内停的证治。参太阳病篇第 28 条。

太陽病，先發汗不解，而下之，脉浮者不愈。浮為在外，而反下之，故令不愈。今脉浮，故在外，當須解外則愈，宜桂枝湯。方三。(241)

桂枝三兩，去皮　芍藥三兩　生薑三兩，切　甘草二兩，炙　大棗十二枚，擘

上五味，以水七升，煮取三升，去滓，溫服一升，須臾啜熱稀粥一升，以助藥力，取汗。

【导读】 论太阳病汗下后表证未解者宜桂枝汤解表。参太阳病篇第 45 条。

下之後，復發汗，晝日煩躁不得眠，夜而安靜，不嘔，不渴，無表證，脉沉微，身無大熱者，屬乾薑附子湯。方四。(242)

乾薑一兩　附子一枚，生用，去皮，破八片

上二味，以水三升，煮取一升，去滓，頓服。

【导读】 论误治致肾阳虚烦躁的证治。参太阳病篇第 61 条。

傷寒若吐若下後，心下逆滿，氣上衝胸，起則頭眩，脉沉緊，發汗則動經，身為振振搖者，屬茯苓桂枝白术甘草湯。方五。(243)

茯苓四兩　桂枝三兩，去皮　白术二兩　甘草二兩，炙

上四味，以水六升，煮取三升，去滓，分溫三服。

【导读】 论误治后致脾阳虚水停的证治。参太阳病篇第 67 条。

發汗若下之後，病仍不解，煩躁者，屬茯苓四逆湯。方六。(244)

茯苓四兩　人參一兩　附子一枚，生用，去皮，破八片　甘草二兩，炙　乾薑一兩半

上五味，以水五升，煮取二升，去滓，溫服七合，日三服。

【导读】 论误用汗下后导致阴阳两虚烦躁的证治。参太阳病篇第 69 条。

發汗吐下後，虛煩不得眠，若劇者，必反復顛倒，心中懊憹，屬梔子豉湯。若少氣者，梔子甘草豉湯；若嘔者，梔子生薑豉湯。七。(245)

肥梔子十四枚，擘　香豉四合，綿裹

上二味，以水四升，先煮梔子，得二升半，內豉，煮取一升半，去滓，分為二服，溫進一服，得吐者，止後服。

梔子甘草豉湯方

肥梔子十四箇，擘　甘草二兩，炙　香豉四合，綿裹

上三味，以水四升，先煮二味，取二升半，內豉，煮取一升半，去滓。分二服，溫進一服，得吐者，止後服。

梔子生薑豉湯方

肥梔子十四箇，擘　生薑五兩，切　香豉四合，綿裹

NOTE

上三味，以水四升，先煮二味，取二升半，内豉，煮取一升半，去滓。分二服，溫進一服。得吐者，止後服。

【导读】论误治导致热扰胸膈及兼少气或兼呕的证治。参太阳病篇第76条。

發汗若下之，而煩熱胸中窒者，屬梔子豉湯證。八。用前初方。（246）

【导读】论误治导致热扰胸膈，气机滞塞不通的证治。参太阳病篇第77条。

太陽病，過經十餘日，心下溫溫欲吐，而胸中痛，大便反溏，腹微滿，鬱鬱微煩，先此時極吐下者，與調胃承氣湯。若不爾者，不可與。但欲嘔，胸中痛，微溏者，此非柴胡湯證。以嘔故知極吐下也，調胃承氣湯。方九。（247）

大黃四兩，酒洗　甘草二兩，炙　芒消半升

上三味，以水三升，煮取一升，去滓，内芒消，更上火令沸，頓服之。

【导读】论太阳病已解，误以吐下致邪陷阳明以及调胃承气汤证与大柴胡汤证的鉴别。参太阳病篇第123条。

太陽病，重發汗，而復下之，不大便五六日，舌上燥而渴，日晡所小有潮熱，一云，日晡所發心胸大煩。從心下至少腹鞕滿而痛，不可近者，屬大陷胸湯。方十。（248）

大黃六兩，去皮，酒洗　芒消一升　甘遂末一錢匕

上三味，以水六升，煮大黃，取二升，去滓，内芒消，煮兩沸，内甘遂末。溫服一升，得快利，止後服。

【导读】论太阳病误治后致水热互结证的证治。参太阳病篇第137条。

傷寒五六日，已發汗，而復下之，胸脇滿微結，小便不利，渴而不嘔，但頭汗出，往來寒熱，心煩者，此為未解也，屬柴胡桂枝乾薑湯。方十一。（249）

柴胡半斤　桂枝三兩，去皮　乾薑二兩　栝樓根四兩　黃芩三兩　甘草二兩，炙　牡蠣二兩，熬

上七味，以水一斗二升，煮取六升，去滓，再煎取三升，溫服一升，日三服。初服微煩，後汗出便愈。

【导读】论太阳病误治后邪陷少阳兼水饮内结证的证治。参太阳病篇第147条。

傷寒發汗，若吐若下，解後，心下痞鞕，噫氣不除者，屬旋覆代赭湯。方十二。（250）

旋覆花三兩　人參三兩　生薑五兩　代赭一兩　甘草三兩，炙　半夏半升，洗　大棗十二枚，擘

上七味，以水一斗，煮取六升，去滓，再煎取三升，溫服一升，日三服。

【导读】论误治后致胃虚肝乘，噫氣不除的证治。参太阳病篇第161条。

傷寒大下之，復發汗，心下痞，惡寒者，表未解也，不可攻痞，當先解表，表解乃攻痞，解表宜桂枝湯，用前方；攻痞宜大黃黃連瀉心湯。方十三。（251）

大黃二兩，酒洗　黃連一兩

上二味，以麻沸湯二升漬之，須臾絞去滓，分溫再服。有黃芩，見第四卷中。

【导读】论误治后致热痞兼表的证治。参太阳病篇第 164 条。

傷寒若吐下後，七八日不解，熱結在裏，表裏俱熱，時時惡風，大渴，舌上乾燥而煩，欲飲水數升者，屬白虎加人參湯。方十四。（252）

知母六兩　石膏一斤，碎　甘草二兩，炙　粳米六合　人參三兩

上五味，以水一斗，煮米熟湯成，去滓，溫服一升，日三服。

【导读】论误治后致阳明燥热伤津的证治。参太阳病篇第 168 条。

傷寒若吐若下後，不解，不大便五六日，上至十餘日，日晡所發潮熱，不惡寒，獨語如見鬼狀。若劇者，發則不識人，循衣摸牀，惕而不安，一云順衣妄撮，怵惕不安。微喘直視，脉弦者生，濇者死。微者，但發熱，讝語者，屬大承氣湯。方十五。（253）

大黃四兩，去皮，酒洗　厚朴半斤，炙　枳實五枚，炙　芒消三合

上四味，以水一斗，先煮二味，取五升，內大黃，煮取二升，去滓，內芒消，更煮令一沸，分溫再服。得利者，止後服。

【导读】论误治致阳明腑实重证的证治及预后。参阳明病篇第 212 条"。

三陽合病，腹滿身重，難以轉側，口不仁面垢。又作枯，一云向經。（254）

讝語遺尿，發汗則讝語，下之則額上生汗，若手足逆冷，自汗出者，屬白虎湯。十六。（255）

知母六兩　石膏一斤，碎　甘草二兩，炙　粳米六合

上四味，以水一斗，煮米熟湯成，去滓，溫服一升，日三服。

【导读】第 254、255 两条，论三阳合病，病情偏重于阳明热盛的证治及治禁。

第 254 条，参阳明病篇第 219 条。

第 255 条，参阳明病篇第 219 条。

陽明病，脉浮而緊，咽燥口苦，腹滿而喘，發熱汗出，不惡寒，反惡熱，身重。若發汗則躁，心憒憒而反讝語；若加溫針，必怵惕煩躁不得眠；若下之，則胃中空虛，客氣動膈，心中懊憹，舌上胎者，屬梔子豉湯證。十七。用前第七方。（256）

【导读】论阳明热证误治导致的各种变证及下后热扰胸膈的证治。参阳明病篇第 221 条。

陽明病，下之，心中懊憹而煩，胃中有燥屎者，可攻。腹微滿，初頭鞕，後必溏，不可攻之。若有燥屎者，宜大承氣湯。第十八。用前第十五方。（257）

【导读】论燥屎内结可攻与大便初硬后溏不可攻的辨治。参阳明病篇第 238 条。

太陽病，若吐若下若發汗後，微煩，小便數，大便因鞕者，與小承氣湯和之愈。方十九。（258）

大黃四兩，酒洗　厚朴二兩，炙　枳實三枚，炙

上三味，以水四升，煮取一升二合，去滓，分溫二服。

【导读】论太阳病误治致阳明腑实的证治。参阳明病篇第250条。

大汗若大下，而厥冷者，屬四逆湯。方二十。（259）

甘草二兩，炙　乾薑一兩半　附子一枚，生用，去皮，破八片

上三味，以水三升，煮取一升二合，去滓，分溫再服，强人可大附子一枚，乾薑四兩。

【导读】论误治致阳虚厥冷的证治。参厥阴病篇第354条。

太陽病，下之後，其氣上衝者，可與桂枝湯；若不上衝者，不得與之。二十一。用前第三方。（260）

【导读】论太阳病误下后表证未解仍当解表及表邪内陷禁用汗法的治则。参太阳病篇第15条。

太陽病，下之後，脈促胸滿者，屬桂枝去芍藥湯。方二十二。促，一作縱。（261）

桂枝三兩，去皮　甘草二兩，炙　生薑三兩　大棗十二枚，擘

上四味，以水七升，煮取三升，去滓，溫服一升。本云，桂枝湯，今去芍藥。

【导读】论太阳病误下致胸阳不振的证治。参太阳病篇第21条。

若微寒者，屬桂枝去芍藥加附子湯。方二十三。（262）

桂枝三兩，去皮　甘草二兩，炙　生薑三兩，切　大棗十二枚，擘　附子一枚，炮

上五味，以水七升，煮取三升，去滓，溫服一升。本云，桂枝湯，今去芍藥加附子。

【导读】论太阳病误下致胸阳损伤的证治。参太阳病篇第22条。

太陽病桂枝證，醫反下之，利遂不止，脈促者，表未解也；喘而汗出者，屬葛根黃芩黃連湯。方二十四。促，一作縱。（263）

葛根半斤　甘草二兩，炙　黃芩三兩　黃連三兩

上四味，以水八升，先煮葛根，減二升，内諸藥，煮取二升，去滓，溫分再服。

【导读】论里热兼表邪下利的证治。参太阳病篇第34条。

太陽病，下之微喘者，表未解故也，屬桂枝加厚朴杏子湯。方二十五。（264）

桂枝三兩，去皮　芍藥三兩　生薑三兩，切　甘草二兩，炙　厚朴二兩，炙，去皮　大棗十二枚，擘　杏仁五十箇，去皮尖

上七味，以水七升，煮取三升，去滓，溫服一升。

【导读】论太阳病误下表证未解兼喘的证治。参太阳病篇第43条。

傷寒，不大便六七日，頭痛有熱者，與承氣湯。其小便清者，一云大便青。知不在裏，仍在表也，當須發汗；若頭痛者，必衄。宜桂枝湯。二十六。用前第三方。（265）

【导读】论以小便清利与否辨表里证及其证治。参太阳病篇第56条。

傷寒五六日，大下之後，身熱不去，心中結痛者，未欲解也，屬梔子豉湯證。二

十七。用前第七方。（266）

【导读】论热郁胸膈严重，气血不利而致心中结痛的证治。参太阳病篇第 78 条。

傷寒下後，心煩腹滿，臥起不安者，屬梔子厚朴湯。方二十八。（267）

梔子十四枚，擘　厚朴四兩，炙　枳實四箇，水浸，炙令赤

上三味，以水三升半，煮取一升半，去滓，分二服，温進一服。得吐者，止後服。

【导读】论热郁胸膈兼气滞腹满的证治。参太阳病篇第 79 条。

傷寒，醫以丸藥大下之，身熱不去，微煩者，屬梔子乾薑湯。方二十九。（268）

梔子十四箇，擘　乾薑二兩

上二味，以水三升半，煮取一升半，去滓，分二服。一服得吐者，止後服。

【导读】论热郁胸膈兼中寒下利的证治。参太阳病篇第 80 条。

凡用梔子湯，病人舊微溏者，不可與服之。（269）

【导读】论栀子豉汤的禁忌。参太阳病篇第 81 条。

傷寒醫下之，續得下利，清穀不止，身疼痛者，急當救裏；後身疼痛，清便自調者，急當救表。救裏宜四逆湯，救表宜桂枝湯。三十。並用前方。（270）

【导读】论表里证以轻重缓急确定治疗先后的原则。参太阳病篇第 91 条。

太陽病，過經十餘日，反二三下之，後四五日，柴胡證仍在者，先與小柴胡。嘔不止，心下急，一云，嘔止小安。鬱鬱微煩者，為未解也，可與大柴胡湯，下之則愈。方三十一。（271）

柴胡半斤　黃芩三兩　芍藥三兩　半夏半升，洗　生薑五兩　枳實四枚，炙　大棗十二枚，擘

上七味，以水一斗二升，煮取六升，去滓，再煎取三升，温服一升，日三服。一方加大黃二兩，若不加，恐不為大柴胡湯。

【导读】论太阳病传至少阳及少阳兼里实的证治。参太阳病篇第 103 条。

傷寒十三日不解，胸脇滿而嘔，日晡所發潮熱，已而微利。此本柴胡，下之不得利，今反利者，知醫以丸藥下之，此非其治也。潮熱者，實也，先服小柴胡湯以解外，後以柴胡加芒消湯主之。方三十二。（272）

柴胡二兩十六銖　黃芩一兩　人參一兩　甘草一兩，炙　生薑一兩　半夏二十銖，舊云，五枚，洗　大棗四枚，擘　芒消二兩

上八味，以水四升，煮取二升，去滓，内芒消，更煮微沸，温分再服，不解更作。

【导读】论大柴胡汤证误用丸药下后的证治。参太阳病篇第 104 条。

傷寒十三日，過經讝語者，以有熱也，當以湯下之。若小便利者，大便當鞕，而反下利，脉調和者，知醫以丸藥下之，非其治也。若自下利者，脉當微厥，今反和者，此為内實也，屬調胃承氣湯證。三十三。用前第九方。（273）

NOTE

【导读】273 条论阳明内实误用丸药下之，下利而里实证未罢的证治。参太阳病篇第 105 条。

傷寒八九日，下之胸滿煩驚，小便不利，讝語，一身盡重，不可轉側者，屬柴胡加龍骨牡蠣湯。方三十四。（274）

柴胡四兩　龍骨一兩半　黃芩一兩半　生薑一兩半，切　鉛丹一兩半　人參一兩半　桂枝一兩半，去皮　茯苓一兩半　半夏二合半，洗　大黃二兩　牡蠣一兩半，熬　大棗六枚，擘

上十二味，以水八升，煮取四升，内大黃，切如碁子，更煮一兩沸，去滓，溫服一升。本云柴胡湯，今加龍骨等。

【导读】论误下致邪犯少阳，弥漫三焦，心神不宁的证治。参太阳病篇第 107 条。

火逆下之，因燒針煩躁者，屬桂枝甘草龍骨牡蠣湯。方三十五。（275）

桂枝一兩，去皮　甘草二兩，炙　龍骨二兩　牡蠣二兩，熬

上四味，以水五升，煮取二升半，去滓，溫服八合，日三服。

【导读】论误用火疗及误下后致心阳虚烦躁的证治。参太阳病篇第 118 条。

太陽病，脉浮而動數，浮則為風，數則為熱，動則為痛，數則為虛。頭痛發熱，微盜汗出，而反惡寒者，表未解也。醫反下之，動數變遲，膈内拒痛，一云，頭痛即眩。胃中空虛，客氣動膈，短氣躁煩，心中懊憹，陽氣内陷，心下因鞕，則為結胸，屬大陷胸湯證。若不結胸，但頭汗出，餘處無汗，劑頸而還，小便不利，身必發黃。三十六。用前第十方。（276）

【导读】论太阳表证误下邪热内陷的两种转归：一为水热互结的结胸证，一为湿热发黄证。参太阳病篇第 134 条。

傷寒五六日，嘔而發熱者，柴胡湯證具，而以他藥下之，柴胡證仍在者，復與柴胡湯。此雖已下之，不為逆，必蒸蒸而振，却發熱汗出而解。若心下滿而鞕痛者，此為結胸也，大陷胸湯主之。用前方。但滿而不痛者，此為痞，柴胡不中與之，屬半夏瀉心湯。方三十七。（277）

半夏半升，洗　黃芩三兩　乾薑三兩　人參三兩　甘草三兩，炙　黃連一兩　大棗十二枚，擘

上七味，以水一斗，煮取六升，去滓，再煎取三升，溫服一升，日三服。

【导读】论柴胡证误下导致的三种证情及相应的治法。参太阳病篇第 149 条。

本以下之，故心下痞，與瀉心湯。痞不解其人渴而口燥煩，小便不利者，屬五苓散。方三十八。一方云，忍之一日乃愈。（278）

猪苓十八銖，去黑皮　白朮十八銖　茯苓十八銖　澤瀉一兩六銖　桂心半兩，去皮

上五味，為散，白飲和服方寸匕，日三服。多飲煖水，汗出愈。

【导读】论误下致水饮内停致痞的证治。参太阳病篇第 156 条。

傷寒中風，醫反下之，其人下利日數十行，穀不化，腹中雷鳴，心下痞鞕而滿，乾嘔，心煩不得安。醫見心下痞，謂病不盡，復下之，其痞益甚，此非結熱，但以胃

中虛，客氣上逆，故使鞕也。屬甘草瀉心湯。方三十九。（279）

甘草四兩，炙　黃芩三兩　乾薑三兩　半夏半升，洗　大棗十二枚，擘　黃連一兩

上六味，以水一斗，煮取六升，去滓，再煎取三升，溫服一升，日三服。有人參。見第四卷中。

【导读】论反复误下致脾胃气虚，痞利俱甚的证治。参太阳病篇第 158 条。

　　傷寒服湯藥，下利不止，心下痞鞕。服瀉心湯已，復以他藥下之，利不止。醫以理中與之，利益甚。理中，理中焦，此利在下焦，屬赤石脂禹餘粮湯。復不止者，當利其小便。方四十。（280）

赤石脂一斤，碎　太一禹餘粮一斤，碎

上二味，以水六升，煮取二升，去滓，分溫三服。

【导读】论误下致心下痞硬、下利不止的不同证治。参太阳病篇第 159 条。

　　太陽病，外證未除，而數下之，遂協熱而利，利下不止，心下痞鞕，表裏不解者，屬桂枝人參湯。方四十一。（281）

桂枝四兩，別切，去皮　甘草四兩，炙　白术三兩　人參三兩　乾薑三兩

上五味，以水九升，先煮四味，取五升，內桂，更煮取三升，去滓，溫服一升，日再夜一服。

【导读】论太阳病误下致脾气虚寒而表邪不解的证治。参太阳病篇第 163 条。

　　下後，不可更行桂枝湯，汗出而喘，無大熱者，屬麻黃杏子甘草石膏湯。方四十二。（282）

麻黃四兩，去節　杏仁五十箇，去皮尖　甘草二兩，炙　石膏半斤，碎

上四味，以水七升，先煮麻黃，減二升，去上沫，內諸藥，煮取三升，去滓，溫服一升。本云，黃耳杯。

【导读】论误下致邪热壅肺的证治。参太阳病篇第 162 条。

　　陽明病，下之，其外有熱，手足溫，不結胸，心中懊憹，飢不能食，但頭汗出者，屬梔子豉湯證。四十三。用前第七初方。（283）

【导读】论阳明病下后余热留扰胸膈的证治。参阳明病篇第 228 条。

　　傷寒吐後，腹脹滿者，屬調胃承氣湯證。四十四。用前第九方。（284）

【导读】论吐后致阳明燥实腹满的证治。参阳明病篇第 249 条。

　　病人無表裏證，發熱七八日，脉雖浮數者，可下之。假令已下，脉數不解，今熱則消穀喜飢，至六七日，不大便者，有瘀血，屬抵當湯。方四十五（285）

大黃三兩，酒洗　桃仁二十枚，去皮尖　水蛭三十枚，熬　蝱蟲去翅足，三十枚，熬

上四味，以水五升，煮取三升，去滓，溫服一升。不下更服。

【导读】论阳明腑实与阳明瘀血的辨治。参阳明病篇第 257 条。

本太陽病，醫反下之，因爾腹滿時痛者，屬太陰也，屬桂枝加芍藥湯。方四十六。（286）

桂枝三兩，去皮　芍藥六兩　甘草二兩，炙　大棗十二枚，擘　生薑三兩，切

上五味，以水七升，煮取三升，去滓，分溫三服。本云，桂枝湯，今加芍藥。

【导读】论太阳病误下致邪陷太阴，气机壅滞，脾络不通的证治。参太阴病篇第 279 条。

傷寒六七日，大下，寸脉沉而遲，手足厥逆，下部脉不至，喉咽不利，唾膿血，泄利不止者，為難治，屬麻黃升麻湯。方四十七。（287）

麻黃二兩半，去節　升麻一兩六銖　當歸一兩六銖　知母十八銖　黃芩十八銖　萎蕤十八銖，一作菖蒲　芍藥六銖　天門冬六銖，去心　桂枝六銖，去皮　茯苓六銖　甘草六銖，炙　石膏六銖，碎，綿裹　白術六銖　乾薑六銖

上十四味，以水一斗，先煮麻黃一兩沸，去上沫，内諸藥，煮取三升，去滓，分溫三服。相去如炊三斗米頃令盡，汗出愈。

【导读】论误下致上热下寒，正虚阳郁的证治。参厥阴病篇第 357 条。

傷寒本自寒下，醫復吐下之，寒格更逆吐下，若食入口即吐，屬乾薑黃芩黃連人參湯。方四十八。（288）

乾薑　黃芩　黃連　人參各三兩

上四味，以水六升，煮取二升，去滓，分溫再服。

【导读】论误下致上热下寒相格证的证治。参厥阴病篇第 359 条。

第五章　《伤寒论》研究难点述要

第一节　《伤寒论》六经气化学说

【难点提要】

《伤寒论》六经气化学说，是解释伤寒六经实质的一种学说，又称"六经六气说""六经标本中气说"。自本学说问世以来，后人争论激烈，有人反对，有人赞同。陈修园强调"六气之本标中气不明，不可以读《伤寒论》"。章太炎则批评说："假借运气，附会岁露，以实效之书变为玄谈。"

【代表人物及著作】

气化学说渊源于《素问》运气七篇大论，《素问·六微旨大论》载："少阳之上，火气治之，中见厥阴；阳明之上，燥气治之，中见太阴；太阳之上，寒气治之，中见少阴；厥阴之上，风气治之，中见少阳；少阴之上，热气治之，中见太阳；太阴之上，湿气治之，中见阳明。所谓本也。本之下，中之见也。见之下，气之标也。本标不同，气应异象。"《素问·至真要大论》载："少阳太阴从本，少阴太阳从本从标，阳明厥阴不从标本，从乎中也。故从本者化生于本，从标本者有标本之化，从中者以中气为化也。"阐述了自然界六气阴阳消长生克制化的规律，即三阴三阳以六气为本，六气以三阴三阳为标。其六气标本中气从化规律，即具有互为阴阳表里制约相配关系的六气，如何从标、从本、从中气运化。

《伤寒论》六经气化学说的创始人为清代张志聪，他用《内经》标本中气的气化学说与天人相应等理论，来阐释《伤寒论》的六经病。他在《伤寒论集注·凡例》中指出："三阳三阴谓之六气。天有此六气，人亦有此六气。"强调三阳三阴之气与天之六气相应，提出六气与六经病的关系，用六气标本中气学说从生理病理上阐述《伤寒论》的六经病。

陈修园对张氏的观点大加赞赏，在《伤寒论浅注·凡例》中说张志聪"阐发五运六气、阴阳交会之理，恰与仲景自序撰用《素问》《九卷》《阴阳大论》之旨吻合"，并将六经标本中气与脏腑经络结合起来论述。

【核心内容】

1. 标本中气

六经分阴阳，阴阳为标；六经分六气，六气为本。标本之间所维系的阴阳表里关系，则叫中气。"中气"在六经标本气化中有重要的意义。它能使阴阳互相配偶，以调节气化的盛衰，使生机不息，而起到枢机的作用。

2. 六经与六气的关系

把生命运动与自然界结合，人之六经与自然六气的关系如下：太阳以寒为本，阳明以燥为本，少阳以火为本，太阴以湿为本，少阴以热为本，厥阴以风为本。这就是六经与六气的关系，也可以说人体脏腑经络的生理功能，可以通过六经六气的功能和彼此的协调表现出来，因此所谓六经主气，代表着人体脏腑和生理功能活动，并以此来揭示六经病的病理特性，为确立治疗大法提供依据。

3. 六经气化学说的基本内容

六经气化学说的基本内容，归纳起来为一条原则，二条规律。

原则：六气的太过或不及，均可使正气变为邪气。

规律一，标本中气分配规律：少阳以火气为本，火气以少阳为标，中见厥阴；阳明以燥气为本，燥气以阳明为标，中见太阴；太阳以寒气为本，寒气以太阳为标，中见少阴；厥阴以风气为本，风气以厥阴为标，中见少阳；少阴以热气为本，热气以少阴为标，中见太阳；太阴以湿气为本，湿气以太阴为标，中见阳明。

规律二，标本中气从化规律：少阳太阴从本而化，少阴太阳从本从标而化，阳明厥阴不从标本，从乎中气而化。从本者，化生于本；从标本者，有标本之化；从中者，以中气为化。"从"乃是相对而言，而非绝对之论。所以，在讲求六经标、本、中气的气化学说时，首先要建立三者的有机联系。

4. 六经六气证治规律

有关六经六气的病变及证治，论述颇多，举例如下：

太阳发病，两从标本，故太阳经证从本寒化则见恶寒，从标阳而化，则见脉浮、发热；病及本腑，则使寒水不化而致小便不利，口渴之证，治用麻黄汤、桂枝汤、五苓散类。

阳明本应从中气而化，若中气化而不及，邪从阳明本燥而化，则成燥热证或燥实证，治以白虎及承气类；若中气之化太过则成寒湿之证，或中气之化兼阳明之标，则成湿热证，治宜寒湿中求之或以茵陈蒿汤类。

少阳从本化以概标，化之太过则相火上炎、枢机不利，见口苦、咽干、目眩、胸胁苦满、往来寒热、嘿嘿不欲饮食，治以小柴胡汤。

太阴本化以概标，而见腹满而吐，食不下，自利益甚等，治宜用理中、四逆辈。

少阴两从标本而化，从本化之太过，标化不及则成少阴热化证，治宜黄连阿胶汤、猪苓汤、桔梗汤类；从标化之太过，本化不及，见少阴寒化之下利清谷、恶寒、踡卧等，治以四逆汤类。

厥阴从乎中气少阳火化、中气之化，若兼厥阴之标，则成寒热错杂，厥热胜复之证，治以乌梅丸、干姜黄芩黄连人参汤之类；若中气之化兼厥阴之本，风热相合，则为热厥之证。

【临床价值】

六经气化学说的主要学术成就，就是在前人用经络、脏腑、部位、层次等以形为主论六经的基础上，指出了"气化"在六经理论中的重要地位，为《伤寒论》的理论研究开辟了一条比较广阔的道路。刘渡舟教授认为："标本中气的气化学说，是伤寒学中的一门湛深的理论，具有辩证法思想和唯物论的观点。它能系统地分析六经的生理病理，从发病之规律而指导于临床。"

以少阳为例，借用六气之一"火"的特性来揭示少阳病理生理特点，能够加深对少阳病病机的认识。少阳本气为火，临床易出现邪从火化的病理表现。邪从火化，胆火上炎则"心烦""咽干"；邪从火化，胆火横逆犯胃则见"喜呕"。同时，也有助于加深对小柴胡汤中柴芩配伍的理解。

应该指出的是，用标本中气说来解释六经，一定要密切结合临床，不可过于机械。

第二节　六经开阖枢研究

【难点提要】

"开阖枢"理论源于《内经》，《伤寒论》并未明言。后世有伤寒医家以此来解释《伤寒论》六经生理病理特点，并将其应用于临床，作为分析病机、判定预后、指导治疗的依据之一。但也有医家提出，《内经》"开阖枢"是说明阴阳之起结、表里之配合，实与《伤寒论》无关，后人的有关论述属于牵强之说。

【代表人物及著作】

"开阖枢"理论出自《素问·阴阳离合篇》："是故三阳之离合也，太阳为开，阳明为阖，少阳为枢……是故三阴之离合也，太阴为开，厥阴为阖，少阴为枢。三经者，不得相失也……"以开阖枢来说明了三阴、三阳经在正常情况下经气运行的规律。《灵枢·根结篇》亦云："太阳为开，阳明为阖，少阳为枢……"并对三阴、三阳经开阖枢功能障碍所导致人体的病理变化进行了描述。

《伤寒论》"开阖枢"理论盛于明清之季，张志聪、柯琴、陈修园、卢之颐等都倡导此说。渐至于成为研究张仲景学说的一大流派。如柯琴《伤寒论翼》以此来解释六经提纲证："《阴阳离合论》太阳为开。故仲景以之主表，而以脉浮、恶寒、头项强痛为提纲……阳明为阖，故以之主里，而以胃实为提纲……少阳为枢，少阴亦为枢，故皆主半表半里证。少阳为阳枢，归重在半表，故以口苦、目眩为提纲……岂惟阳明主里，三阴皆主里，而阴阳异位，故所主各不同。阳明主里证之阳，阳道实，故以胃实属阳明。太阴主里证之阴，阴道虚，故以自利属太阴。太阴为开，又为阴中之至阴，故主里寒自利。厥阴为阖，又为阴中之阳，故主里热而气逆。少阴为阴中之枢，故所主或寒或热之不同，或表或里之无定，与少阳相似也。"

张志聪《伤寒论集注·伤寒六气会通论略》强调说："阴阳者有名而无形，是以三阴三阳有出、有入、有合、有离，不知阴阳之经常变易，不可与论伤寒矣。夫三阳在外，太阳主天气而常于地中，阳明主阖而居中土，少阳主枢而内行于三焦……三阴在内，太阴为开而主皮肤之肉理，少阴主枢而外浮于肤表，厥阴为阴中之少阳而通会于肌腠。"并将该理论运用到对伤寒病的方证分析当中。如其在分析柴胡加龙骨牡蛎汤方证时说："此言少阳枢折于内，不能出入者，须启生阳之气以达之，伤寒八九日，当阳明、少阳主气之期，只藉少阳之枢转以外出，若下之则枢转有乖，开阖不得。"故以柴胡加龙骨牡蛎汤启少阳之生气，恢复少阳枢转之功。

【核心内容】

1. 《黄帝内经》中开阖枢理论的基本内容

（1）开阖枢与三阴三阳的关系

三阳经：太阳为开，阳明为阖，少阳为枢。

三阴经：太阴为开，厥阴为阖，少阴为枢。

明医家吴崑在《素问吴注》中云："三阳之离合也，太阳在表，敷畅阳气，谓之开；阳明

NOTE

在里，受纳阳气，谓之阖；少阳在于表里之间，转输阳气，犹枢轴焉，故谓之枢……太阴居中，敷布阴气，谓之开；厥阴谓之尽阴，受纳绝阴之气，谓之阖；少阴为肾，精气充满，则脾职其开，肝职其阖；肾气不充，则开阖失常，是少阴为枢轴也。"

（2）开、阖、枢之间的关系

《素问·阴阳离合论》："三经者，不得相失也。"

张志聪《黄帝内经灵枢集注》："开阖如户扉，枢犹转钮。舍枢则不能开阖，舍开阖则无从运枢。此三阳之气，互相出入于经脉皮肤、形身脏腑之外内者也。"

（3）开阖枢功能障碍的病理表现及治则

根据《灵枢·根结》记载，三阳经：开折，则肉节渎而暴病起矣，故暴病者取之太阳；阖折，则气无所止息而痿疾起矣，故痿疾者取之阳明；枢折，则骨摇而不安于地，故骨摇者取之少阳。三阴经：开折，则仓廪无所输，膈洞，膈洞者取之太阴；阖折，即气绝而喜悲，悲者取之厥阴；枢折，则脉有所结而不通，不通者取之少阴。

即太阳为开，开的功能障碍，不能宣达精微于皮毛，则皮肉消瘦干枯，不能防御外邪，易发生暴病，故暴病者治取太阳；阳明为阖，阖的功能障碍，不能受纳水谷，生化失职，肌肉失养，而成痿疾，故痿疾者治取阳明；少阳为枢，枢的功能障碍，骨节失养，则骨节弛缓无力，站立时动摇不稳，故节缓者治取少阳。太阴为开，开的功能障碍，清阳之气不升，则下利不止，故下利不止者治取太阴；厥阴为阖，阖的功能障碍，藏血不足，魂魄失养，表现为喜悲，故悲者治取厥阴；少阴为枢，枢之功能障碍，少阴心脉运行不利，则脉结不通，故脉结不通者治取少阴。

2.《伤寒论》六经开阖枢生理病理特点

太阳为开：太阳为六经的藩篱，主一身之表，统摄营卫。太阳之气开，在外则津液宣发于肌表，汗孔开合有节，防御外邪入侵，在内则膀胱气化如常，津液蒸腾于上，小便排泄于外。太阳的这种作用可概括为"上行外达"，故太阳为开。若外邪侵袭太阳，太阳之气开的功能障碍，表现为发热恶寒、汗出或无汗、小便不利等症。

阳明为阖：阳明主里，足阳明胃主受纳水谷，手阳明大肠主传导糟粕，其气向内向下，可概括为"内行下达"，故阳明为阖。若阳明阖的功能障碍，胃气失于和降则不能食、呕吐，大肠失于传导则腹满痛、大便不通。

少阳为枢：少阳既是表里之枢，又是阴阳之枢，具有升发、疏调的作用，枢转阳气于内外，少阳具有"枢纽调节"作用，故少阳为枢。邪犯少阳，多表现为枢机不利之象，如胸胁苦满、嘿嘿不欲饮食、往来寒热、心烦喜呕等。少阳病，枢机不利则影响开阖，既可外兼太阳，也可内兼阳明，因而在三阳中有着重要的枢转作用。

太阴为开：太阴为三阴之表，足太阴脾主运化，脾气的升清和散精作用将其运化的水谷精微输送至人体周身、四肢；手太阴肺朝百脉，宣散营卫于表。表现为运化、升清、升散、输布等特点，太阴的这种作用可概括为"上行外达"，故太阴为开。太阴受邪，则开之机能障碍，表现为腹满、下利，或喘而胸满等。

少阴为枢：少阴心为火脏，少阴肾为水脏。少阴肾内寄元阴元阳，有"水火之宅"之称。少阴枢转阳气资助脾土，则太阴开；枢转阴气于肝，则厥阴阖。另外足太阴脾输送精微于肺，经肺之肃降于肾，故太阴开则纳阴于肾，而厥阴肝为阴尽阳生之脏，其阴精转化为阳气的过程，又离不开少阴肾之阴精的输转，足见少阴在阴精的收储与释放过程中处于中枢的地位。少阴具有"枢纽调节"作用，故少阴为枢。少阴枢机不利，水火不能交济，各自为政，则有寒化、热化之证。寒化证可见畏寒肢凉、下利清谷、脉微等，热化证可见心烦不眠等。此外，少阴枢机不利，则阳气郁结于内，则见四逆，其人或咳，或悸，或小便不利，或腹中痛，或泄利下重等少阴枢机不利之证。

厥阴为阖：厥阴居三阴之里，为两阴之交尽。手厥阴心包代君行令，使阴血敛藏而火不亢；足厥阴肝主藏血，使神魂潜而精不泄。以其"内藏收敛"，而为阖。厥阴阖之功能障碍，则阴藏不足，相火失制，冲撞心包，表现为消渴，气上撞心，心中疼热等症；寒热不能交阖，而见错杂胜复之象，阴血不能潜藏则见呕吐或下利脓血等症。

【临床价值】

开阖枢理论应用于《伤寒论》中，在解释六经的生理病理特点、指导六经病的治疗等方面均具有一定积极意义。

治太阳从开：太阳为开，太阳之气上行外达，太阳受邪，则太阳开的功能障碍，阳气郁于表则恶寒发热，腠理闭塞则无汗，膀胱气化受阻，则小便不利。

因此，治疗太阳病，应以调节人体正气"向上向外，以从其开"为基本原则，采用发汗、解表、疏散等法，如麻黄汤、桂枝汤等。

治阳明从阖：阳明为阖，足阳明胃主受纳水谷，手阳明大肠主传导糟粕，阳明之气以降为顺。阳明受邪，则阳明阖的功能障碍，燥热内盛，失于和降，则大便不通。

因此，治疗阳明病，应以调节人体正气"内行下达，以从其阖"为基本原则，采用清下等法，如大、小、调胃承气汤，承顺胃气以下行。

治少阳运枢，运枢以开阖：少阳为枢，枢转阳气于内外。邪在少阳，正邪分争，枢机不利，则见往来寒热、胸胁苦满、嘿嘿不欲饮食、心烦喜呕等。因此，治疗少阳病，法当运转少阳枢机，如小柴胡汤，柴胡加龙骨牡蛎汤等。

同时，少阳为太阳阳明之枢，为开阖之枢。病在太阳或病在阳明，均可采用运转枢机之法。此即"治少阳运枢，运枢以开阖"之法。如《伤寒论》99条："伤寒四五日，身热恶风，颈项强，胁下满，手足温而渴者，小柴胡汤主之。"即是三阳症见治从少阳，运中枢而启开阖之范例。

治太阴从开：太阴为开，主升清和散精，运化的水谷精微输布周身。太阴受邪，则开之机能障碍，脾失健运，清气不升，表现为腹满、下利，或喘而胸满等。

以此，治疗太阴病，应以调节人体正气"向上向外，以从其开"为基本原则，采用温中散寒、健脾燥湿等法，宜服四逆辈。

治少阴运枢，开阖以运枢机：少阴为枢，调节水火，运转开阖。少阴枢机不利，水火不能交济，则有寒化、热化之证。寒化证可见畏寒肢凉、下利清谷、脉微等，治以四逆、附子、真武等汤。热化证可见心烦不眠等，治以黄连阿胶汤等。

此外，少阴枢机不利，则阳气内郁，症见四逆，其人或咳，或悸，或小便不利，或腹中痛，或泄利下重等少阴枢机不利之证。非温非清所宜，治从开阖，采用健脾疏肝之法，透达少阴阳郁，运转少阴枢机，四逆散主之。此即"治少阴运枢，开阖以运枢机"之法。临床用四逆散治疗男子阳痿、女子性机能减退等即为开阖以运枢机，治在肝脾，意在宣畅肾阳之气。

NOTE

治厥阴从阖：厥阴为阖，肝主藏血、主疏泄，体阴用阳。厥阴阖之功能障碍，则体阴不足，用阳不利，形成寒热错杂，上热下寒诸证，表现为消渴，气上撞心，心中疼热等症。因此，治疗厥阴病，以"调节阴阳，以从其阖"为基本原则，采用寒者宜温，热者宜清，寒热错杂，则寒温并用等法，治以乌梅丸、当归四逆汤、白头翁汤等。以恢复厥阴生理之职为宗旨。

总之，用开阖枢理论解释伤寒六经，借以区别六经各自特点，无论对于理论研究，还是对于指导临床，均具有一定积极意义。

此外，后世医家尚有"关合枢""厥阴为枢"等相关学术观点的提出，作为学术研究，均无可非议，只要这种观点对理解《伤寒论》辨证论治精神具有帮助、只要这种学说对指导临床应用具有价值，都值得我们进一步认真研究。

第三节　《伤寒论》三百九十七法研究

【难点提要】

自北宋林亿等提出《伤寒论》三百九十七法之说，数百年来，历代伤寒学家对此见仁见智，纷争不休。有医家提出三百九十七法即《伤寒论》中十篇三百九十七条原文，是对《伤寒论》多种证候具体治法的高度概括；也有医家认为林亿等将《伤寒论》原文划分按"证"与"法"统计，其数难以吻合，没有实际意义。

【出处及历代之争】

《伤寒论》中并无三百九十七法之说，宋·林亿等校定《伤寒论·序》："以为百病之急，无急于伤寒，今先校定《张仲景伤寒论》十卷，总二十二篇，证外合三百九十七法，除复重，定有一百一十二方。"其中，由于没有对"证外合三百九十七法"的概念及统计方法给出具体说明，以致后学各执其说，莫衷一是。大致可归纳为如下三种观点：

（1）不足取信说　对三百九十七法首先质疑者，为明初医家王履，他说："及考之成无己注本，则所谓三百九十七法者，茫然不知所在。"所以，在《医经溯洄集》中，特作"伤寒三百九十七法辨"，结果"多方求合而莫之遂"，于是便得出了"纵使三百九十七法之言不出于林亿等，而出于亿之前，亦不足用"的结论。遵此说者，尚有柯琴等人。柯氏在《伤寒来苏集》中即云："三百九十七法之言，既不见于仲景之序文，又不见于叔和之序例……其不足取信，王安道已辨之矣。"

（2）以条代法说　自明以降，以三百九十七条代三百九十七法者，大有人在。如方有执在《伤寒论条辨》中即云："今以三百九十七者条隶六经。各有纲纪统属。以相部领，维之使有定序。"李士材作《伤寒括要》时，又将方氏《太阳中篇》之两条合二为一，以合其数。清·陈修园在作《伤寒论浅注》时又提出："余考仲师原论，始于太阳篇，至《阴阳易差后劳复篇》止，共计三百九十七节，何以不言节而言法，盖节中字字是法，言法即可以该节也。"然而此解忽视了宋人所言三百九十七法前的"证外"二字，既然是"证外合三百九十七法"，那么林亿等人的本意"证"与"法"自有区别，而以条代法，显然就混淆了"证"与"法"的界限。

（3）补缀求合说　在诸多医家中，也有人意识到林亿等人的三百九十七法必确有所指，但苦于六经至劳复各篇中明出方治，可以言"法"者仅二百余条，于是为了求合其数，便多方设法，四处求索，予以补缓。如王晋三、张孝培等人即增"以各方后㕮咀为末，先后煮，啜粥，不啜粥，饮暖水，日几服为法"，以补三百九十七之数。这种做法容易凑齐其数，但也使"法"的概念更加扑朔迷离。

【三百九十七法考】

由上可见，诸家对林亿等人所倡三百九十七法的理解，均有不尽如人意之处。究其原因，是诸家皆未能窥见宋本原貌使然，到宋本《伤寒论》中去找答案。首先要明确两个问题：一是三百九十七法之数，和十卷、二十二篇、一百一十二方一样，是实指而非虚指；二是要注意到"证外"二字，也就是说要区分开"证"和"法"所具有的不同概念。

从赵开美复刻宋本来看，林亿等人校订《伤寒论》的体例，是将条文中不出方治者作为"证"，出具体方治者作为"法"，而三百九十七法，实指从第五篇《辨太阳病脉证并治上》算起，至第二十二篇《辨发汗吐下后病脉证并治》为止，所有出具体方治者而言。

宋校订《伤寒论》第五篇至第二十二篇，每篇篇名之下，都注有合若干法，计有：《太阳上篇》合一十六法；《太阳中篇》合六十六法；《太阳下篇》合三十九法；《阳明篇》合四十四法；《少阳篇》无；《太阴篇》合三法；《少阴篇》合二十三法；《厥阴篇》合一十九法；《霍乱篇》合六法；《阴阳易差后劳复篇》合六法；《不可发汗篇》合一法；《可发汗篇》合四十一法；《发汗后篇》合二十五法；《不可吐篇》无；《可吐篇》合二法；《不可下篇》合四法；《可下篇》合四十四法；《发汗吐下后篇》合四十八法。

上述诸篇合之，共得三百八十七法，与序言之数不符，少了十法。这显然另有原因。其实，这十法仍可于各篇之首求之。不过是有的属于脱误，有的系以别文说明而已。补充统计如下：

（1）少阳病篇，脱误一法：《少阳篇》篇首有一条"本太阳病不解，转入少阳者。胁下硬满，干呕不能食，往来寒热，尚未吐下，脉沉紧者，与小柴胡汤。方第一。右七味。"此显系一法，而篇名之下未记，属于脱误。

（2）合病并病，并见三法：在《太阳下篇》《阳明篇》《少阳篇》下，分别有"并见太阳阳明合病法""并见阳明少阳合病法""并见三阳合病法"之文，此三法虽与篇中所列者有重复，但三百九十七法中重复之处本多，故亦应计入其内。

（3）可与不可诸篇，别有六法：《可发汗篇》第一法下注有"前别有四法"，《可下篇》第一法下注有"前别有二法"。此六法系指"大法春夏宜发汗""大法秋宜下""凡可下者，用汤胜丸散。中病便止，不必尽剂也。"等六条而言。此虽不出方治，但与《可吐篇》篇首注明"合二法"中"大法春宜吐""凡用吐汤，中病便止，不必尽剂"同例，故应计入三百九十七法之内。但为了说明与本篇中出其方治者有所不同，故在文中标明"别有"数字以作区分。

如是，此脱误一法，别有六法，并见三法，共计十法，再加前三百八十七法，恰合三百九十七法之数。

由于三百九十七法的真实具体内容从北宋治平二年（1065 年）至今近千年来没有解释清楚，故令此后研究此说者如堕五里雾中。究其原因，是对"法"的概念及统计方法有不同的理解。特澄清如下：

其一，林亿、孙奇所说的三百九十七法有特定的含义。即："法"中不包括"证"。"有方

NOTE

曰法，无方曰证"的界定在子目中经界分明，不相混淆。《伤寒论·序》所说的三百九十七法，纯为"法"数。与今人所说的三百九十七条或三百九十八条概念不同。

其二，《伤寒论·序》中所说的三百九十七法不仅包括三阴三阳中的"法"，而且包括"可"与"不可"中的"法"。今人所说的397条只指三阴三阳中的"证"与"法"，不计"可"与"不可"中的条文。这三百九十七条除具有便于查找、方便指说的价值以外，在学术上已与宋臣所说的三百九十七法不可同日而语了。

其三，赵开美翻刻的《伤寒论》虽被称为"宋本伤寒论"，这是仅就其大体逼真北宋治平本面貌而言，实际上有不少细微之处与真宋本不同。可见，版本不同，也给后人研究三百九十七法带来了一定的困难。

【临床价值与不足之处】

宋·林亿等校订《张仲景伤寒论》十卷二十二篇，并在《序》中提出："证外三百九十七法"及"一百一十二方"。这不仅概括了《伤寒论》所载内容，同时强调了《伤寒论》的核心内容有"证""法""方"三个方面，从而突出了中医"理法方药""辨证论治"的精神实质。对于指导临床实践，具有重要意义。

然而，由于林亿等人所倡言的三百九十七法本身，尚存在着前后重复、体例不一等不尽完善之处，这不仅使人难以理解三百九十七法之实，而且由于年深代远，传本渐少，又致使产生了以条代法、以言代法的种种不切之说，甚至成为方、喻等错简派断章取义、重列原文的理论依据。这大概是林亿等所始料未及的。

第六章　伤寒学派及伤寒医家临证精要

第一节　伤寒学术流派研究

仲景《伤寒论》，经魏晋太医令王叔和整理撰次，宋臣林亿等校刊，得以广泛流传。后世医家通过整理、校勘、编次、注释的形式，将自己的临证经验和认识，融会其中，使伤寒学说的内容不断丰富、临床应用不断扩大，仁智互见，伤寒学术流派亦随之产生。

伤寒学派是以研究阐发《伤寒论》的辨证论治、理法方药为主体的众多医家形成的医学流派。一般认为，伤寒学术流派发端于晋唐，形成于宋金，兴盛于明清。1800 年来，伤寒学派有著作千余种，医家八百余位，他们继承了《伤寒论》的学术思想，在此基础上研究成果亦各有特色，在中医学史上留下了不可磨灭的业绩，更成为了《伤寒论》研究发展史上的里程碑，为后人所铭记学习。

一、仲景学术渊源

《伤寒论》的学术渊源，学术界存在着两种不同看法：

其一，医经派说。根据《汉书·艺文志·方技略》医经七家及《伤寒卒病论集》中的"撰用《素问》《九卷》《八十一难》《阴阳大论》《胎胪药录》并平脉辨证，为《伤寒杂病论》，合十六卷"，认为《伤寒论》理论根源于《素问》《九卷》《八十一难》《胎胪药录》和《阴阳大论》等汉以前的医学典籍，属于医经派。

其二，经方派说。依《汉书·艺文志·方技略》载经方十一家、《甲乙经·序》所述"仲景论广伊尹汤液为数十卷"，结合对敦煌遗书《辅行诀脏腑用药法要》的考证研究，认为《伤寒论》属经方派。

实际上，对于《伤寒论》的学术渊源与成书过程，仲景在自序中已明言："勤求古训、博采众方，撰用《素问》《九卷》《八十一难》《阴阳大论》《胎胪药录》并平脉辨证。"可见，《伤寒论》全面继承并总结了汉以前的医学成就，把古代医学理论与临床结合起来，克服了古医经家有理无方药、经方家有方药无理法的缺陷，乃集医经派和经方派研究之大成，是我国第一部理法方药俱备的医学典籍。

二、以《伤寒论》为主体，作整理、阐发研究的学术流派

这一伤寒学术流派研究对象以《伤寒论》原著为主，主要研究内容包括《伤寒论》版本订正、文字考校、分门别类等，研究方法主要有注疏、撰次、分类、补亡、专题讨论等手段，有时则将两种以上的方法有机地结合起来，进行综合性的研究。

注疏者多通过对原文的注释、校勘，以疏通文义。成无己的《注解伤寒论》可以说是注

疏类研究者的代表作。撰次，就是用编集、编纂的方法进行研究，如王叔和对已散失不全的《伤寒杂病论》进行收集整理和重新编次，使《伤寒论》得以保存并流传后世。

分类研究者由于分类的标准不同，而有以法分类、以方分类、以证分类等不同，如尤在泾的《伤寒贯珠集》以法分类，徐大椿的《伤寒论类方》以方分类，柯韵伯的《伤寒来苏集》以证分类。

补亡类研究者则在《伤寒论》原书基础上，补充了原书所未备的治法与方药，如郭雍的《伤寒补亡论》可以说集中体现了此类著作的学术特点与价值。专题研究者则是将原著中的某些内容集中起来进行探讨，如成无己《伤寒明理论》选取原著中的 50 个症状，反复辨析各个不同病证的脉证机理及施治方法。还有，结合临床实践阐发《伤寒论》理论，如许叔微的《伤寒九十论》、俞根初的《通俗伤寒论》等。总的来说，这一伤寒学学术流派的研究重点以继承整理、阐发为主。

三、以《伤寒论》为基础，并发展、创新的学术流派

这一伤寒学术流派研究对象不局限于《伤寒论》原著，是以《伤寒论》辨证论治学术思想和体系为基础，在外感热病，或内伤杂病的诊断、辨证论治的方法和内容等方面均有较大的发展和创新。

这些伤寒学术流派医家，大多采择了《伤寒论》中的某些学术观点，结合不同的时代特点，并与自己的临床实践经验交融，进一步研究与阐发，形成了新的学术理论，如张子和的攻邪论、李东垣的脾胃论、刘完素的火热论、王好古的阴证论都与《伤寒论》的学术思想不无渊源。

尤其是对《伤寒论》方进行加减变化，创立新的治疗方法，极大地推进了中医临床医学的发展。如叶天士《临证指南医案》中记载叶氏以栀子豉汤为基础，略事化裁，治疗外感内伤杂病 14 证。吴塘《温病条辨》中对承气汤、炙甘草汤的变化和拓展，均对临床治疗有很大的推进和发展。此外，叶天士的卫气营血辨证、吴塘的三焦辨证亦是在《伤寒论》六经辨证基础上的创新和发展。

纵观中医学术发展史，可以发现历史上每一个著名的临床家，无一例外都对《伤寒论》的研究颇有心得。如孙思邈、张景岳、吴鞠通等，虽不以伤寒著称于世，但从其治学轨迹、临床实践，以及对《伤寒论》的重视程度和临床运用来看，亦可视为广义伤寒学派医家。也正是有后世诸多医家对这部著作的搜集、整理、发挥和学术争鸣，才使得伤寒学说内容不断丰富，研究不断深入，临床应用不断扩大。

第二节　伤寒医家临证精要选录

一、庞安时与《伤寒总病论》

【医家简介】

庞安时（1042-1099 年），字安常，蕲水（今湖北浠水县）人，被誉为"北宋医王"，撰

有《伤寒总病论》六卷。

【学术特点】

1. 广义伤寒源于"寒毒"

庞安时指出一切外感热病的病因是寒毒，如《伤寒总病论·叙论》中言："是以严寒冬令，为杀厉之气也。故君子善知摄生，当严寒之时，周密居室而不犯寒毒。其有奔驰荷重，劳力之人，皆辛苦之徒也，当阳气闭藏，反扰动之，令郁发腠理，津液强溃，为寒所搏，肌腠反密，寒毒与荣卫相浑，当是之时，勇者气行则已，怯者则著而成病矣。"指出感受寒毒，使腠理闭塞，营卫受扰，是发病的主要原因。

病虽因寒毒而发，但由于感受邪气的时间、地域、体质不同，而表现出伤寒（狭义）、中风、温病、暑病、湿病等不同病证。如"素有寒者，多变阳虚阴盛之疾，或变阴毒也；素有热者，多变阳盛阴虚之疾，或变阳毒也"、有"因春温气而变，名曰温病也；因夏暑气而变，名曰热病也""有山居者为居积阴之所……其有病者，多中风中寒之疾也；有平居者为居积阳之所……其有病者，多中湿中暑之疾也""其病本因冬时中寒，随时有变病之形态尔，故大医通谓之伤寒焉"。

2. 首倡伤寒、温病分治

庞安时认为伤寒与温病二者的治疗有很大不同，在《伤寒总病论·上苏子瞻端明辨伤寒书》中说："温病若作伤寒，行汗下必死，伤寒汗下尚或错谬，又况昧于温病乎？"庞氏首先提出了伤寒与温病分治，并指出"异气"（又称"乖气""疫气"）是传染性、流行性温病的病因。

庞氏将温病分为两种，一种是冬时触冒寒毒，至春及夏至前发的；二是感受四时乖气所致温毒，分为青筋牵、赤脉攒（fei）、黄肉随、白气狸、黑骨温五大证，将五行与六经，脏腑与经络相配进行辨证论治，创制了一系列以大剂量生石膏为主的主治之方。

青筋牵证，源自少阴少阳，热毒在肝，症见颈背双筋牵、腰强急、脚挛急、先寒后热。治用柴胡地黄汤（柴胡、生地黄、香豉、生姜、石膏、桂枝、大青叶、白术、芒硝、栀子仁）及石膏竹叶汤（黄芩、淡竹叶、升麻、芒硝、细辛、玄参、栀子仁、车前草、石膏）。

赤脉攒证，源自少阴太阳，热毒在心，症见身热、皮肉痛，口干舌破而咽塞等症。治用石膏地黄汤（石膏、生葛根、麻黄、玄参、知母、黄芩、栀子仁、芒硝、地黄、大青叶）。

黄肉随证，源自太阴阳明，热毒在脾，见头重项直，皮肉强，结核起于颈下等症。治用玄参寒水石汤（羚羊角屑、寒水石、大青叶、升麻、射干、芒硝、玄参、栀子仁）。

白气狸证，源自太阳太阴，热毒在肺，见乍寒乍热，暴咳呕逆等症。治用石膏杏仁汤（石膏、杏仁、前胡、甘草、栀子仁、麻黄、紫菀、桂枝、大青叶、玄参、葛根）及石膏葱白汤（豆豉、葱白连须、石膏、生姜、栀子仁、升麻、大青叶、芒硝）。

黑骨温证，源自太阴少阴，热毒在肾，见里寒外热，意欲守火而引饮，腰痛欲折，胸胁切痛，心腹膨胀等症。治用苦参石膏汤（苦参、生葛根、石膏、地黄、栀子仁、茵陈、芒硝、豆豉、葱白）及知母解肌汤（麻黄、甘草、知母、葛根、石膏）。

【阅读推荐】

《伤寒总病论》载有枳实散（枳实细末，米饮调二钱，日可三四服）《伤寒总病论·可吐不可吐证》："虚家当吐而不敢吐之，宜以枳实散压气；毒痰水过日毒入胃，乃可微下之也。"

另《伤寒总病论·发汗吐下后杂病证》载有顺阴阳五味子汤（麻黄、人参、五味子、麦门冬、杏仁、橘皮、生姜、枣），治伤寒大汗后，邪阻阳郁、气虚血滞、肺气不利，出现阴阳气不相顺接之厥证，庞氏处以本方，其中人参、五味子、麦冬益气阴，麻黄通阳气，杏仁、橘皮利肺气，姜、枣和营气，阴阳两调、降逆平喘。

二、朱肱与《类证活人书》

【医家简介】

朱肱（约1050-1125年），字翼中，自号大隐翁，又号无求子；曾授奉议郎（奉议，州名。郎：古帝王侍从官通称），故又尊称朱奉议。浙江吴兴（今浙江湖州）人，宋元祐三年（1088年）进士。著有《类证活人书》二十二卷。

【学术特点】

1. 以经络释六经

朱肱治伤寒，从三阴三阳方证的定位定性入手，首先提出《伤寒论》三阴三阳的本质乃足六经的"经络说"。《类证活人书·卷一》开宗明义："治伤寒先须识经络，不识经络，触途冥行，不知邪气之所在。"朱肱用六条足经的循行部位和生理特点来解释伤寒三阴三阳病证的发生、传变、转归及其划分顺序。汪琥、张介宾等接受了朱肱的"经络说"，进而更臻完善，增补为手足十二经。朱肱根据《素问·热论》对六经病证的描述，在《类证活人书·卷一》中分别对各经的证候特征提出明确指标。如病在太阳膀胱经见发热恶寒，头项痛，腰脊强；病在阳明胃经见身热，目痛，鼻干，不得卧；病在少阳胆经见胸胁痛，耳聋，口苦，往来寒热而呕；病在太阴脾经见腹满，咽干，手足自温，或自利不渴，或腹满时痛；病在少阴肾经见口燥舌干而渴，或口中和而恶寒；病在厥阴肝经见唇青舌卷，烦满囊缩。

2. 尤重阴阳两纲

朱肱提出伤寒辨证当以阴阳表里为纲，尤以阴阳两纲为重，无论外感内伤，面对病者，首先须分清阴阳，这是辨证论治的大方向，至今仍指导着临床医生。《类证活人书·卷四》第一句就强调："治伤寒须识阴阳二证。"分清了阴阳，就明确了病机性质和治疗方向。尤当辨清阴阳疑似的状况，"重阳必阴，重阴必阳，阴证似阳，阳证似阴，阴盛格阳，似是而非，若同而异"。朱肱在本卷明确指出各种证候的阴阳表里性质："阳候多语，阴证无声；阳病则旦静，阴病则夜宁；阳虚则暮乱，阴虚则夜争。"

3. 重视辨病，提倡辨病与辨证相结合

朱肱强调临床当先辨病名，后设立治疗大法，认为："天下之事，名定而实辨，言顺则事成。又况伤寒之名，种种不同，若识其名，纵有差失，功有浅深，效有迟速耳。不得其名，妄加治疗，往往中暑乃作热病治之，反用温药，湿温乃作风温治之，复加发汗，名实混淆，是非纷乱，性命之寄，危于风烛。"

有鉴于此，朱肱勘定了广义伤寒中的伤寒、中风、热病、中暑、温病、温疟、风温、瘟疫、中湿、痉病等十二种，强调了病证的鉴别诊断，并从病因、脉证、治法和方药的角度，分别阐述。如对狭义伤寒，症见脉浮而紧涩，头疼，身体拘急，恶寒无汗，寒多热少，腰脊疼痛，手足指末微厥等，治以麻黄汤发汗，病轻者，可选用桂枝麻黄各半汤、人参顺气散（麻黄、干葛、白术、炙甘草、桔梗、人参、干姜、白芷）、葱豉汤（连须葱白、淡豆豉、麻黄、

葛根）、苍术散（麻黄、苍术、生石膏、桔梗、甘草、茵陈）、麻黄葛根汤（麻黄、芍药、干葛、葱白、豉）。

4. 主张以方类证，并灵活加减补其不足

朱肱在《类证活人书》前半部提出 100 个问题，阐释伤寒脉证治法之后，以方类证，详细论述了《伤寒论》113 个方证及其加减治法，并谓："据病可以识证，因证可以得方，如执左契，易如反掌，遂使天下伤寒，无横夭之人。"例如，他将《伤寒论》中有关桂枝汤证集中起来，指出其"宜服""可与"和"不可与"，逐条分析其适应证、变证、兼证，使人对桂枝汤的适应证有完整的了解。朱肱主张不但病要与方和药相结合，证也要与方和药相结合，并提出药证之说所谓"药证者，药方前有证也，如某方治某病是也……须是将病对药，将药合病，乃可服之"。在具体应用时，提倡因人、因时、因地灵活加减，不可执方疗病，认为不随证化裁，必会陷入"无方可治"的困境。如运用桂枝汤时，"桂枝汤自西北二方居人，四时行之，无不应验。江淮间，唯冬春可行之，自春末及夏至以前，桂枝可加黄芩一分，谓之阳旦汤。夏至后有桂枝证，可加知母半两、石膏一两或加升麻一分"。

此外，朱肱还补充了妇人、小儿伤寒治法方药。如治小儿伤寒，当虑及小儿纯阳之体，易虚易实，易于热化，可用麻黄黄芩汤（麻黄、桂枝、赤芍、甘草、黄芩）；治小儿伤风有汗，头痛发热恶寒，用升麻黄芩汤（升麻、葛根、黄芩、芍药、甘草）。提出"妇人伤寒与男子治法不同，男子先调气，妇人先调血"，可用阿胶散（阿胶、桑寄生、白术、人参、茯苓）、白术散（白术、黄芩）、竹叶防风汤（竹叶、葛根、防风、桔梗、桂枝、人参、炙甘草、生姜、大枣）、干姜柴胡汤（柴胡、栝楼根、桂枝、牡蛎、干姜、甘草）等治妇人妊娠、产后伤寒等。

【阅读推荐】

《类证活人书》最后一卷，朱肱著有《伤寒十劝》，望人知晓而深以为戒：①伤寒头疼又身热，便是阳证，不可服热药；②伤寒当直攻毒气，不可补益；③伤寒不思饮食，不可服温脾药；④伤寒腹痛亦有热证，不可服温暖药；⑤伤寒自利，当看阴阳证，不可例服补暖及止泻药；⑥伤寒胸胁痛及腹胀满，不可妄用艾灸；⑦伤寒手足厥冷，当看阴阳，不可一例作阴证治；⑧伤寒已在里，即不可轻用药发汗；⑨伤寒饮水为欲愈，不可令病人恣饮过度；⑩伤寒初瘥，不可过饱及劳动、或食羊肉及行房事与食诸骨汁、并饮酒。

三、成无己与《注解伤寒论》《伤寒明理论》

【医家简介】

成无己（约 1066-1156 年），宋金时期山东聊摄（今阳谷县）人。著有《注解伤寒论》十卷、《伤寒明理论》三卷、《药方论》一卷。

【学术特点】

1. 以经释论，以论证经

成无己首开全文注解《伤寒论》之先河，他根据仲景原序："撰用《素问》《九卷》《阴阳大论》……"之语，运用《内经》《难经》理论，依原文之序，逐条注释。不仅使《内经》《难经》《伤寒》一脉相承，融会贯通，具有探本寻源，相互渗透之妙，同时还起到了经论结合，以论证经的效果。

成氏不仅以经释论，而且还以经注方。如注解小青龙汤云："寒邪在表，非甘辛不能散之，麻黄、桂枝、甘草之辛甘，以发散表邪。水停心下而不行，则肾气燥，《内经》曰：肾苦燥，急食辛以润之。干姜、细辛、半夏之辛，以行水气而润肾。咳逆而喘，则肺气逆，《内经》曰：肺欲收，急食酸以收之。芍药、五味子之酸，以收逆气而安肺。"

2. 立足病机，辨证明理

成氏所著《伤寒明理论》始于发热，终于劳复，对 50 个症状从表现、病因病机、鉴别诊断、治法方药等方面进行阐发和论述。对此，严器之评价曰："……义皆前人未经道者，指在定体，分形，析证。若同而异者明之，似是而非者辨之。"

如发热一症，成无己以"发热者，谓怫怫然发于皮肤之间，熇熇然散而成热者是也"定其体。又以"与潮热、寒热若同而异，与烦躁相类而非。烦躁者，在内者也。潮热之热，有时而热，不失其时；寒热之热，寒已而热，相继而发。至于发热，则无时而发也。"指出发热与烦躁、潮热的不同。接着又论述发热之辨："有谓翕翕发热者，有谓蒸蒸发热者，此则轻重不同，表里之区别尔，所谓翕翕发热者，谓若合羽所覆，明其热在外也，故与桂枝汤发汗以散之。所谓蒸蒸发热者，谓若熏蒸之蒸，明其热在内也，故与调胃承气汤攻下以涤之。"详细阐述了发热的不同表现、病机及治疗方剂。《明理论》凡五十症，症症皆然，严器之称其："真得长沙公之旨趣也。使习医之流，读其论而知其理，识其证而别其病，胸次了然而无惑。"

3. 首提"风伤卫，寒伤营"

"风伤卫，寒伤营"首见于《辨脉法》："寸口脉浮而紧，浮则为风，紧则为寒。风则伤卫，寒则伤荣。荣卫俱病，骨节烦痛，当发其汗也。"成氏在《注解伤寒论·辨太阳病脉证并治法》说："风，阳也；寒，阴也。风则伤卫，发热汗出恶风者，卫中风。荣病，发热无汗，不恶风而恶寒；卫病则发热汗出，不恶寒而恶风。"又说："风则伤卫，寒则伤荣，卫虚者恶风，荣虚者恶寒。"

"风伤卫，寒伤营"并不意味着风邪侵犯人体只伤卫气，荣血不受影响；而寒邪侵犯人体是伤荣血，而卫气不受影响。所以在大青龙汤条文下，成氏又释："浮则为风，风则伤卫；紧则为寒，寒则伤荣。荣卫俱病，故发热恶寒，身疼痛也……今风寒两伤，则荣卫俱实，故不汗出而烦躁也。"成氏经过综合考虑病因、患者体质及病证表现后，首次提出了"风伤卫，寒伤营"的观点，对后世"三纲鼎立"之说的形成具有很大的影响，并由此引起了后世伤寒学派的争鸣。

【阅读推荐】

成无己云《药方论》对《伤寒论》中常用的 20 首方剂，从辨证要点、方义、加减及注意事项等加以论述，对《伤寒论》方证研究有重要参考价值。例如书中关于厥的辨治，谓："凡厥者始得之，手足便厥而不温者，是阴经受邪，阳气不足，可用四逆汤温之。若手足自热而温，从四逆而至厥者，传经之邪也，四逆散主之。必须识此，勿令误也。又当兼以外症别之。予尝治过一中年妇人，恶热身热而渴，脉数细弱，先厥后热，用温药反剧，后以四逆散兼参术各半两服之，厥即愈，脉出洪大而痊。"不但论述了厥证分阴经首邪、传经之邪两种，并用四逆散加参、术而治气郁致厥。

四、许叔微与《伤寒发微论》《伤寒九十论》

【医家简介】

许叔微（1080~1154 年），字知可，宋真州白沙（今江苏仪征）人。曾为翰林学士，故人亦以许学士称之。著有《伤寒百证歌》《伤寒发微论》《伤寒九十论》及《普济本事方》等。

【学术特点】

1. 重视表里虚实辨证

许叔微在《伤寒发微论·论表里虚实》中指出："伤寒治法，先要明表里虚实。能明此四字，则仲景三百九十七法可坐而定也。"在《伤寒百证歌·论表里虚实歌》中亦言："伤寒最要辨表里虚实为先。有表实，有表虚，有里实，有里虚，有表里俱实，有表里俱虚。先辨此六者，然后用药，无不差矣。"许氏在《伤寒百证歌》中把相关内容归纳为"表证歌""里证歌""表里虚实歌""表里两证俱见歌""无表里证歌"等，并在《伤寒百证歌·伤寒脉证总论歌》中提出："脉虽有阴阳，须看轻重，以分表里……伤寒先要辨表里虚实，此四者为急。"

针对表里虚实的治疗，许氏在《伤寒发微论·论表里虚实》中论述表实用麻黄汤类，表虚用桂枝汤类，里实用承气之类，里虚则用四逆、理中之类，表里俱实则宜下，表里俱虚则宜汗。在表里虚实的前提下，许氏还把辨表里虚实与阴阳寒热有机结合起来，重视对伤寒每一个具体证候的辨析，认为发热有阴阳之辨，厥有寒热之分，躁烦有虚实之别等。许氏以表里虚实来概括伤寒是一种提纲挈领的方法，从中再详分阴阳寒热，开导了后世八纲辨证的创立。

2. 强调治伤寒须保真气

《伤寒发微论·论伤寒应以真气为主》引证《黄帝内经》"七损八益"为据，指出真气在生命活动、发病及治疗中的重要作用。许氏认为："伤寒不问阴证阳证，阴毒阳毒，要之真气完壮者易医，真气虚损者难治。"真气完固者，即便感受寒邪，也易于用药，强调真气在发病和治疗中的主导作用。例如在《伤寒九十论》中记载其诊治一达官乘舟感受风雨，饮食不慎，病伤寒，症见头重自汗，身体疼痛。他医以外感风湿诊治，与术附、姜附等汤，汗不止，又以附子灸脐下，亦不止。许氏因诊其六脉俱绝，真气已尽，断言不可治，后其人果真气外脱，汗出如珠而亡。

3. 重视治病当以祛邪为先

在《伤寒九十论·伤寒表实证第七十八》中，许叔微在《黄帝内经》"邪之所凑，其气必虚"的基础上提出了"留而不去，为病则实"的观点，发展了虚实理论。人体虽多因虚受邪，但受邪之后，留而成实，只有祛邪为先，方能达到邪去正安的效果。许叔微治伤寒时提出"拟欲攻之，当先解表，方可下之"，治遗精主张"导肾气使通"，治积聚主张"治积或以所恶者攻之，以所喜者诱之，则易愈"，治泄泻主张"宜先取去，然后调治易差，不可畏虚以养病也"，治痫主张"不先去积，虽然暂安，后必为害"。

【阅读推荐】

1. 许叔微对仲景脉法有精深研究，极为重视脉象，《伤寒百证歌》中的第一证即为《伤寒脉证总论歌》。在《伤寒发微论》中有《论仲景缓迟沉三脉》《论滑脉》《论弦动阴阳二脉不同》《论中风伤寒脉》《论中暑脉不同》专篇，在《伤寒百证歌·论伤寒脉证总论歌》中强调了候诊人迎、气口、趺阳、太溪，如"右手气口当主气，主血人迎左其位""趺阳胃脉定死生，太溪肾脉为根蒂"。在《伤寒发微论·论弦动阴阳二脉不同》中提出"仲景伤寒脉不可与杂病脉同日而语"。

2. 对药物作用、方剂化裁，颇有创见。许叔微在《普济本事方》中说："大抵透肌解热，干葛第一，柴胡次之。"在《伤寒发微论》中谓："大黄为将军，故荡涤湿热，在伤寒为要药。""盖取桂枝轻薄者耳，非肉桂之肉厚也。"此两者区别在于"盖肉桂厚实，治五脏用之，取其镇重；桂枝清轻，治伤寒用之，取其发散"。用黄芪建中加当归汤（桂枝、芍药、生姜、大枣、炙甘草、胶饴、黄芪、当归）治伤寒尺中脉迟，小柴胡加地黄汤（柴胡、黄芩、半夏、生姜、人参、大枣、炙甘草）治妇人热入血室，都是宗古方而化裁有新意。

五、郭雍与《伤寒补亡论》

【医家简介】

郭雍（1106-1187年），字子和，祖籍洛阳，后隐居峡州（今湖北宜昌），游浪于长阳山谷间，号白云先生。宋淳熙八年（1181年）撰成《伤寒补亡论》二十卷（其中卷十六亡佚，实存19卷）。

【学术特点】

1. 博采诸家，补阙伤寒

郭雍"穷经探微，洞彻病情"，采撷《内经》《难经》《脉经》《千金》《外台》《肘后方》《伤寒总病论》及常器之等10余家之注述，补仲景之未备。如卷一，参《内经》《难经》，以问答形式，解释了伤寒名例等35个问题；书中还引《诸病源候论》脚气、湿温及发黄内容，与伤寒鉴别。

对《伤寒论》补以方剂，是郭雍的一大贡献，该书"六经统论"补方37首。凡三阴三阳病证有证无治、有治无方者，均采庞安时、常器之二家之论补充。如太阳篇第6条，原论无治法方药，郭雍据常器之《补治论》云："转下火熏皆为逆也，可白虎加人参汤、桂枝柴胡各半汤、桂枝去芍药加蜀漆龙骨牡蛎救逆汤。"少阳篇264条少阳中风，吐下而悸惊，当服柴胡加龙骨牡蛎汤；对太阳篇不可发汗的情形，在记载其他医家的言论上，并有自己的见解，如："亡血家不可发汗，发汗则寒慄而振。常氏云，可小柴胡加芍药地黄汤（柴胡、黄芩、半夏、生姜、人参、大枣、炙甘草、芍药、地黄）。""衄家不可发汗，汗出必额上陷脉紧急，直视，不能眴，不得眠。常氏云，可犀角地黄汤。""亡血家不可发汗，发汗则寒慄而振。常氏云：可与芍药地黄汤（生地黄、芍药、牡丹皮、犀角）。""汗家重发汗，必恍惚心乱，小便已，阴疼，与禹余粮丸。方本阙。常氏云：禹余粮石一味，火煅散服亦可。雍曰：用禹余粮不用石，石乃壳也。""病人有寒，复发汗，胃中冷，必吐蛔。常氏云：可理中丸、乌梅丸。雍曰：宜服理中丸。"

2. 中风脉浮紧有汗者宜桂麻各半汤

《伤寒论》大青龙汤证条文中既有"中风脉浮紧"又有"伤寒脉浮缓"，郭雍在《伤寒补亡论·可发汗五十八条》里认为当分为三证，即须辨别太阳中风脉浮紧者有无汗出，无汗者可服大青龙汤，有汗者则不可服大青龙汤发表，以免汗漏不止。此证仲景未明言方药，郭雍谓此当用桂枝麻黄各半汤，因为仲景以此方治发热恶寒形如疟者，"疟之发寒本因伤于寒，疟之发热本因伤于风，惟疟具风寒二证，故与大青龙其源相似"。郭氏更提出只要方中麻黄加减之后，则中风脉浮紧无汗、中风脉浮紧有汗、伤寒脉浮缓三证皆可以桂枝麻黄各半汤代用。

3. 治两感宜速宜针灸

郭雍在《伤寒补亡论·两感证五条》中认为仲景以四逆汤救里、桂枝汤救表乃不得已为之，须"看临时寒热多少参订之"，而且"其治大宜速"。郭雍更对比汤药与针灸，举扁鹊救治虢国太子为例，指出："汤药至此，不如针灸。汤药虽可内攻，而内攻未必至……汤不能达于外，而针尚可泄于外也。"宜先刺三阳使三阳气缓，再灸三阴以泄其邪，然后以汤药攻之使邪无所逃，最后以汤药调养。

具体穴位选择，郭雍提出可以先针刺昆仑、委中放血以泄太阳，次取足三里以泄阳明，后取丘墟、阳陵泉以泄少阳，待三阳气已缓，急灸三阴交穴以泄三阴之邪，上阴陵泉可泄太阴，太溪可泄少阴，大敦可泄厥阴，要求艾柱大小如麦粒，徐缓灸之，关键在于"泄不患多，治不厌速"，并且不可妄用熨法。

【阅读推荐】

郭雍在《伤寒补亡论·厥阴经证治六十三条》中提出毒气致厥一说："毒气并于阴，则阴盛而阳衰，阴经不能容其毒，必溢于阳，故为寒厥。毒气并于阳，则阳盛而阴衰，阳经不能容其毒，必溢于阴，故为热厥。"治疗当随"毒气"因势利导，应用逐下之法："毒气随三阴经走下，不复可止……厥亦有可下逐之理，免发痈脓便脓血也。"

六、陶华与《伤寒六书》《伤寒全生集》

【医家简介】

陶华（约 1369-1450 年），字尚文，号节庵，明·余杭人。代表作是《伤寒六书》和《伤寒全生集》。

【学术特点】

1. 正伤寒与时病伤寒辨治

陶氏认为伤寒分正伤寒与时病伤寒。"盖冬时为正伤寒……必宜辛温散之。"冬月正伤寒，表现为头痛如斧劈，发热，头身如火炽，恶寒脊强，脉浮紧，无汗，为表证。此足太阳膀胱经受邪，宜用升麻发表汤（麻黄、桂枝、甘草、杏仁、升麻、川芎、防风、白芷、羌活）。

其余春夏秋三时，虽有恶寒身热，头痛亦微，即为时病伤寒。"其非冬时亦有恶寒头痛之证，皆宜辛凉之剂通表里和之则愈矣。"治春夏秋非时感冒暴寒，头痛发热，恶寒脊强，无汗，脉浮紧。是表证，宜发散，不与冬时正伤寒同治法。此汤非独治三时暴寒，春可治温，夏可治热，秋可治湿，治杂证亦有神也。羌活冲和汤（羌活、防风、苍术、黄芩、川芎、白芷、甘草、生地黄、细辛）主之。

2. 专意伤寒，创新用方

历史上研究伤寒者颇多，但以"专伤寒科"为业者少，陶华宗经方自创时方，兹举例如下：

柴葛解肌汤：宗葛根汤，治足阳明胃经受证，目疼鼻干，不眠，头疼眼眶痛，脉来微洪。宜解肌，属阳明经病。方剂组成为柴胡、干葛、甘草、黄芩、芍药、羌活、白芷、桔梗，若本经无汗，恶寒甚者，去黄芩，加麻黄。冬月宜加麻黄，春宜少，夏秋去之，加苏叶。

柴胡双解饮：宗小柴胡汤，治足少阳胆经受证，耳聋胁痛，寒热，呕而口苦，脉来弦数。属半表半里，宜和解。方剂组成为柴胡、黄芩、半夏、甘草、人参、陈皮、芍药，小便不利者，加茯苓。本经呕者，入姜汁、竹茹。胁痛加青皮。痰多加栝楼仁、贝母。寒热似疟者，加桂枝。渴者加天花粉、知母。齿燥无津液者，加石膏。嗽者加五味子、金沸草。

3. 伤寒用药倡明辨药性寒温

陶氏宗发表之药用温，攻里之药用寒，温里之药用热的总原则，提出表既有邪，则为阳虚阴盛，温之，乃所以为阳，阳有所助而长，则阴邪所由以消，故用辛甘温之剂。发散为阳，此指发表之药用温。承气之性寒寒之，乃所以助阴而抑阳，阳受其抑则微，而真阴所由以长，故用酸苦之剂。

【阅读推荐】

《伤寒全生集·卷下·痰证类伤寒》举内伤证状类伤寒的中脘停痰留饮证，"但头不痛项不强为异耳。若痰在上焦，则寸口脉沉滑或沉伏；痰在中焦，则右关脉滑大；痰在下焦，随火而动，则脉洪滑。有气郁，右脉必沉滑；有饮内痛，右脉必沉弦。若关脉左右滑大者，膈上有伏痰也"。治痰以二陈为主，随证加减法则有30余种之多。

《伤寒六书·杀车槌法·秘用三十七方就注三十七槌法》中列疏邪实表汤（白术、赤芍、桂枝、防风、川芎、羌活、甘草）、桂枝大黄汤（桂枝、赤芍、甘草、大黄、枳实、柴胡）、加味理中饮（干姜、白术、人参、甘草、肉桂、陈皮、茯苓）、茵陈将军汤（大黄、茵陈、山栀、甘草、厚朴、黄芩、枳实）、六乙顺气汤（大黄、枳实、黄芩、厚朴、甘草、柴胡、芒硝、芍药）、如神白虎汤（石膏、知母、甘草、人参、山栀、麦门冬、五味子）等经方化裁的37张伤寒临证常见的证治方药加减，很具实践指导价值。

七、方有执与《伤寒论条辨》

【医家简介】

方有执（1523-1593年），字中行，明代歙县人（即今安徽歙县）。《伤寒论条辨》为其代表作。

【学术特点】

1. 倡错简重订《伤寒论》

自王叔和整理编次《伤寒论》后，对其提出异议者甚少，虽元代王履"惜其既以自己之说，混于仲景所言之中"，并对王叔和"以杂脉杂病纷纭并载于卷首，故使玉石不分，主客相乱"不满，但未有医家明确提出当对《伤寒论》重新修订。

方氏认为《伤寒论》年代湮远而失仲景之旧，王叔和整理的《伤寒论》"颠倒错乱殊甚"，而历代注家的"置弗理会，但徒依文顺释"，只会"负前修以误后进，则其祸斯时与害往日者，不待言也"。因此考订移整，历二十年书成《伤寒论条辨》，对《伤寒论》逐条考订，重新编次，并予以注释，影响后世数百年，是错简重订派的重要代表医家。方氏的重订工作包括：删削《伤寒例》，移平脉辨脉法于篇末，改太阳病篇为3篇，移整其余各篇条文，增"辨温病风温杂病脉证并治篇"。

2. 创三纲鼎立之说

风寒中伤营卫之说，虽有王叔和倡之于前，孙思邈、成无己述于后，但对后世医家影响巨大者当数方有执。三纲鼎立说以太阳病3篇的"卫中风""营伤寒""营卫俱中伤风寒"为学术纲领。"太阳一经，风寒所始，营卫二道，各自中伤，风则中卫，寒则伤营，若风寒俱有而中伤，则营卫皆受而俱病。"以卫中风为病者为上篇，凡桂枝汤证及其变证一类条文，均汇于此篇，共六十六条，二十方；以营伤于寒而病者为中篇，将麻黄汤证及其变证，以及条文首冠"伤寒"二字者，汇于此篇，共五十七条，三十二方；将青龙汤证及其有关的变证、坏证均汇列于下篇，共三十八条，十八方。方氏之意，即视病邪之性质来确定基本治法，用风寒营卫之说统太阳病，便于伤寒初学者理解与掌握。

【阅读推荐】

《伤寒论条辨》也体现了方氏在其他方面的许多精辟独到的见解，如《伤寒论条辨·或问》对"问经何十二""问荣卫""问传转""问两感""问胃实"等伤寒学习中的几十个基础问题都做出了确切的回答，"传经不拘日数""表里三说""医贵务实论""辨明药物功用"等，都对伤寒学术研究有很大的贡献。

八、喻昌与《尚论篇》

【医家简介】

喻昌（1585-1664 年），字嘉言，晚号西昌老人，江西新建（今江西南昌）人，著《尚论张仲景伤寒论重编三百九十七法》（简称《尚论篇》）《尚论后篇》《寓意草》《医门法律》。

【学术特点】

1. 倡导三纲鼎立说

喻昌赞赏方有执创错简重订之说，并从方氏《伤寒论》六经病证有纲有目"经为纲，变为目，六经皆然"的观点，打乱《伤寒论》398 条原文次序，重新编次，分为若干类。以冬月伤寒为四时外感的大纲，太阳经证为伤寒六经的大纲，风伤卫、寒伤营、风寒两伤营卫为太阳经的大纲，此即三纲鼎立之说。他与方有执的不同之处，则是以"法"为目，特"举三百九十七法，分隶于大纲之下，然后仲景之书，始为全书"。如太阳经以风伤卫为一类，列为上篇，法 53 条；寒伤营卫一类，列为中篇，法 58 条；风寒两伤营卫为一类，列为下篇，法 24 条。经过重新编次，自谓如此"始知仲景书中，矩则森森。毋论法之中更有法，即方之中亦更有法"。

2. 论伤寒法度可治温病

喻昌认为仲景治温病法度，俱出于治伤寒中，治伤寒的许多方剂，同样适用于温热病。因而"会《内经》之旨，以畅发仲景不宣之奥"。将温病分为冬伤于寒，春必病温型；冬不藏精，春必病温型；冬伤于寒又冬不藏精，至春月同时发病型。并分析了三种温病的发病机理、症状及分类证治。如冬伤于寒而春必病温者，除列解肌法、吐法及下法外，还附有清热、和解、疏风、分利、开结、解毒、养血生津、补中、凉血滋阴、搐鼻出水、刺鼻出血等方法，每法下列附方，如解肌法有升麻葛根汤（升麻、葛根、芍药、甘草）、葛根柴胡汤（葛根、柴胡、芍药、桔梗、甘草）、人参败毒散（人参、柴胡、川芎、枳壳、羌活、独活、茯苓、桔梗、甘草、生姜、薄荷）、参苏饮（人参、苏叶、葛根、半夏、茯苓、陈皮、甘草、桔梗、枳壳、木香）等，其中不少方剂为后世医家治疗外感热病所常用。

3. 秋燥论

喻昌认为："《内经》病机一十九条，独遗燥气，他凡秋伤于燥，皆谓秋伤于湿，历代诸贤，随文作解，弗察其讹。"故当补述阐发秋燥之证治。他从"燥胜则干""燥气先伤上焦华盖"入手，概论了秋燥所伤的病理性质及主要病变部位，继而提出清润肺气、保护胃气的基本治法，并创制清燥救肺汤（石膏、桑叶、枇杷叶、杏仁、胡麻仁、阿胶、麦冬、人参、生甘草），并指出辛香行气，伤津助燥；辛温燥热，以火济火之品均属禁忌，而单纯滋润或苦寒泻火之滞胃伤胃者亦为不宜，谓："天门冬虽能保肺，然味苦而气滞，恐反伤胃阻痰，故不用也。"

NOTE

其知母能滋肾水、清肺金，亦以苦而不用。至如苦寒降火，正治之药，尤在所忌。"

4. 大气论

其受《素问·五运行大论》"地为人之下，太虚之中者也，大气举之"启发，撰《大气论》一文，认为"五脏六腑，大经小络，昼夜循环不息，必赖胸中大气，斡旋其间"，若"大气一衰，则出入废，升降息，神机化灭，气力孤危矣"。喻昌以《金匮要略》"气分，心下坚，大如盘，边如旋杯，水饮所作"之理，阐发大气之病，认为："水饮久积胸中不散，伤其氤氲之气，乃至心下坚大如盘，遮蔽大气不得透过，只从旁边辘转，如旋杯之状，正举空洞之位，水饮占据为言。"因此，治宜"通胸中阳气"，以桂枝、麻黄、附子、薤白、白酒类。喻昌大气论，强调了胸中阳气的重要性，并通过阳气与水饮阴邪之间矛盾，阐发通阳助阳与祛散阴邪之间的辨证关系，对张锡纯创升陷汤等方，变通补中益气汤治中气下陷之法，有一定启发。

【阅读推荐】

喻昌不仅在理论上多有创新，而且在议病遣药上多有心得。如独创"培养""招纳""解散"治单腹胀三法，"同气相求""阴阳相引"以救脱，"逆流挽舟，提邪出表"治感受夏秋热暑湿，三气交蒸互结而成下利，邪失表散，陷入阴分，甚至阳气下陷者等均为后世所称道。

九、李中梓与《伤寒括要》

【医家简介】

李中梓（1588-1655年），字士材，号念莪，江苏华亭（今属上海市松江县）人，明末清初著名医学家。撰有《内经知要》《医宗必读》《伤寒括要》等多部医著。

【学术特点】

1. 诊治外感热病注重诊法

《伤寒括要·卷上》论及察色、察目、察鼻、察口唇、察舌、察耳等多种诊法，如察鼻法中有对鼻色的细致观察：微黑者水气，黄者小便难，白者气虚，赤者肺热，鲜明者留饮。察舌法中对黑苔的体会尤深：黑苔有津为寒。夏月黑苔可治，冬月黑苔难治。黑苔刮不去，易生刺裂者死。再如察耳法：耳聋肿痛，属少阳可治；耳聋舌卷唇青，属厥阴难治。

2. 外感咳嗽专论

李氏对外感常见症状做了专篇专论，内容翔实全面，病因病机证治启人深思，如对"咳嗽"专篇讨论：有声无痰者咳也，有声有痰者嗽也。肺主气，肺伤则气逆而咳，或寒或热，或表或里，或半表半里，或停饮。咳为肺疾，发散则愈。然亦有不可发散者，如经曰咳而小便不可发汗，发汗则肢厥。又曰咳而发汗，蹹而苦满腹坚为逆是也。太阳表不解，心下有水气，干呕喘咳，主以小青龙汤。少阳往来寒热，胸胁满，嘿嘿不欲饮食，心烦呕咳，主以小柴胡去人参加五味子干姜汤。少阴病，四逆而咳，主以四逆散加五味子干姜汤。少阴病，下利，咳而呕渴，心烦不眠，主以猪苓汤。少阴病，腹痛，小便不利，肢重痛，自下利，为有水气，其人咳者，主以真武汤加五味子细辛干姜汤。表寒咳嗽者，三拗麻黄汤。里热咳嗽者，栀芩桑杏汤（栀子、黄芩、桑叶、杏仁、浙贝、沙参、豆豉、梨皮）。少阳咳嗽者，小柴胡加五味干姜汤（柴胡、黄芩、半夏、生姜、党参、炙甘草、大枣、五味子、干姜）。

3. 补充收录温病时方

李氏在《伤寒括要·杂病凡五十六方》中补充收录了汉代以后诸前贤医家外感热病方或

法。涉及伤寒、温病、时疫、类伤寒等。尤其是温病和时疫方，补充了《伤寒论》的不足，为温病学的发展奠定了基础。如：

大青四物汤（大青、阿胶、甘草、淡豆豉）主解毒化癍。

霹雳散（附子、细茶）主阴盛格阳，身热面赤。烦躁不能饮水。脉沉细或伏绝。

参胡三白汤（人参、柴胡、白茯苓、白术、白芍药）主过经不解，人弱脉虚。病久而余邪未解。盖正气虚而邪不能伏也。以人参三白，补其正气。以柴胡一味，彻其余邪。此养正则邪自除。遵乎末法之治者也。

连翘败毒散（连翘、栀子、羌活、玄参、薄荷、防风、柴胡、桔梗、升麻、川芎、当归、芍药、黄芩、牛蒡子）主发颐。耳后或耳下肿硬。宜速消之。缓则成脓矣。

消毒围药（黄连、黄芩、黄柏、大黄、栀子、雄黄、白及、白蔹、芙蓉叶、大蓟根、赤豆、南星归尾、朴硝、五倍子、半夏）上为细末，用五叶藤脑、见肿消草、野苎麻根三件捣汁。入苦酒少许，调匀敷之。留头出毒。

【阅读推荐】

《伤寒括要》全书 2 卷。上卷设伤寒总论，各经证治总论，各症总论等；下卷论述百合狐惑阴阳毒，六经 113 方等。李中梓现存著作有十余种，从经典理论到临床应用自成体系，有《内经知要》《诊家正眼》《本草通玄》《病机沙篆》《雷公炮制药性解》《医宗必读》《颐生微论》，其中《病机沙篆》《本草通玄》《诊家正眼》三种，经门人尤乘校订合刊为《士材三书》，该书脍炙人口，流传甚广。

十、张志聪与《伤寒论集注》

【医家简介】

张志聪（1644-1722 年），明末清初著名医家，字隐庵，号西陵隐庵道人，钱塘（今杭州）人。撰有《伤寒论集注》《素问集注》《灵枢集注》《伤寒论宗印》等。

【学术特点】

1. 六经气化学说

张志聪在精研《内经》《伤寒论》等著作的基础上，首创六经气化说，并以五运六气、标本中气之理来全面注解《伤寒论》，侧重于从三阴三阳六经气化的角度去研究《伤寒论》的六经，解释伤寒六经的生理病理，将六经归结为气化、经络、脏腑的统一体，认为"三阴三阳之病多为六经气化为病"，从而为治法的确立提供了依据。他在《伤寒论集注·凡例》中说："本论太阳、阳明、少阳，三阳也；太阴、少阴、厥阴，三阴也。三阳三阴谓之六气，天有此六气，人亦有此六气，无病则六气运行，上合于天。"张氏运用气化学说的观点，在对疾病的分析上，认为有深浅层次的不同，有表里阴阳之别，也有虚实寒热之分，主要表现在有病在气、在经、经气之兼病，以及入腑干脏等理论，并提出了疾病的发生，或由外邪所伤，或由脏腑功能失调而导致，先病气，后由气而入经，由经而入腑干脏的病理发展趋势。

例如，其在分析柴胡加龙骨牡蛎汤方证时说："此言少阳枢折于内，不能出入者，须启生阳之气以达之，伤寒八九日，当阳明、少阳主气之期，只藉少阳之枢转以外出，若下之则枢转有乖，开阖不得。"其治疗风寒外壅，火热内闭，营卫不调所致的妇人产后乳痈，根据《生气通天论》"开阖不得，寒气从之。荣气不从，逆于肉理，乃生痈肿"之理，认为病在阳明、厥

NOTE

阴，为开阖不得以致肿痛，治以麻黄、葛根、荆芥、防风、杏子、甘草、石膏，温服取汗而收功。

张氏这种认识颇受后世医家的赞许。自此以后，六经气化说成为伤寒研究的一个重要内容，张志聪的六经气化学说被运用于临床，指导伤寒、瘟疫以及杂病的辨证论治，极大地丰富了中医的临床治验。

2. 维护旧论，汇节分章

张志聪属清代伤寒研究的维护旧论派，在《伤寒论》研究中坚决反对错简重订派随意增减章节与篡改，力主维护原有编次，并采取了清代学者研究汉学的汇节分章法来研究《伤寒论》原文，但并不排斥在内容上从各种途径去研究《伤寒论》，在注解《伤寒论》时兼收并蓄，继承与创新并举。这使得《伤寒论》的全部内容掌握起来既方便又系统，以这种汇节分章研究方法写成的《伤寒论集注》影响深广。

【阅读推荐】

《伤寒论集注》中张志聪是以六经所属脏腑及所循行的部位反映来归类辨证。根据脏腑及循行部位之不同，太阳病又有通体太阳及分部太阳之不同，如在注解第一条"太阳为病，脉浮，头项强痛而恶寒"时，认为："太阳为诸阳主气，有通体分部之不同，通体太阳如天，主周身皮肤毫毛肌表。""病通体之表阳，故其脉应之而浮也。""分部太阳如日，主头项脊背尾闾血室。""头项者，太阳经脉所循之分部也，病在表而涉于分部，故强痛也。"其他五经均按经脉所属脏腑及循行部位来辨证。

张志聪注重运用自己丰富的临床体验来深刻理会阐发仲景本意。对《伤寒论》颇多发挥，例如对于热结膀胱，认为"小便注于膀胱，而主于三焦。本论热结膀胱，则以小便通闭而验血证，其余小便通闭俱属三焦。"对于谵语，认为："凡谵语乃心主神气内虚，言主于心，非关于胃。""胃燥谵语而用承气汤者，乃胃络不能上通于心，胃气清而脉络通之意。""今人不明少阴谵语，凡解谵语，定属阳明，谓法当下，岂理也哉！"

十一、张璐与《伤寒缵论》《伤寒绪论》

【医家简介】

张璐（1617-1699年），字路玉，号石顽老人，江苏长洲（现吴县）人，为清初名医，著有《伤寒缵论》《伤寒绪论》《张氏医通》等。

【学术特点】

1. 立足临床，补《伤寒论》治法方药

张璐在《伤寒缵论》中对《伤寒论》原文进行补亡，如363条"下利清谷，不可攻表，汗出必胀满"，该条未出方药，张璐认为："见误表其汗，则阳出而阴气弥塞胸腹，必致胀满而酿变耳，合用浓厚朴生姜半夏甘草人参汤，以温胃消胀为务也。"又如338条"伤寒，脉微而厥至七八日肤冷，其人躁无暂安时者，此为脏厥……"该条仲景仅示脏厥之证候，未述方药，张璐认为："脏厥用附子理中汤及灸法。"

又如对风温之治，张氏认为风温证宜辛凉解热兼疏风利痰之法治之，并禁温覆迫汗。若发热头眩，咽喉干痛，舌强痞满者，用葳蕤汤（葳蕤、石膏、白薇、麻黄、川芎、葛根、羌活、甘草、杏仁、青木香）；无大热而渴，用栝楼根汤（栝楼根、石膏、葛根、防风、人参、甘草）；热不解，用败毒散（人参、柴胡、川芎、枳壳、羌活、独活、茯苓、桔梗、甘草、生姜、薄荷）；寒热而渴，小柴胡加葳蕤、桔梗；恶寒发热，本方去参，加栝楼、石膏，渴者，去半夏加栝楼根。

2. 温热与伤寒分治

张璐认为温热病与伤寒不可混为一谈，指出："仲景温病热病诸例，向来混入伤寒六经例中，致使后世有以黄芩、白虎汤误治伤寒者。有以黄芩白虎证，误呼伤寒者。良由混次不分，以致蒙昧千古。自长沙迄今，惟守真一人独得其秘，则又晦其名目，不曰温热，而曰伤寒，何怪当世名家，动辄错误耶。"故将《伤寒论》中论温热的内容另析成篇，以黄芩汤作为治疗温病的主方，进而按三阳发温热例及少阴发温热例类分条文，以白虎加人参汤、黄连阿胶汤、猪苓汤、猪肤汤等方治之。

对于伤寒病的辨治，张氏提出邪在三阳，当辨在经在腑，经属表，宜从外解。霜降节后，太阳病有风伤卫、寒伤营、风寒俱伤营卫三证，立"桂枝、麻黄、青龙鼎峙三法"。春时多三阳混杂，治宜辛平解散，如香苏散（香附、苏叶、陈皮、甘草）、芎苏散（川芎、紫苏、干葛、柴胡、枳壳、陈皮、桔梗、半夏、茯苓、甘草、生姜、大枣）等，可随证选用，若见某经证多，加用某经药权衡，如太阳经用羌活、防风，阳明经用葛根、葱白，少阳经用柴胡、半夏等。病入三阴，则当分传经直中：传经属热，治宜清泄；直中属寒，治宜温中。

【阅读推荐】

《伤寒缵论》分二卷，将《伤寒论》原文全部打乱，进行逐条注释，对王叔和的平脉、辨脉、伤寒例篇章也进行注释，还对《伤寒论》原文进行适当修正。《伤寒绪论》分二卷，上卷研究外感病证 27 种，下卷研究 100 种症状，最后还载 148 首方，包括附方 36 首。此二书是张氏研究伤寒的姐妹篇著作，书中对于温热病的卫气营血病机传变等方面，提出了不少新颖见解和精辟论述。

《伤寒舌鉴》由张璐之子张登于 1667 年撰写刊印。该书以舌象论病因，统证候，定治则，遣方药，包括有白胎舌、黄胎舌、黑胎舌、灰色舌、红色舌、紫色舌、霉酱色胎舌、蓝色胎舌八种及妊娠伤寒舌，每种舌均有总论，以分析形成该类舌象的病因病机；同时并附一百二十图加以说明。这些附图详细地说明了所描述舌象的色泽、部位，有助于正确理解舌胎、舌色及所主病证。《伤寒舌鉴》发仲景之未论处，诚伤寒、杂病舌诊指南第一要书。

十二、柯琴与《伤寒来苏集》

【医家简介】

柯琴（约 1662-1735 年），字韵伯，号似峰，浙江慈溪（今余姚县），后迁居虞山（今江苏常熟）。著有《伤寒论注》四卷、《伤寒论翼》二卷、《伤寒附翼》二卷，合称《伤寒来苏集》。

【学术特点】

1. 倡辨证论治，以方类证

柯琴既不同意方有执、俞嘉言"错简重订"及其"三百九十七法"与"三纲鼎立"学说的观点，也反对维护旧论派"不敢增减"一字，"移换一节"的主张。他以临床实用为原则，以方证为纲，将《伤寒论》经文重为排编，先置伤寒总论，总论下分列六经脉证，每经脉证下再分述各方证，详加注疏，突出辨证论治思想。如在太阳病中汇列了桂枝汤证、麻黄汤证、

NOTE

葛根汤证、青龙汤证等，在阳明病里分列栀子豉汤证、瓜蒂散证、白虎汤证等。

柯氏以方类证、方随证附的编次方式，实际上把一个个方证视为一个独立存在的、而又彼此联系的证候，这样有利于全面体现方证的脉证和病机，从而克服了原文排列或单提一脉、或仅述一证，彼此不连贯的缺陷，颇为实用。其按方类证编次思维方法对后世医家影响深远。

2. 辨《内经》《伤寒》六经内容之不同，创六经地面说

柯琴认为，《伤寒论》六经与《素问·热论》六经内容有很大不同，指出："夫热病之六经，专主经脉为病，但有表里之实热，并无表里之虚寒，虽因于伤寒，而已变成热病，故竟称热病，而不称伤寒。""仲景之六经，是分六区地面，所赅者广，虽以脉为经络，而不专在经络上立说。凡风寒温热，内伤外感，自表及里，有寒有热，或虚或实，无所不包。"二者虽都是辨证论治的纲领，但内容已有很大不同。

关于伤寒六经含义，柯氏提出"仲景之六经，是经界之经，而非经络之经"，以伤寒六经病证牵涉的范围为根据，论述了六经的划分、范围、毗邻关系以及传变。在《伤寒论翼·六经正义》中对三阴三阳分布描述为"腰以上为三阳地面，三阳主外而本乎里……腰以下为三阴地面，三阴主里而不及外。""内由心胸，外自巅顶，前至额颅，后至肩背，下及乎足，内合膀胱，是太阳地面，此经统领营卫，主一身之表证。"等。通过"六经"地区界面，力求把伤寒六经病证的发生与演变，落实到具体的"地形"上，即人体的形质结构上，"明六经地形，始得握百病之枢机，详六经来路，乃得操治病之规则"。

3. 六经为百病立法

唐宋以下，医家多认为《伤寒论》是辨治外感专热病的专书，而柯氏则认为六经为百病立法，包括外感伤寒和内伤杂病。他在《伤寒论翼·全论大法》中指出："按仲景自序，言作《伤寒杂病论》合十六卷，则伤寒、杂病未尝分两书也。凡条中不贯伤寒者，即与杂病同义。如太阳病之头项强痛，阳明之胃家食，少阳之口苦咽干目眩，太阴之腹满吐利，少阴之欲寐，厥阴之消渴气上撞心等症，是六经之为病，不是六经之伤寒，乃是六经分司诸病之提纲，非专为伤寒一症立法。""仲景之六经，为百病立法，不专为伤寒一科，伤寒杂病，治无二理，咸归六经之节制。""仲景约法，能合百病，兼赅于六经，而不能逃六经之外，只在六经上求根本，不在诸病名目上寻枝叶。"临床证明，六经方证确非伤寒所专有，内伤诸病用之也多效验，如炙甘草汤用于心律不齐、十枣汤用于胸腔积液、五苓散用于美尼尔氏病等，可见《伤寒论》所揭示的辨证论治规律是具有普遍意义的。

【阅读推荐】

读柯氏之书，总能给读者带来启迪，如他引入军事术语来描述六经病提纲说。柯氏说："仲景六经六经各有提纲一条，犹大将立旗鼓使人知所向，故必择本经至当之脉证而标之。读者须谨记提纲以审病之所在。"指出各经"之为病"一条，为该经之提纲证。所谓提纲证，就是一经的共同证候，也是该经病区别于他经的特征性表现，是辨别六经病的临证指标，这有很大的实践意义。

十三、汪琥与《伤寒论辨证广注》

【医家简介】

汪琥（生卒年不详），清代医家。字苓友，号青溪子。江苏长州（今苏州市）人。撰有

《伤寒论辨证广注》（1680 年成书）、《中寒论辨证广注》《痘疹广金镜录》等。

【学术特点】

1. 首提"伤寒非寒病""中寒为真寒"

汪琥秉持"错简重订"论，将《伤寒论》条文拆分为《伤寒论辨证广注》和《中寒论辨证广注》两部分。汪琥认为伤寒病证，邪之传经者为热病，直中者为寒证，治疗时二者不宜混淆，并提出"辨伤寒非寒病论"和"辨中寒为真寒论"。

《伤寒论辨证广注·卷一》中云："凡风湿温热，皆得谓之伤寒，则知其名虽为寒，其实非真寒也。汉张仲景著《伤寒论》，凡温暑风湿疟痢，时行疫毒之气，多杂其中。其意何也，彼盖以上等证，皆系热病，人患热病，多传经，故凡传经之热病，经云皆伤寒之类也。"可见，汪琥认为伤寒感邪，传六经之四时伤寒，皆是热病，当或汗、或吐、或下、或和解、或针刺治疗。发汗则应于麻桂等汤之中，类加知母、石膏、黄芩等药；和、下除用仲景柴胡、白虎、承气等汤外，亦可参刘河间天水散、凉膈散（连翘、山栀子、大黄、薄荷叶、黄芩、甘草、芒硝、竹叶、蜂蜜）、甘露饮（肉桂、白茯苓、白术、猪苓、滑石、寒水石、甘草、泽泻）、解毒汤（黄连、黄柏、黄芩、大栀子）等，投以三黄三石，苦寒甘辛凉解之药。

而对于干姜、附子、桂枝、吴茱萸等汤剂所主之三阴寒证，汪琥谓之为"中寒"，并辑录《伤寒论》一书属于真寒证之原文成《中寒论辨证广注》，体例遵循《伤寒论辨证广注》，逐条予以辨注，内容包括辨太阳、阳明、太阴、少阴、厥阴病脉证并治法。因"中寒之人，三焦火衰，元气大虚"，故当用温散、温补、温中消导之法。并在"后贤治中寒方论变法"，广引后世医家的经验，补充诸多方剂，如枳实理中丸（茯苓、人参、白术、干姜、炙甘草、枳实），此方为理中丸加枳实、茯苓，渴者加栝楼根、牡蛎。治伤寒太阴虚寒痞满。五积散（官桂、人参、川芎、厚朴、茯苓、半夏、芍药、当归、麻黄、干姜、甘草、枳壳、桔梗、橘皮、苍术、白芷），治阴经伤冷，脾胃不和，及感寒邪，并食积所伤。

2. 提倡变通，灵活应用仲景方

汪琥在《伤寒论辨证广注》和《中寒论辨证广注》两书中，对《伤寒论》条文及方证以按语的形式进行了独到的阐释，提倡"学人毋拘拘于仲景原方""宜随证增损以解化之"。

如论及桂枝汤时云："愚谓太阳伤风，乃表虚为风寒所袭，其自汗必有时而出，有时又止，出不能透，所以发热不休。仲景用桂枝汤者，以辛甘发散肌表之风邪，使邪去则表密而汗自止，热自休，乃发中有止之义。"指出了桂枝汤证出汗的具体特征是间断性出汗而非持续性出汗，桂枝汤属发中有止，以汗止汗之剂。应用时宜据患者禀赋、气血虚实灵活变通，如"禀质素壮，气血有余，壮热不止，脉却阳浮而阴盛，其外证仍自汗恶风，则本方中当用赤芍药，以泻营中之邪实也。""体虚不任风寒，其脉浮缓微弱，其热翕翕然不甚，其汗时出……而用白芍药之酸以收之。"

【阅读推荐】

《伤寒论辨证广注》和《中寒论辨证广注》中，汪琥在逐条论述仲景六经病辨证治法后，均列"附昔贤治某某病方论变法"，对前贤相应变法和变方进行了详细分析，指出了应用范围，并谓："变法者，言其与仲景之法不同，方论中各有权变也。"如在《伤寒论辨证广注·卷五》，附"附昔贤治太阳病方论变法"，分别论述了肘后葱豉汤方（葱白、豉）、千金葛根汤方（葛根、麻黄、黄芩、芍药、甘草、大枣）、千金葛根龙胆汤方（葛根、龙胆、大青、升

NOTE

麻、石膏、葳蕤、甘草、桂枝、芍药、黄芩、麻黄、生姜）、千金白薇散（白薇、防风、射干、白术、当归、防己、青木香、天门冬、乌头、枳实、独活、山茱萸、葳蕤、麻黄、柴胡、白芷、莽草、蜀椒、秦艽）等用法，并补充自己的临证经验，创九味羌活汤（羌活、防风、苍术、细辛、川芎、白芷、生地、黄芩、甘草）去川芎加白术白芍（羌活、防风、苍术、细辛、白芷、生地、黄芩、白术、白芍、甘草）之法（补充药物组成），以为解太阳风寒表邪之变法，视若神方。

十四、钱潢与《伤寒溯源集》

【医家简介】

钱潢（生卒年不详），一名虚白，字天来，清代虞山（今江苏常熟）人。撰有《重编张仲景伤寒证治发明溯源集》（简称《伤寒溯源集》）十卷（1707 年）。

【学术特点】

1. 以法类证统方

钱潢认为，《伤寒论》惟六经诸篇的证治，为仲景所作，其中辨证候，立法治，均极为详尽，为后世之楷模，他说："但就三阳三阴六经之证治，正变之不同，剖明其立法之因，阐发其制方之义而已。"

探索六经病证的立法施治是钱潢研究《伤寒论》的特点，《伤寒溯源集》也是"按法类证"注释《伤寒论》的重要代表著作。他将"病有发热恶寒者，发于阳也；无热恶寒者，发于阴也"列于六经之首，视为总纲。然后按照太阳、阳明、少阳、太阴、少阴、厥阴六经之序排列，每经均以先正治法、后变法的顺序编排，以法类证统方，对各篇原文详予注释。每方均有方论、析义、辨误、论治，以使后学明立法之意、用药之因，从中领悟仲景理法制方之妙，充分体现了钱氏"以法类证统方"的治伤寒的学术特点。

2. 倡六经均有中风、伤寒，创"六经自受"之说

钱潢在六经分证立法中，始终都贯通方有执、喻昌所倡导的风伤卫、寒伤营的观点，认为无论三阴三阳，都有中风和伤寒的问题，因此在六经分证治法中，均明确分出中风和伤寒，并在太阳篇增加"风寒两伤营卫证治"。

此外，钱潢在《伤寒溯源集》中还自创"六经自受"理论，如在阳明病篇列"阳明受病原始"。在 99 条后的"辨误"中曰："夫邪之入少阳也，或从太阳与阳明传来，或本经自受。"对 301 条"少阴病，始得之，反发热，脉沉者，麻黄附子细辛汤主之。"钱潢认为："此言少阴之表证也。曰始得之者，言少阴初感之邪也。始得之而即称少阴病，则知非阳经传邪，亦非直入中脏，乃本经之自感也。始得之而发热，在阳经则常事耳，然脉沉则已属阴寒。"在第 273 条后"辨误"中谓："成氏谓太阴为病者，阳邪传里也，其说殊谬，岂太阴无本经自受之邪乎？"

【阅读推荐】

《伤寒溯源集》书末附有"三百九十七法、一百一十三方辨论""动气臆说""铢两升合古今不同辨论""权量考""大斗大两""长沙无朱雀汤说"六篇短文，文字简明，论点明确，充分展现了作者的学术观点。

十五、秦之桢与《伤寒大白》

【医家简介】

秦之桢（生卒年不详），清代医家。字皇士。云间（今上海市松江）人。撰有《伤寒大白》四卷（1714 年）。

【学术特点】

1. 南北方宜发汗不同论

《伤寒大白》总论提出："仲景以太阳冬月司令之伤寒，酌以麻黄汤治寒邪伤营，无汗发热之表证；以桂枝汤治风邪伤卫，有汗发热之表证。然此按北方方宜，分经络，立规矩，为后世指南者也，施治三时，施治之江浙则不合。"故以羌活败毒散（羌活、独活、柴胡、前胡、川芎、防风、荆芥、广皮、甘草），以此代仲景麻黄汤，治四时太阳表证。口渴，去川芎；胸前饱闷，加枳壳、厚朴；阳明见症，加干葛；里有热，加黄芩、山栀、石膏。以羌活冲和汤（羌活、防风、白芷、黄芩、苍术、生地、川芎、细辛、广皮、甘草）和解太阳表里俱见之症，次以葛根汤以治阳明纯表之症，以干葛石膏汤（干葛、柴胡、黄芩、石膏、广皮、甘草）为阳明和解之方，再以柴葛解肌汤（柴胡、干葛、甘草、黄芩、芍药、羌活、白芷、桔梗）治少阳阳明表里居多之症，又以小柴胡汤为少阳和解之方。认为"如此虽变仲景之方，以合江浙方宜，实遵仲景之旨也。"

2. 小柴胡汤化裁自如

《伤寒大白》卷一论恶寒，载小柴胡汤去姜枣，加陈皮（柴胡、黄芩、广皮、人参、半夏、甘草）。并指出："少阳寒热，通以小柴胡汤加减，以应变化。"

加减法如下：恶寒无汗，加防风；头痛身痛，加川芎、羌活；目痛额痛，加干葛、白芷；恶寒足冷，腰痛脚痛，加独活；恶寒发热，胁肋痛，加青皮、山栀、枳壳、木通、苏梗；有汗，加白芍药，助柴胡，同止寒热；血不足而恶寒，倍加当归、白芍药；胸前饱闷，去人参加枳朴；大便闭结，小腹胀痛，加大黄；小便不利，加木通；喘咳，加枳、桔、杏仁；里有积热，加栀、连；呕吐，倍半夏，加竹茹、厚朴；口燥痰多，去半夏易栝楼霜、贝母；口渴唇焦，加石膏、知母、竹叶。

【阅读推荐】

如《伤寒大白》总论："南北方宜清里相同论"，提出"清里之法，不特南方应如此，夏秋应如此，即冬月，即北方亦如此者"。并提出五苓、白虎、黄芩、承气、三黄、凉膈、导赤、黄连泻心诸法。

十六、尤怡与《伤寒贯珠集》

【医家简介】

尤怡（1650-1749 年），字在泾，清·江苏长洲（今吴县）人。撰有《伤寒贯珠集》《金匮要略心典》《金匮翼》《医学读书记》和《静香楼医案》等。

【学术特点】

1. 以法类证，随证出方

尤在泾是从治法研究《伤寒论》的杰出代表，他将《伤寒论》原文重整编次，根据各经主

NOTE

证、兼证、变证、坏证及体质虚实不同、脏腑阴阳各异，经证与腑证相连，他病与伤寒类似等特点，立正治、权变、斡旋、救逆、类病、明辨、杂治、针刺八法，贯穿六经辨治体系，以揭示六经病证变化的不同规律。自谓"略引大端于前，分列纲目于后，而仲景之方与法，罔不备举"，使千头万绪的六经证治，总归一贯，犹如轮珠在手，简明系统，易于掌握，深得后世称道。

《伤寒贯珠集》全书以法类证，三阳在前，三阴在后，三阳以经、腑立论，三阴以经、脏立论，根据各病特点，以法类证，以证论治，将仲景398条、113方归纳分类，提纲挈领，一目了然。八法之中，尤以三阳病辨之最详。如正治法治本经原出之病，三阳病皆有此法，如太阳病以汗法立论，包括桂枝证、麻黄证或合阳明，或合少阳，或兼三阳者，则从而解之清之，如葛根、黄芩、白虎等法。阳明正治法分经腑两类，以腑病为主，有宜下、宜清、宜温不同；少阳居表里之间，外不及皮肤，内不及脏腑，汗之而不从表出，下之而不从里泻，故有汗、吐、下之戒，唯小柴胡一分和解表里，为少阳正治之法。

2. 驳斥"三纲鼎立"学说

太阳病"三纲鼎立"学说，始于王叔和、孙思邈，后成无己、方有执、喻嘉言等将其发挥为"三纲鼎立"之说，认为太阳病分为"风伤卫、寒伤营、风寒两伤营卫"三类证候，分别主以桂枝汤、麻黄汤、大青龙汤，鼎足大纲三法分治三证，风行一时。

尤怡反对"三纲鼎立"说，他在《太阳权变法·大青龙汤脉证二条》注文中，谓方、喻二氏"炫新说而变旧章"，并指出："桂枝主风伤卫则是，麻黄主寒伤营则非，盖有卫病而营不病者矣，未有营病而卫不病者也。"《太阳正治法第一·桂枝汤脉证七条》中又说："寒之浅者，仅伤于卫；风而甚者，并及于营；卫之实者，风亦难泄；卫而虚者，寒犹不固。"因而主张"运用麻黄汤、桂枝汤两方，必须掌握有汗、无汗之关键，而不必执营卫之孰虚、孰实，以证伤寒、中风之殊，更不能受两者字面的限制。至于大青龙证，其辨不在营卫两病，而在烦躁一证，其立方之旨，亦不在并用麻桂，而在独加石膏。"尤氏之论，允正贴切，符合临床实际，体现了辨证论治的精神。

3. 以经络脏腑解析六经

自宋朱肱提出六经经络说，传足不传手以来，后世注家对六经展开了讨论，有经络说、脏腑说、气化说、部位说等。尤怡充分吸收《内经》理论的精髓，分别用经络、脏腑学说解析六经，将三阳经病证分为经证、腑病，将三阴经病证分为经证和脏病。例如在注《少阳正治法·小柴胡汤证八条》时指出："胸胁苦满者，少阳之脉，其直者从缺盆下腋循胸过季肋故也。"在注《太阴诸法·太阴脏病脉证治六条》时，谓："太阴之脉，入腹属脾络胃，上膈挟咽……"均是用经络的循行部位来解析伤寒经病的机理，发微阐幽，耐人寻味。

对于三阳腑证、三阴脏证，尤氏也是从脏腑的生理功能入手，进行注释，如注阳明病提纲证时说："胃者，汇也，水谷之海。为阳明之腑也。胃家实者，邪热入胃，与糟粕相结而成实，非胃气自盛也。"从胃肠生理功能失调出发，揭示了邪热入内，与糟粕互结，致使传导失职而成阳明腑证的病机。少阴篇中有："少阴之脏，为胃之关，为二阴之司，寒邪直入经脏俱受，故当咽痛而复吐利也。"即是从肾为胃之关、二阴之司而言。总之，尤氏把经络与脏腑学说有机结合起来，用以揭示六经实质，言简意赅，切合临床。

【阅读推荐】

尤在泾晚年所撰《金匮要略心典》《金匮翼》《静香楼医案》，于杂病证治发挥颇多，尤其是脾肾并重，擅长甘温和中、益气扶阳治法。如对"久嗽便溏，脉虚而数，脾肺俱病"者，主张"培补中气为要"；又"中气虚寒，得冷则泻，而又火升齿衄，古人所谓胸中聚集之残火，腹内积久之沉寒也。此当温补中气，俾土厚而火自敛。药用人参、白茯苓、白术、炙甘草、干姜、益智仁"，此即东垣甘温除热之法。

十七、叶桂与《临证指南医案》

【医家简介】

叶桂（1667-1745 年），字天士，号香岩。江苏吴县（今苏州市）人。清代中期著名温病学家，代表著作有《温热论》《临证指南医案》等。

【学术特点】

1. 师法仲景，扩大了经方临床应用

以仲景五首泻心汤为例，叶天士根据其组方特点，从临床实际出发，通权达变，将泻心诸汤广泛运用于吐血、肿胀、痞证、噎膈胃反、呕吐、吐蛔、温热、暑、湿、痰饮、郁、脾瘅、痢、痉厥等多种病证，《临证指南医案》记载了叶天士对泻心汤的多种化裁形式，法遵仲景原意而不泥于原方，契合病机，随证加减有法可循。举例如下：

（1）大黄黄连泻心汤　治吐血，以麻沸汤渍服，取其气薄能泄虚热。

（2）附子泻心汤　一则用于治阴阳逆乱，上热下寒的关格。二则变通加减，法"通阳之中，原可泄热开导"，去黄芩，加人参、干姜、半夏、枳实、茯苓，煎药按法用之，人参、附子、干姜，三味另煎汁，黄连、半夏、枳实、茯苓滚水煎 30 沸，治下元衰惫、中阳不足，阴浊上僭。

（3）半夏泻心汤、甘草泻心汤、生姜泻心汤　以上三方，半夏泻心汤叶氏使用最多，主治湿滞、痰阻、气郁、阳虚浊阴上逆、气火失调等，多去甘草、大枣，防其滋腻。若胃虚肝乘，症见呕吐、眩晕，用芩、连、姜、夏伍以川楝子、生牡蛎、白芍、乌梅、吴茱萸，苦辛降泄、酸苦泄热；若痰热内阻导致结气胸满，用半夏泻心汤加菖蒲、郁金；若暑湿伏邪夹湿，加入杏仁、蔻仁、滑石、竹叶等芳化宣利，保和丸以消积导滞；若湿热内阻，加茯苓、陈皮、枳实、厚朴、香豉；若阳结于上阴衰于下，加桂枝、杏仁、竹沥、姜汁、枳实、枳壳，以通阳、润燥、理气；若忧郁痰阻，胸脘痞闷，加枳壳、桔梗、杏仁、栝楼宣畅气机、开痰导滞；如疟阻中焦，寒热呕吐、脘痞不纳，用半夏泻心汤合达原饮化裁。

2. 提倡"凡病宜通"，发展了以"通"为主的治疗大法

叶氏认为百病之生，皆因郁滞痞塞，凝结不通而成，即"大凡经脉六腑之病，总以宣通为是"。因此治疗上必须突出一个"通"字，并赋"通"以新义，指出"通非流气下夺之谓，作通阴，通阳训则可。""通字须究气血阴阳，便是看诊要旨矣。"即调气以和血，调血以和气，通也；上逆者使之下行，中结者使之旁达，亦通也；邪郁者疏之使通，浊聚者泄之使通；络阻者辛以通之，寒袭者温之以散之，皆通也。创立了通阳泄浊、通阳化饮等治法。

当然，叶氏用通法，非限于祛邪一面。对虚证，叶氏认为因虚而补，其补亦不可腻滞，须与通补，寓通于补，以顺脏腑之性，其云："想肝肾必自内伤为病，久则奇经诸脉交伤……议温通柔剂，从下焦虚损主治。""益下必佐宣通脉络。"创立了宣通气血、通补阳明等法。

（1）通阳泄浊法　治寒湿、阴浊等阴邪僭越，蒙蔽阳气，不得宣展而致的胸痹、肿胀、呕

NOTE

吐、泄泻、痢、痉厥等，提出："欲驱浊阴，急急通阳。"药以辛温通阳为主，配以化湿泄浊。如浊阴痹阻胸阳，叶氏以"辛润苦滑通胸中之阳，开涤浊涎积聚"，如薤白、桂枝、姜汁、瓜蒌皮、半夏、茯苓、厚朴、石菖蒲等。

（2）通阳化饮法　治饮邪阻滞，阳虚失运，津不化气。叶氏提出治理痰饮必"先予通阳彻饮，俾阳气得宣，庶可向安"，否则必致"阴霾冲逆肆虐，饮邪滔天莫制"。如外寒引动伏饮，用小青龙汤，开太阳以导饮浊，云："太阳司开，阳明司阖，浊饮弥漫，通腑即是通阳。"

（3）宣通气血法　叶氏多施之于月经病、积聚、郁、癥瘕、疝等疾。叶氏提出："宣通可以却病。"断不能乱用滋腻补血之品，"凝滞血药，乃病之对头也"；必"投药仍以通法，苟非气血周行，焉能却除宿病"。如肝郁血瘀，两胁作胀或疼痛，小腹胀痛，每以金铃子散加味，其云："用金铃子散者，川楝苦寒直泄肝阳，元胡专理气滞血涩之痛。"

（4）通补阳明法　叶氏认为胃为阳土，司纳谷之职，喜润恶燥，以通降为顺，胃实宜下，理固其然，而胃虚用补，则非滋腻所宜，宜补中寓通，刚而不燥，柔而不腻。如"禀质木火之体，患燥热之证，或病后热伤肺胃津液，以致虚痞不食，舌绛咽干，烦渴不寐，肌燥熇热，便不通爽"等胃阴亏虚之证，叶氏每以甘平或甘凉濡润以养之，药用麦冬、白扁豆、玉竹、沙参、天花粉、石斛、火麻仁、粳米、蔗浆、梨汁等。

【阅读推荐】

从《临证指南医案》中能够揣摩出叶氏尊仲景、汇诸家、辨温病的著书动机，如卷五指出："仲景之书，以六经分证，治以汗吐下和寒温诸法，故古人云仲景之法，不但治伤寒，苟能悉明其理，即治一切六气之病与诸杂症，皆可融会贯通，无所不宜。""然余谓六淫之邪，头绪甚繁，其理甚奥。"病虽不离六经，但伤寒与温病随病因兼挟不同，则所犯之病机有异，仲景之书不能全备，"即汇集河间东垣丹溪，及前贤辈诸法而治之，犹未能兼括尽善"，"医者临证时，不能灼然分辨"，而天士则精于温邪辨治而较有发明，创立了卫气营血辨证，补充并发展了外感热病的辨证论治体系，其学术思想见《温热论》。

十八、吴谦与《医宗金鉴·伤寒心法要诀》

【医家简介】

吴谦（1689-1748 年），字六吉，安徽歙县人。乾隆时为太医院院判。曾任清代御制钦定综合性医书《医宗金鉴》的总修官，并亲手重订其中《伤寒论》和《金匮要略》部分。

【学术特点】

吴谦参考引用清乾隆以前研究《伤寒论》20 余位医家的著述，汲取后世医家对伤寒学说发展与补充的精当之处，对仲景六经辨治体系的主旨进行了梳理提炼，"撮其要旨，编为歌诀"，编撰成《伤寒心法要诀》，以"俾学者便于熟读默记，融会贯通，然后再玩味全书，则易读易解，有会心之乐，而无望洋之叹矣"。书中不乏有创新发明之处，举例如下：

1. 伤寒六经从化论

《伤寒心法要诀·卷一》"伤寒传经从阳化热从阴化寒原委篇"首先对同一伤寒为病为何会产生纷繁多样的方证现象，从气化理论的高度，进行了阐述，提出："六经为病尽伤寒，气同病异岂然然，推其形藏原非一，因从类化故多端。明诸水火相胜义，化寒变热理何难，漫言变化千般状，不外阴阳表里间。"

认为：伤寒为病，有病在六经（太阳、阳明、少阳、太阴、少阴、厥阴）的不同，而六经本有阴阳的不同禀性，同一外邪侵犯，因所犯之经的本性不同而有水火不同的性质转化，再加之各经受病还有表里、虚实的差异，则演绎变化自然多种多样，即谓人感受邪气虽一，但会因其形藏不同，或从寒化，或从热化，或从虚化，或从实化，故而产生多端不一的变化，这就是邪从六经从化的理论。六经从化机理中，明其水火相胜之义最为要紧，"谓水胜则火灭，火胜则水干也"，若能认识六经水火多寡之不同，则明辨各经化寒变热之理也就不难；其次，还要明白六经主表主里的不同，则各经为病的轻重浅深之势也能了然于胸，任凭其千般变化，也不远寒、温、汗、下、消、补之大法的对治。

2. 六经辨舌概要

《伤寒心法要诀·卷三十七·舌胎篇》集后世医家之经验，对《伤寒论》较为缺乏的舌诊内容，进行了扼要补充。其提出："舌心外候本泽红，红深赤色热为轻，外红内紫为热重，滑白寒表少阳经，沉迟细紧脏寒结，干薄气液两虚空，黄黑胎润里热浅，焦干刺裂热深明，黑滑若与三阴见，水来克火百无生。"并进一步解释为："舌者心之外候，色应红泽为无病也，若初感内外红深，则为有热，而外红内紫，则为热甚；若初感舌苔滑白，则为表寒，其苔渐厚，则为传少阳经也。热者宜辛凉汗之，寒者宜辛温汗之，在少阳者为胸中有寒、丹田有热也，可与小柴胡汤两解之。胸中指表也，浅也；丹田指里也，深也……谓半里之热未成，半表之寒犹在，故舌白一证，有寒有热也。若其苔滑厚，且与沉迟细紧等阴证脉同见，乃脏虚寒结，当以理中加枳实温而开之；若其苔干薄与热烦渴干等阳证同见，乃热急伤正，气虚液竭，以白虎加人参清而补之；森若白苔渐变黄色，此为去表入里，其热尚浅，表不罢者，宜三黄石膏汤（石膏、黄芩、黄连、黄柏、麻黄、淡豆豉、栀子、葱），已入里者，凉膈散；如焦干黑色，或芒刺裂纹，此为里热已深，宜栀子金花汤（黄芩、黄连、黄柏、大黄、栀子），再兼满痛者，宜大承气汤。红，火色也；黑，水色也。与三阳症见，为热极反兼胜己之化，清之下之，尚可治也；若与三阴症见，则为水来克火，百无一生。治者以生姜擦之，其黑色稍退者，尚可急用附子理中、四逆辈救之，可生。至此，六经辨证之舌象，大致齐备。"

3. 昏狂胃热蓄血

《医宗金鉴·伤寒心法要诀》卷三十七，神昏狂乱蓄血发狂篇，对《伤寒论》所涉及的神昏狂乱的不同类型进行了类症鉴别与区别用方，可谓要言不烦。

"神昏胃热重阳狂，三黄三承白解汤；蓄血发狂小便利，少腹硬痛属太阳；阳明蓄血大便黑，其人如狂而喜忘，桃仁承气抵当治，须识作汗奄然狂。"

文中进一步注释道：神昏是胃经热极乘心，热入于阳则狂乱。若兼表实而无汗者宜用三黄石膏汤，若纯里实不便者宜用三承气汤，若无上述表里证而热极者宜用白虎解毒汤，若在少腹硬痛而小便自利者为太阳蓄血，宜用桃仁承气汤，若兼喜忘、大便反黑而不结者，是阳明蓄血，宜用抵当汤。另有一种服汤药后而奄然发狂者，是阳盛阴虚之人，作汗将解之时，阳气一时浮越太速的反应，其会随溅然汗出热退后自行消退，不必用药。

【阅读推荐】

《伤寒心法要诀》对《伤寒论》的食复劳复篇，进行了方证补充，使其辨治更成系统。如"新愈脏腑皆不足，营卫肠胃未通和，多食过劳复生热，枳实栀子大黄瘥。浮汗沉下小柴解，燥呕竹叶石膏合，气虚补中益气主，阴亏六味倍参多"，颇为精当。

NOTE

十九、徐大椿与《伤寒论类方》

【医家简介】

徐大椿（1693-1771年），字灵胎，晚号洄溪老人，江苏吴江人。著《难经经释》《神农本草经百种录》《伤寒论类方》《兰台规范》等。

【学术特点】

1. 方以类从，证随方列，治随证变

徐大椿认为，王叔和搜集的《伤寒论》"虽分定六经，而语无诠次。阳经中多阴经治法，阴经中多阳经治法，参差不一。后人各生议论，每成一书，必前后更易数条，互相訾议，各是其说，愈更愈乱，终无定论。"遂对《伤寒论》精心研究，"探求三十年而后悟其所以然之故"，提出《伤寒论》"非仲景依经立方之书，乃救误之书也""不论从何经来，从何经去，而见证施治，与仲景之意无不吻合，岂非至便之法乎？"

他根据方剂的组方原则、性质异同，参酌病机及其临床体会，将《伤寒论》113方，重新编排分为十二类，体现了他从方立论研究伤寒论的思想。《伤寒论类方》全书四卷，卷一分桂枝汤、麻黄汤、葛根汤、柴胡汤四类，载方34首。卷二分栀子汤、承气汤二类，载方19首。卷三分泻心汤、白虎汤、五苓散、四逆汤四类，载方38首。卷四分杂方、六经脉证二类，载方22首。每类之中，皆先示主方，后示主法，将有关主方的证治条文列于其下，并一一加以注释说明，论述较详，使人有法可遵，有方可依。但因病证复杂，变化多端，又须灵活加减，故依次附其类同之方，或称主方加减变化之方，亦有其随证加减之方可循，相合对勘，则更清楚析出其辨证论治思想，其核心是以方类证，证随方列，治随证变。

2. 诠释方证依药性，临床应用重煎服

方以类从，证随方列是《伤寒论类方》的显著特点，然而解释方证，注重药物分析则体现其重视辨证论治的求实精神。如"杂法方类"中治湿热发黄的茵陈蒿汤与麻黄连翘赤豆汤，徐氏注曰："前方欲黄从下解，此方欲黄从汗解，乃有表无表之分也。"示人应注重观察表里之证而择用。又如他注麻黄细辛附子汤曰："附子细辛为少阴温经之药……用麻黄者，以其发热，则邪犹连太阳，未尽入阴，犹可引之外达。""麻黄则专于发表，今欲散少阴始入之邪，非麻黄不可，况已有附子足以温少阴之经矣。"斯方温经散寒、兼祛表邪，故为扶阳解表之良方。

注重煎服法，是《伤寒论》的重要学术特色之一。徐氏《伤寒论类方》亦将煎服法列为重要内容加以阐释。对于药物煎煮方法，徐氏在《煎药法论》中指出："大凡发散之药及芳香之药不宜多煎，取其生而疏泄，补益滋腻之药宜多煎，取其熟而停蓄，此其总诀也。故方药虽中病，而煎法失度，其药必无效。"故他对桂枝人参汤注曰："桂独后煮，欲其于治里证药中，越出于表，以散其邪也。"又如桂枝加芍药生姜各一两人参三两新加汤，其煎法当宜"多煎为妙，取其味浓入阴也。""邪未尽宜表，而气虚不能胜散药，故用人参。凡素体虚而过汗者，方可用。"此即申发仲景用药、煎法之妙意。对于服药法，《伤寒论》方后多已注明，而《伤寒论类方》注释更为详尽，以引起高度重视。如桂枝汤方后注曰："桂枝本不能发汗，故须助以热粥……啜粥充胃气以达于肺也。""桂枝汤全料谓之一剂，三分之一谓之一服……一服即汗不再服，无汗服至二三剂，总以中病为主。后世见服药得效者，反令多服，无效者即疑药

误，又复易方，无往不误矣。"从而揭示了服药治病，当依病情而定，"中病即止"。即不可因初服有效而盲目加大剂量，又不能因无效而轻易改方。否则，非但无益，反而贻害无穷。

【阅读推荐】

徐灵胎对中药功效的认识颇有见地。他认为药之治病，有可解者与不可解者两端，其不可解者为药性之专长，如单方验方治病，取药专则力厚，"至如鳖甲之消痞块，使君子之杀蛔虫，赤小豆之消肤肿……此乃药性之专长，即所谓单方秘方也"。其可解者为"常用药之中，亦各有专长之功"，即药物有多种功效且各有专长之功。对于方药的配伍应用，徐氏提倡主方主药，重视脏腑经络辨治，主张"一病必有主方，一方必有主药""古方以一药治一证，合数证而成病，即合数药而成方。其中亦有以一药治几证者，有合几药而治一证者。又有同此一证，因不同，用药亦异，变化无穷"。例如其解释防风之用为："凡药之质轻而气盛者，皆属风药，以风即天地之气也。但风之中人，各有经络，而药之受气于天地，亦各有专能，故所治各不同。于形质气味细察而详分之，必有一定之理也。防风治周身之风，乃风药之统领也。"可使读者从中领悟凡外感中风、风痹等病证，病机切合者，可配伍防风。

二十、俞根初与《通俗伤寒论》

【医家简介】

俞根初（1734-1799 年），名肇源，清代山阴（今浙江绍兴）人。"绍派伤寒"的创始人。撰有《通俗伤寒论》（1774 年），后经曹炳章、徐荣斋整理为《重订通俗伤寒论》。

【学术特点】

1. 以六经分治，创新治法方药

在《通俗伤寒论》第一章就开宗明义，设六经、三焦、六淫病用药法，列方剂组方，分汗、和、下、温、补、清六法，以应六经之治，进而以六法来统领所有外感热病的治疗，使医者有章可循，有规可依。俞根初提出："太阳宜汗；少阳宜和；阳明宜下；太阴宜温；少阴宜补；厥阴宜清。以温清言，则太阳、太阴、少阴，大旨宜温，少阳、阳明、厥阴，大旨宜清。""正治不外六法。按经审证，对证立方。六法为君，十法为佐，治寒伤已无余蕴。"后人称其"方方有法，法法不同""方方切用，法法通灵"，并以《伤寒论》六经病主治方为基础，灵活变通，衍化出 101 方，多为俞氏经验之谈，现按六法举隅如下：

（1）汗法　为太阳表证而设，共 12 法 12 方。如：

苏羌达表汤（苏叶、防风、杏仁、羌活、白芷、广橘红、鲜生姜、浙苓皮）属辛温发汗法。俞氏以之代麻黄汤和桂枝汤，治正伤寒。因浙绍多湿，故于辛温中佐以淡渗、祛风化湿。

参附再造汤（高丽参、淡附片、川桂枝、羌活、绵芪皮、北细辛、炙甘草、防风）属助阳发汗法。仿麻黄附子细辛汤之意。用于房劳伤精，骤感风寒，专治伤寒夹阴。

（2）和法　总结少阳兼证治疗十法，以及常用经验方 14 首。如：

柴胡枳桔汤（川柴胡、枳壳、姜半夏、鲜生姜、青子芩、桔梗、新会皮、雨前茶）属和解表里法轻剂，主治少阳风寒郁火兼气滞证。

柴胡陷胸汤（柴胡、姜半夏、小川连、苦桔梗、黄芩、栝楼仁、小枳实、生姜汁）属和解兼开降法，主治少阳风寒郁火兼痰阻证。

柴胡达原饮（柴胡、生枳壳、川朴、青皮、炙草、黄芩、苦桔梗、草果、槟榔、荷叶梗）

属和解三焦法。主治少阳湿遏热伏证（手经为主）。

蒿芩清胆汤（青蒿、淡竹茹、半夏、赤茯苓、青子芩、生枳壳、陈广皮、碧玉散）为和解胆经法，主治少阳暑湿郁蒸证（足经为主）。

新加木贼煎（木贼草、淡香豉、冬桑叶、制香附、鲜葱白、焦山栀、粉丹皮、夏枯草、清炙草、鲜荷梗）属和解偏重清泄法。主治少阳风火上扰证。

柴芩双解汤（柴胡、生葛根、羌活、知母、炙草、青子芩、生石膏、防风、猪苓、白蔻末）属和解表里法重剂。主治三阳寒湿闭火证。

柴胡白虎汤（川柴胡、生石膏、天花粉、生粳米、青子芩、知母、生甘草、鲜荷叶）属和解偏重清降法。主治少阳兼阳明热亢证。

柴平汤（川柴胡、姜半夏、川朴、清炙草、炒黄芩、赤苓、制苍术、广橘皮、鲜生姜）属和解偏重温燥法。主治少阳兼太阴湿多热少证。

柴胡四物汤（柴胡、仙半夏、归身、生白芍、条芩、清炙草、生地、川芎）属和解兼补血法。主治少阳风寒郁热兼少阴血亏证。

（3）攻下法　立方20首，以承气命名有10首，又暗用承气而另易方名有6首，相应20个治法。如：

陷胸承气汤（瓜楼仁、枳实、生川军、半夏、黄连、芒硝）属肺与大肠并治法。主治肺伏痰火，大肠腑实。

白虎承气汤（生石膏、生大黄、生甘草、知母、元明粉、陈仓米）属清下胃腑结热法。主治阳明经、腑两证并见。

（4）温法　为太阴湿困脾土所设。有14法，14方。如：

桂枝橘皮汤（桂枝、白芍、生姜、陈皮、炙甘草、大枣）属温调营卫法。主治脾受寒湿，营卫不和证。

加味小建中汤（白芍、饴糖、生姜、橘络、橘皮、桂枝、炙甘草、大枣、砂仁）属温和肝脾法。主治伤寒里虚邪乘，土衰木横证。

（5）清法　为厥阴相火而设。计21法，21方。如：

加味白头翁汤（白头翁、黄柏、黄芩、黄连、贯众、秦皮、白芍、鲜茉莉花）属清肝坚肠法，为白头翁汤加味，主治伤寒邪传厥阴，胸胁烦满，热利下重，甚或便血者。

新加白虎汤（薄荷、鲜荷叶、陈仓米、知母、益元散、鲜竹叶、嫩桑枝、芦笋、灯芯、石膏粉）属清肝胃辛凉心肺法。为白虎汤加味而成，辛凉甘寒，清解三焦邪热。

（6）补法　为少阴阴虚、阳虚而设，各立滋阴、回阳10法10方。如：

复脉汤（大生地、人参、炒枣仁、桂枝、阿胶、麦冬、炙甘草、陈绍酒、生姜汁、大枣）属滋阴复脉法。主治气弱血虚之心动悸、脉结代证，气阴两伤之虚劳干咳，等等。

阿胶鸡子黄汤（阿胶、生白芍、石决明、钩藤、大生地、炙甘草、生牡蛎、络石藤、茯神、鸡子黄）属滋阴熄风法。主治肝阴不足，血虚风动证。

2. 治伤寒重在开郁，给邪以出路

俞根初认为："医必求其所伤何邪，而先去其病，病去则虚者亦生，病留则实者亦死。虽在气血素虚者，既受邪气，如酷暑严寒，却为虚中夹实，但清其暑、散其寒以祛邪，邪去则正自安。"强调祛邪以发表、攻里为主，使邪去而有出路。其在病机上认为，伤寒为病，虽千变万化，但究其因不过是一气之通塞耳，塞则病，通则安，故而提出"凡伤寒病，均以开郁为先"，治疗则强调"邪去正乃安，故逐邪以发表、攻里为先""发表不但一汗法，凡发疹、发斑、发瘖、发痘，使邪从表而出者，皆谓之发表，攻里亦不仅一下法，凡导痰、蠲饮、消食、去积、通瘀、杀虫、利小便、逐败精，使邪从里而出者，皆谓之攻里"，创新发展了发表、攻下法的传统概念。

俞氏在组方遣药时，也强调给邪以出路的观念。如在加减小柴胡汤（鳖血、柴胡、桃仁、当归尾、粉丹皮、酒炒黄芩、红花、生地、益元散）方中以益元散滑窍导瘀，冀邪从前阴而出。导赤清心汤（鲜生地、茯神、木通、麦冬、粉丹皮、益元散、淡竹叶、莲子心、灯芯、童便），方中以茯苓、木通、竹叶、益元散引其热从小便而泄，童便、莲心咸苦达下，交济心肾而降其热。再如麻附五皮饮（麻黄、细辛、淡附片、浙苓皮、大腹皮、新会皮、五加皮、生姜皮），以仲景的麻黄附子细辛汤合华元化的五皮饮而成，外走太阳而开肺气，下温肾气，以助气化。温下发汗，治一身尽肿。

【阅读推荐】

《重订通俗伤寒论》第一章"伤寒要义""六经总诀"提出辨六经之形层与三焦之部分相结合，以确定病位、统一寒温辨证，认为："以六经钤百病，为确定要诀；以三焦赅疫证，为变通之捷诀。"故诸病伤寒以六经横看：表证"太阳经主皮毛、阳明经主肌肉、少阳经主腠理、太阴经主肢末、少阴经主血脉、厥阴经主筋膜"；里证"太阳内部主胸中、少阳内部主膈中、阳明内部主脘中、太阴内部主大腹、少阴内部主小腹、厥阴内部主少腹"；若夹水湿痰饮，则结合三焦纵观："膈膜以上，清气主之，肺与心也；膈膜以下，浊气主之，脾胃二肠内肾膀胱也；界乎清浊之间者为膈膜，乃肝胆部分也，从膈下而上，上至胸，旁至胁，皆清气与津液往来之所。其病不外痰涎水饮，为邪所击搏，与气互结，由胃中脘，及腹中，下抵少腹，乃有渣滓瘀浊之物，邪气得以根据附之而成下证，此上中下三焦之大要也。"以六经统摄三焦、气血辨证，从表里寒热论治外感病，既不同于伤寒学派，又异于温病学派，独能探微索奥，自成一家之言，对后世"竖读伤寒，横看温病"的观点有较大影响。后世即源于此。

二十一、陈念祖与《伤寒论浅注》《伤寒医诀串解》

【医家简介】

陈念祖（1753－1823 年），字修园，号慎修，福建省长乐县人。撰有《伤寒论浅注》《伤寒医诀串解》《神农本草经读》《金匮要略浅注》《金匮方歌括》等。

【学术特点】

1. 倡导"六经标本中气说"

陈修园认为用标本中气理论解释《伤寒论》六经，阐发五运六气、阴阳交会之理，恰与仲景自序撰用《素问》《九卷》《阴阳大论》之旨吻合。在《伤寒论浅注》中推崇标本中气说，指出："六气之本标中气不明，不可以读《伤寒论》。《内经》云：少阳之上，火气治之，中见厥阴；阳明之上，燥气治之，中见太阴；太阳之上，寒气治之，中见少阴；厥阴之上，风气治之，中见少阳；少阴之上，热气治之，中见太阳；太阴之上，湿气治之，中见阳明。所谓本也。本之下中之见也。见之下气之标也。本标不同，气应异象。《内经》此旨深邃难测。"故特绘制"脏腑应天标本中气图""上中下标本中气图"对六经气化学说加以诠释，图文并茂，简明易懂，使深奥的理论一目了然。

2. 反对错简，维护旧论

伤寒学者错简一派，方有执倡于前，喻昌继其后，之后和者竞起，主要斥王叔和，讥成无己。但与其相反，尊王赞成者亦大有人在，张遂辰倡于前，张志聪、张锡驹、陈修园继于后，他们认为《伤寒论》传本至为完整，不可随意妄加改订。其中陈修园是继二张之后影响最大的一家，他极为崇拜张仲景，喻仲景为"儒门之孔子"，称"《伤寒论》为万古不易之准绳"，认为"叔和编次《伤寒论》有功千古，增入诸篇，不书其名，王安道惜之。然自《辨太阳病脉证治》篇至《劳复》止，皆仲景原文……王肯堂不敢增减一字，移换一节"。总之，陈修园认为王叔和虽增入《辨脉》《平脉》《伤寒例》《可与不可与》等篇，是"增之欲补其详，非有意变乱"。

3. 传经直中，皆有寒热

宋元以后医家多认为邪从三阳传入，俱是热证，治宜攻下。而四逆、白通、理中等方，俱为直中立法，而直中之邪，不从三阳传入，直入三阴之脏，故治当温补。因此，数百年来多认为：凡传经者，俱为热证，寒邪则有直中而无传经。陈氏通过长期临床实践，认识到："直中二字，《伤寒论》虽无明文，而直中病则有之。有初病即见三阴寒证者，宜大温之；有初病即是三阴热证者，宜大凉之，大下之；是寒热俱有直中，世谓直中皆为寒证者，非也；有谓递次传入三阴，尽无寒证者，亦非也。"因此，他认为"寒邪不相传"为不经之说，病情的寒化热化，除与感邪轻重有关，还决定于机体阴阳的偏胜偏衰。因此提出："盖寒热二气，盛则从化。余揆其故则有二：一从病体而分，从误药而变。何则？人之形有厚薄，气有盛衰，脏有寒热。所受之邪，每从其人之脏气而为热化寒化。凡汗下失宜，过之则伤正而虚其阳，不及则热炽而伤其阴。虚其阳则从少阴阴化证多，以太阳少阴相表里也；伤其阴则从阳明阳化之证多，以太阳阳明递相传也。所谓寒热热化，由误治而变者，此也。"

4. 论辨治伤寒，存津液是真谛

陈氏在《医学三字经》中指出："长沙论，叹高坚。存津液，是真诠。"并自注云："存津液是全书宗旨。善读书者，读于无字之处。如桂枝汤，甘温以解肌养液也。即麻黄汤，直入皮毛，不加姜之辛热，枣之甘壅，从外治外，不伤营气，亦养液也。承气汤急下之，不使邪火灼阴，亦养液也。即麻黄附子细辛汤，用附子以固少阴之根，令津液内守，不随汗涣，亦养液也……推之理中汤、五苓散，必啜粥饮，小柴胡汤、吴茱萸汤，皆人参，何一，而非养液之法乎。"举例分析发汗、攻下、温阳、益气、利水等法，无不寓"存津液"之义，"存津液"为伤寒治法真诠。

5. 结合临床，化裁经方

陈修园是维护旧论的代表人物，但在经方临床应用上并不是一成不变，而是结合临床实际需要灵活化裁。如治疗咳嗽，陈氏推崇《伤寒论》中的治法和方药，总结出宣上、和中、补下的治疗方法。尤其推崇小青龙汤加减治疗咳嗽，认为该方"驱风散寒，解肌逐水，利肺暖肾，除痰定喘，攘外安内，各尽其妙"。他在临证运用时有独到的见解，认为小青龙汤中，麻黄、桂枝、芍药可以因症不同去取，但是干姜、细辛、五味子三味药必不可少，寒者可加附子，热者可加石膏、大黄，湿者可加白术、茯苓，燥者可加天门冬、麦门冬、阿胶、玉竹、枇杷叶，下虚者可加巴戟天、鹿角胶，上虚者可加白术，痰多者可加桑白皮、茯苓。

【阅读推荐】

根据辨证论治的原则，陈修园把《伤寒论》的方剂与主治编成七言歌括，分别著成《伤寒真方歌括》及《长沙方歌括》二书，如桂枝汤歌曰："发热自汗是伤风，桂草生姜芍枣逢，头痛项强浮缓脉，必须稀粥合成功。""厚朴半斤姜半斤，一参二草亦须分，半升夏最除虚满，汗后调和法出群。"既抓住了方证重点，又突出方药比例，文字浅显，便于诵习。

二十二、吴瑭与《温病条辨》

【医家简介】

吴瑭（1758-1836 年），字鞠通，江苏淮阴（现江苏淮安市）人，清代中叶著名温病学家，著《温病条辨》。

【学术特点】

1. 羽翼伤寒，倡导寒温一体

吴鞠通在《温病条辨·凡例》中指出："是书仿仲景《伤寒论》作法，文尚简要，便于记诵。""是书虽为温病而设，实可羽翼伤寒。若真能识得伤寒，断不致疑麻桂之法不可用；若真能识得温病，断不致以辛温治伤寒之法治温病。伤寒自以仲景为祖，参考诸家注述可也；温病当于是书之辨似处究心焉。"可见其著述目的在于"羽翼伤寒"，而对于古方、今病问题，则强调重在辨证，于伤寒、温病之疑似，细心研究。

吴氏指出："《伤寒论》六经由表入里，由浅及深，须横看。本论论三焦由上及下，亦由浅入深，须竖看，与《伤寒论》为对待文字，有一纵一横之妙。学者诚能合二书而细心体察，自无难识之证，虽不及内伤，而万病诊法，实不出此一纵一横之外。"吴氏之说充分体现其"寒温一体"思想。《伤寒论》详于寒而略于温，《温病条辨》发前人之未发，在温热病和湿热病的治疗方面，创制了许多有效方剂，补《伤寒论》之不足，确实起到了"羽翼伤寒"的作用。例如，吴氏在五苓散化气行水和"肺金清肃之气下降，膀胱之气化通调，自无湿火湿热暑湿诸症"的法则指导下，立三仁汤治湿温初起或暑温夹湿、茯苓皮汤分消湿浊治湿温、杏仁滑石汤治暑湿伏暑湿热并重、黄芩滑石汤治湿温脉缓身痛、五加减正气散用于湿温或湿热郁阻三焦等，至今仍广泛应用于湿热病的治疗。

三仁汤（杏仁、白蔻仁、生薏仁、滑石、通草、竹叶、厚朴、半夏）主治湿温初起，头痛恶寒，面色淡黄，身重疼痛，午后身热，胸闷不饥等证。

茯苓皮汤（茯苓皮、生薏仁、猪苓、大腹皮、通草、淡竹叶）主治湿温，吸受秽湿，弥漫三焦，热蒸头胀，身痛呕逆，小便不通。

杏仁滑石汤（杏仁、滑石、黄芩、橘红、黄连、郁金、通草、厚朴、半夏）主治湿热弥漫三焦，胸脘痞闷，潮热呕恶，烦渴自利，汗出溺短等。

黄芩滑石汤（黄芩、滑石、茯苓皮、猪苓、大腹皮、白蔻仁、通草）主治湿温病，身疼痛，口不渴，或渴不多饮，汗出热解，继而复热，舌苔淡黄而滑，脉缓。

一加减正气散（藿香梗、厚朴、杏仁、茯苓皮、陈皮、神曲、麦芽、茵陈、大腹皮）主治三焦湿郁，升降失司，脘腹胀满，大便溏垢不爽。

二加减正气散（藿香梗、厚朴、茯苓皮、陈皮、木防己、大豆黄卷、通草、薏苡仁）主治湿郁三焦，脘腹胀满，大便溏薄，身体疼痛。

　　三加减正气散（藿香（梗叶）、茯苓皮、厚朴、陈皮、杏仁、滑石）主治湿浊郁滞，气机不宣，脘闷，苔黄。

　　四加减正气散（藿香梗、厚朴、茯苓、广陈皮、草果、神曲、山楂肉）主治湿温，秽湿着里，邪阻气分，脘闷，舌苔白滑，脉缓。

　　五加减正气散（藿香梗、陈皮、茯苓、厚朴、大腹皮、谷芽、苍术）主治秽湿着里，脘闷便泄。

2. 沿用仲景方药，创新阐释方义

　　《温病条辨》载方206首，其中直接借用《伤寒论》原方36首，更有从药物组成到煎服法均尊仲景者。如上焦篇桂枝汤条下云："煎法服法必如《伤寒论》原文而后可，不然，不惟失桂枝汤之妙，反生他变，病必不除。"又如中焦篇用理中丸治寒湿，其分量和加减法，悉遵仲景原文。再如下焦篇少阴咽痛四方，从条文到方药悉按《伤寒论》全貌录出，唯冠以"温病"二字，仅从以上数端，就足见吴氏尊崇仲景之一斑。

　　此外，吴氏对仲景方治疗宜忌，亦多有阐发。如仲景白虎汤主治阳明热证，吴氏则用于治疗"太阴温病，脉浮洪，舌黄，渴甚，大汗，面赤，恶热者"，明确提出"白虎本为达热出表"，改炙甘草为生甘草，以助清热，是以有"白虎汤能清肺胃之热"之说。并指出"若其人脉浮弦而细者，不可与也；脉沉者，不可与也；不渴者，不可与也；汗不出者，不可与也"的禁忌指征。又如黄连阿胶汤治少阴病热化，后世医家习以心肾不交、水火失济概括其病机，吴氏则指出"阴既亏而实邪正盛"，并谓"邪少虚多者，不得与黄连阿胶汤"，可知其主要作用仍在攻邪为主，养阴为辅，其所以用于"真阴欲竭，壮火复炽"，产生救阴作用者，重点在于邪去而正复，故以方中苦寒之药胜于养阴之药。

3. 继承创新，扩大《伤寒论》方应用

　　吴鞠通说："古人有方即有法，故取携自如，无投不利。"他勤求古训，推求师意，变通《伤寒论》方54首，灵活化裁，方随证变，运用于温病证治。如在《伤寒论》三承气汤的基础上，吴氏对于下法的扩展应用别具特色：以增液汤增水行舟，寓泻于补，治疗阴亏液涸，无水舟停之大便燥结证；以新加黄龙汤治正虚不能运药；宣白承气汤治肺气不降，喘促不宁，痰涎壅滞；导赤承气汤治小肠热盛下注，小便赤痛；牛黄承气汤之邪热闭阻心窍，神昏舌短；以护胃承气汤治下后数日，正虚阴伤，余热不退；等一系列承气方剂，使下法的运用更趋于完善。又如吴氏将仲景复脉汤化裁，去参桂姜枣之补阳，创制加减复脉汤、救逆汤、一甲复脉汤、二甲复脉汤、三甲复脉汤、大定风珠等方，治疗下焦温病、邪少虚多之证，契合温邪深入下焦而重伤肝肾之阴的特点。

　　增液汤（玄参、生地、麦冬）治阳明温病不大便，阴亏液涸，水不足以行舟，而结粪不下者。

　　新加黄龙汤（生地、生甘草、人参、生大黄、芒硝、玄参、麦冬、当归、海参、姜汁）治阳明温病，应下失下，气液两亏，大便秘结，腹中胀满而硬，神疲少气，口干咽燥，唇裂舌焦，苔焦黄或焦黑燥裂。

　　宣白承气汤（生石膏、生大黄、杏仁、瓜蒌皮）治阳明温病，下之不通，喘促不宁，痰涎壅滞，大便闭结，脉右寸实大。

　　导赤承气汤（赤芍、生地、生大黄、黄连、黄柏、芒硝）治阳明温病，下之不通，小便赤痛，心烦渴甚，脉左尺牢坚者。

牛黄承气汤（安宫牛黄丸、大黄末）治热入心包，神昏谵语，兼有腑实者。

护胃承气汤（生大黄、元参、生地、麦冬、丹皮、知母）治温病下后数日，热不退，或退不尽，口燥咽干，舌苔干黑，或金黄色，脉沉而有力者。

加减复脉汤（炙甘草、干地黄、生白芍、麦冬、阿胶、麻仁）治温热病后期，邪热久羁，阴液亏虚证。身热面赤，口干舌燥，脉虚大，手足心热甚于手足背者。

救逆汤（炙甘草、干地黄、生白芍、麦冬、阿胶、生龙骨、生牡蛎）治温病误用发散药，津液被劫，或在少阴，或在厥阴，心中震震，舌强神昏，汗自出，中无所主者。脉虚大欲散，加人参。

一甲复脉汤（炙甘草、干地黄、生白芍、麦冬、阿胶、生牡蛎）治下焦温病，但大便溏者。

二甲复脉汤（炙甘草、干地黄、生白芍、麦冬、阿胶、麻仁、生牡蛎、生鳖甲）治温病热邪深入下焦，脉象沉数，舌干齿黑，手指微微蠕动，有发痉厥之势，或痉厥已作者。

三甲复脉汤（炙甘草、干地黄、生白芍、麦冬、阿胶、麻仁、生牡蛎、生鳖甲、生龟板）治温邪深入下焦，热身厥甚，心中憺憺大动，甚或心胸疼痛，脉细促者。

大定风珠（炙甘草、干地黄、生白芍、麦冬、阿胶、麻仁、生牡蛎、生鳖甲、生龟板、五味子、鸡子黄）治热邪久羁，吸烁真阴，或因误表，或因妄攻，神倦瘛疭，脉气虚弱，舌绛苔少，时时欲脱者。喘加人参，自汗者加龙骨、人参、小麦，悸者加茯神、人参、小麦。

【阅读推荐】

《温病条辨》中焦篇第43条至53条，对寒湿中犯一类的外感病证的证治要点进行了扼要列举，名文列出了系列足太阴寒湿方证的内容，如半苓汤证、四苓加厚朴秦皮汤证、四苓加木瓜草果厚朴汤证、茵陈四逆汤证、椒附白通汤证等，此不仅补充了《伤寒论》所未能论及的太阴寒实病变内容，而且通过与阳明湿热病证的对举互参，对促使寒温辨证理论体系的相互沟通，起到了很好的示范作用。

二十三、张锡纯与《医学衷中参西录》

【医家简介】

张锡纯（1860-1933年），字寿甫，河北省盐山县人，中西医汇通学派的代表人物之一。著《医学衷中参西录》，被时人誉为"第一可法之书"。

【学术特点】

1. 六经为纲，变通经方论治温病

以伤寒六经统温病，是张锡纯论治温病的特色之一，他以《难经》"伤寒有五，中风温病皆在其中"为佐证，提出"中风、伤寒、温病皆可以伤寒统之"的论点。指出《伤寒论》太阳篇首分言中风、伤寒、温病，是"示人入手之正路，至后论治法之处，则三项中一切诸证皆可浑统于六经"。故可按六经证治规律和"某经所现之某种病宜治以某方"的原则进行论治。

如温病初起，发热而渴，身灼热者，治以麻黄杏仁甘草石膏汤；温病初得即表里大热之实热温病，治以白虎汤或白虎人参汤。同时又根据温病特点，"别其大纲及其初得治法"和"治法之随证变通"经方，或增减其剂量，或更易其药味。如用麻黄杏仁甘草石膏汤治温病初起，热之轻者，麻黄用4.5g，生石膏用18g。热之重者，麻黄用3g，生石膏用30g，麻黄与石膏的比例由1：4变为1：10，甚至1：20以上，并提出石膏性凉而能散，有透表解肌之力，石膏数

倍于麻黄，使麻黄辛温之行首制而只具开宣之力，凉散之力陡增。"在春令，即为少阴温病"，而恒用白虎加人参汤，并以生地黄代知母，生山药代粳米，同时用鲜白茅根代水煎服。

2. 创制新方，补《伤寒论》之不逮

张锡纯对《伤寒论》方的变化应用，还体现在适应时俗，仿仲景组方之精义而另组新方，或兼善其后，或补偏救弊，通变其方，以更合证情。《医学衷中参西录》中"方论"两册，共八卷，载方189首，其中自制方166首，并云："遇难治之证历试成方不效，不得不苦心经营，自拟治法，迨拟出用之有效，且屡次用之皆能随手奏效，则其方即不忍抛弃而详为录存。"

如治热实结胸证之大、小陷胸汤及大陷胸丸三方，因方中有甘遂等峻猛之品，使医生畏、病者也不敢轻服。张氏变通其方，取大陷胸汤之芒硝、小陷胸汤之栝楼实、旋覆代赭汤之赭石，加苏子为下行之向导而成荡胸汤以代陷胸诸方，又说："少服之，亦可代小陷胸汤。非欲与《伤寒论》诸方争胜也，亦略以便流俗之用云尔。"应用小青龙汤治外感喘证，愈后间有反复者，为"正气不使用也"，遂拟以敛正为主的从龙汤，继用于小青龙汤后，使先服小青龙汤使病减十之八九，续服从龙汤以收全功。取大青龙汤之意制犹龙汤，作大青龙汤之姊妹方，治伤寒表闭里热证。仿大柴胡汤之义，创通变大柴胡汤，治三阳合病。

从龙汤（生龙骨、生牡蛎、生杭芍、清半夏、苏子、牛蒡子）治外感痰喘，服小青龙汤，病未痊愈，或愈而复发者。热者，酌加生石膏。

犹龙汤（连翘、生石膏、蝉蜕、牛蒡子）治胸中素蕴实热，又受外感。内热为外感所束，不能发泄。时觉烦躁，或喘、或胸胁疼，其脉洪滑而长者。此方所主之证，即《伤寒论》大青龙汤所主之证也。然大青龙汤宜于伤寒，此则宜于温病。

通变大柴胡汤（柴胡、薄荷、知母、大黄）治伤寒、温病，表证未罢，大便已实者。若治伤寒，以防风易薄荷。方中防风、薄荷以散表邪，所以防邪之内陷；用柴胡以升之，所以防邪之下陷也。

创溜水石膏饮治伤寒热郁伤寒热郁阳明兼风寒外束；清解汤治温病初起，表邪渐入阳明；和解汤治温病表里俱热证；寒解汤治太阳阳明合病；滋阴宣解汤治太阴阳明并病，用自拟坎离互根汤代黄连阿胶汤清少阴热化之邪气，交通心肾。张氏创制的这些新方，用药精专，配伍严谨，机圆法活，不但发展了伤寒学说，而且为今人临床提供了行之有效的宝贵经验。

溜水石膏饮（生石膏、炙甘草、麻黄）治阳明兼风寒外束。症见胸中蕴热，烦闷异常，喘息迫促，苔白，脉浮洪有力等。

清解汤（生石膏、炙甘草、薄荷叶、蝉蜕）治温病初起，表邪渐入阳明。症见肌肤壮热，头痛，周身骨节酸痛，背微恶寒，无汗，脉浮滑，或温病表里俱觉发热，脉洪而兼浮等。

和解汤（生石膏、炙甘草、连翘、蝉蜕、生白芍）治温病表里俱热证。见身热，汗出，苔白，脉浮滑等。

寒解汤（生石膏、知母、连翘、蝉蜕）治周身壮热，心中热而渴，舌上苔白欲黄，其脉洪滑，或头痛，周身有拘束之意者。

滋阴宣解汤（生山药、滑石、甘草、连翘、蝉蜕、生杭芍）治温病，太阳未解，渐入阳明。其人胃阴素亏，阳明腑证未实，已燥渴多饮。

坎离互根汤（生石膏、玄参、生淮山药、甘草、野台参、鲜白茅根、生鸡子黄）治伤寒，或其肾经素有蕴热，因有伏气之热激发之，则其热益甚，以致心肾皆热，其壮热充实于上下。

3. 重胸中大气，独创培举宗气之法

张锡纯认为："胸中之气，独名为大气者，诚以其能撑持全身，为诸气之纲领，包举肺外，司呼吸之枢机，故郑而重之曰大气。""大气实为营卫内部之大都会。"因此，"胸中所积之大气，实与太阳外表之卫气有息息密切之关系"，提出"推原其卫气不能卫护之故，实由于胸中大气之虚损"，强调了胸中大气即宗气在外感病的发生过程中所起的重要作用。他认为桂枝汤所主治的太阳表虚证，虚者乃胸中大气，其脉阳浮而阴弱，阴弱正为大气虚之脉，"服桂枝汤者当啜热粥以助药力，此不惟助其速于出汗，实兼欲助胸中大气以固营卫之本源也"。其在运用桂枝汤时常加黄芪升补大气，以代粥增补益之力。在麻黄汤证下，亦指出："间有其人阳分虚者，又当于麻黄汤中加补气之药助之出汗。"

胸中大气，既然为"诸气之纲领"，若大气一陷，则诸气紊乱，进而产生诸多病证，除太阳表证外，其他如短气似喘，心中怔忡，淋漓大汗，神昏健忘，寒热往来，频频呵欠，肢体废用，二便失禁，张口呼吸而气不上达、肛门突出，女子下血不止，或经血逆行等，均与胸中大气下陷有关。因而，张锡纯独创升陷汤、回阳升陷汤、理郁升陷汤、醒脾升陷汤等方，体现了他注重升举大气以调理人身气化的思想。

升陷汤（生黄芪、知母、柴胡、桔梗、升麻）治胸中大气下陷，气短不足以息，或努力呼吸，有似乎喘；或气息将停，危在顷刻。其兼证，或寒热往来，或咽干作渴，或满闷怔忡，或神昏健忘，其脉象沉迟微弱，关前尤甚。其剧者，或六脉不全，或叁伍不调。气分虚极下陷者，酌加人参，或再加山萸肉（去净核），以收敛气分之耗散，使升者不至复陷更佳；若大气下陷过甚，至少腹下坠，或更作疼者，宜倍用升麻。

回阳升陷汤（生黄芪、干姜、当归身、桂枝尖、甘草）治心肺阳虚，大气又下陷者，其人心冷、背紧、恶寒，常觉短气。

理郁升陷汤（生黄芪、知母、当归身、桂枝尖、柴胡、乳香、没药）治胸中大气下陷，又兼气分郁结，经络湮瘀者。胁下撑胀，或兼疼者，加生龙骨、生牡蛎；少腹下坠者加升麻。

醒脾升陷汤（生黄芪、白术、桑寄生、川断、山萸肉、龙骨、牡蛎、萆薢、炙甘草）治脾气虚极下陷，小便不禁。

【阅读推荐】

（1）在《医学衷中参西录》"医论"部分的90篇文章中，有55篇专论伤寒。开篇为"伤寒六经总论"，继而以病统方，以方类证，分六经47汤证（含理中丸、竹叶石膏汤证），引原文79条，对其进行详尽阐发，并列举病案或述经验以印证。虽非伤寒全注，但实为张氏《伤寒论》广阅诸家注疏，研究《伤寒论》的精华凝聚。

（2）张锡纯是力倡中西医汇通的代表者，主张中西药不应互相抵牾，而应相济为用。如他创制的石膏阿司匹林汤，由生石膏（二两，轧细）阿司匹林（一瓦）组成，治周身壮热，心中热而且渴，舌上苔白欲黄，其脉洪滑。或头犹觉疼，周身犹有拘束之意者。他认为"石膏清热之力虽大，而发表之力稍轻"，用阿司匹林"石膏相助为理，实有相得益彰之妙也"。

二十四、唐宗海与《血证论》

【医家简介】

唐宗海（1862-1918年），晚清名医，字容川，四川彭县人，撰有《中西汇通医经精义》

《伤寒论浅注补正》《金匮要略浅注补正》《本草问答》《血证论》，合称《中西汇通医书五种》。

【学术特点】

1. 中西汇通

唐氏为中西汇通派代表医家，主张"不存疆域异同之见，但求折衷归于一是"，是最早以西医之理解释中医或者以中医之理印证西医，本着洋为中用的原则，以中医为本体，参以西医知识来研究《伤寒论》，为《伤寒论》的研究开辟了一个新领域。例如，其根据《伤寒论》"有津液"三字，经云："食气入胃，散精于肝。"结合西医胃之化谷，乃胃汁化之，胆汁、胰汁皆入肠胃化谷，指出肝寒则胆汁不能化物，肝热则化太过而发中消。脾合胃，胃为五谷之府，纳谷少者，胃阳虚；纳谷多而不化者，脾阴虚，如噎膈病，粪如羊屎，即是脾阴虚，无濡润之气，提出补脾阴开胃进食之说，并提出补脾阴的药物为石膏、知母、天花粉等。

2. 血证的研究

其学术成就主要体现在对血证的研究方面。提出治血四法"止血、消瘀、宁血、补虚"，认为："人之一身，不外阴阳，而阴阳二字即是水火，水火二字即是气血。水即化气，火即化血。"在治疗上，他通过临床经验的总结，根据脏腑的生理功能和气血的特点，强调应该以调气和血为主要原则，"治血须治气，以阳统阴，以气统血"。

唐容川临证多推崇张仲景。例如，其治疗吐血多降冲逆，认为："仲景治血以治冲为要，冲脉丽于阳明，治阳明即治冲也。""阳明之气，下行为顺，今乃逆吐，失其下行之令，急调其胃，使气顺吐止，则血不致奔脱矣。"血证用攻下法也以《伤寒论》急下存阴法为依据，认为："血证火气太盛者最恐亡阴，下之正是救阴，攻之不啻补之矣。"此时血之原委，不暇究治，惟以止血为第一要法。临床上唐氏将平冲降逆、清泻阳明之法广泛用于多种血证，均取得了较好疗效。又如，在血证病人治疗过程中忌用发汗的问题上，唐氏直接引用了《伤寒论》"亡血家不可发汗"的告诫。

师法仲景，注重方义，灵活辨治。根据张仲景"如治便血脏毒者，仲景以赤豆当归散主之"立方之意，采用解毒汤，认为："取防风、枳壳等疏理其气，即赤豆芽义也；取大黄、赤芍等滑利其血，即仲景用当归之义也。"

附1：日本医家

二十五、吉益东洞与《类聚方》《药征》

【医家简介】

吉益东洞（1702-1773年），日本近世江户时代汉方医学家，日本古方派中的代表人物，名为则，字公言，通称周助，东洞为其号，撰有《类聚方》一卷（1762年）、《药征》三卷（1785年）等。

【学术特点】

1. 注重实践，方证相对

吉益东洞重视临床实践，开创了日本汉方"方证相对"的新特色，着眼于《伤寒论》方的实证性和经验性，将重心放在明确把握处方的适应证上，力倡"亲试实验"，推重实效，反对思辨性、理念性东西，对阴阳五行、藏象经络、运气等学说加以排斥否定，以单纯与治疗相连接的"万病一毒说"为治病原理，诊断方法上，重视以腹诊判断毒邪所在。主张将仲景方直接与临床症状结合的方证相对治疗法则，不依传统理论解释症候，而将症状与具有较高临床效果的张仲景方药相对应，进而选择处方。

2. 推崇仲景，注说己见

他推崇仲景，大力倡导仲景学说，非经方不用。根据方证相对原则，推广运用仲景方治疗方法，以临床实效为准则取舍仲景治法方药。选《伤寒论》《金匮要略》二百二十余方作《类聚方》，类编条文，注明己见，极便于临床。

《药征》对仲景方中 53 种药品的主治、旁治、考证、互考、辨误、品考进行了解说。例如，《药征》对于人参，总括其效能云："主治心下痞坚痞鞕支结也。旁治不食、呕吐、喜唾、心痛、腹痛、烦悸。"其方法是摘录《伤寒论》中使用人参量较多的方剂，如木防己汤（4两）、人参汤、半夏泻心汤、吴茱萸汤等（3两）诸方中的主治证候，使用量少的处方主治证候亦加以参照，从而总结出上述药效。同法总结半夏效能云："主治痰饮呕吐也。旁治心痛、逆满、咽中痛、咳、悸、腹中雷鸣。"

二十六、丹波元简与《伤寒论辑义》

【医家简介】

丹波元简（1755~1810 年），日本江户时代日本汉医的第三大学派——折衷派（考证派）的代表人物，字廉夫，号桂山，著有《伤寒论辑义》7 卷等。

【学术特点】

丹波元简把考据学运用到医学中，条陈诸说，考订精详，结合自己对医理的体会及临床实践，力图阐发医经、经方之本义，对诸注作出判断，识别正误，衡定是非。其所作《素问识》采集《素问》历代注家近几十家，参考多种医学古籍，进行节要注释而成，把不同时代的医学典籍与经史子集融会贯通起来，对中国医经训诂考据之研究产生影响。《伤寒论辑义》原文一遵宋版，每条原文后依次列出《伤寒论》各种版本的文字异同，以其寻找《伤寒论》之坠绪，与诸文献互考，厘清仲景原文，"论中误文脱字，不敢妄加删改，并注各条后，一原汉儒尊经之遗意而已"。精选中国伤寒注释四十余家以及《内经》等有关论述，附以按语，逐条论述，还精选各类医案 20 余则，串联条文，以释其义。全书旁征博引，融会贯通，论理妥帖，切合实用，对促进日本汉方医学的发展有很大的价值。

【阅读推荐】

《伤寒论辑义》自序："余蚤奉家庭之训，读《伤寒论》，间从一二耆宿，有所承受。然既无超卓之才，何有创辟之识？因循苟且，粗领会崖略，以为临证处方之资。忽忽二十余年矣，唯癖嗜聚书，以所入之赢，颇多储蓄，如伤寒一科，殆至四十余家。以事务倥偬，不克颛心于纴绎，仅供一时披寻耳……如余则谓宋元而降，解释此书者，亡虑数十家。深讨搜穷，各竭其心，其间虽意见各出，得失互存，均之非无追溯仲景渊源者焉……陈所储蓄，逐条历考，旁及他书，广求密搜，沉思默想，窃原许氏之旨，而期阐发其隐奥，临证以辨疑，处方得精当而已，遂录以成一书。"

NOTE

二十七、丹波元坚与《伤寒广要》

【医家简介】

丹波元坚（1795～1857年），日本江户时代日本汉医考证派的代表人物，丹波元简之子，字亦柔，号茝庭，著有《伤寒广要》12卷（1827年），《伤寒论述义》等。

【学术特点】

1. 考校求真，长于辨析

元坚早承家业，钻研中医，颇有心得，特别对伤寒学造诣甚深。长于考据，在援引他书时，念念不忘考校与辨析。善于利用校勘作训诂，寓训诂于校勘，深得古人精义。其著书体例考究，条理分明，其取舍去取，一以经文律之。但好古不拘，自立体系，因《伤寒论》经旨渊奥，难以领会，乃参考清以前百余家有关著作，择其精要，阐其经旨而成《伤寒广要》。书中卷六引《太平圣惠方》治伤寒三日腹痛小便不利而呕者，属少阳病证，宜服赤茯苓散方。元坚按："此云少阳，亦当活看。"《太平圣惠方》治伤寒少阳证而不用柴胡，这一点与《伤寒论》迥异，后人未有论及，而元坚恰恰在此提出自己的观点，认为所谓少阳，别有他义。

2. 立足证候，细析六经证候实质

元坚重视六经证候，全面剖析伤寒，以证候立论，以八纲确定证候的性质，提出六经的病位、病性、性量，注重同类证候的轻重关系，侧重实践，自成一家之言，给临床用药提供客观依据。例如，其认为六经中的证候内在有轻重关系，桂枝汤证为典型的邪侵肌腠的表虚证，假若该证正虚再重一等，以致气血两虚，偏于阳虚成干姜甘草汤证，偏于阴虚为芍药甘草汤证；假若该证邪实再重一等，是夹有邪著筋脉，而成桂枝加葛根汤证。麻黄汤证为典型的邪袭肌腠的表实证，假若该证表实重一等，产生内热郁滞之状，便是大青龙汤证。

关于三阴三阳的认识：丹波元坚认为《伤寒论》的三阴三阳虽出自《素问·热论》，但《伤寒论》中的三阳三阳不是指六经，与经络学说没有关系，而是以三阴三阳概括六种病，称为六病。亦以三阴三阳来概括表里、寒热、虚实六个类型。他认为疾病的传变次序："如三阳病，自太阳而少阳而阳明，阳明无所复传。又有太阳直传阳明者。至阳变为阴，则有太阳变太阴者，有太阳变少阴者。有少阳变太阴或少阴或厥阴者。"还认为诊断病情不出于三阴三阳，表里寒热虚实。

附2：　朝鲜医家

二十八、许浚与《东医宝鉴》

【医家简介】

许浚（1546～1615年），朝鲜金浦郡人。撰有《东医宝鉴》。

【学术特点】

1. 多处引用仲景学说

《东医宝鉴》主要引用和摘录中国明代万历之前的医书，以及少量朝鲜医书类编而成。在《内景篇》中多处出现"仲景曰"等内容，皆为引用《伤寒论》《金匮要略》及其他伤寒医书学说。

2. 重视"精气神"调养

《内景篇》中引用《伤寒论》及《金匮要略》中关于"失精""气衰""神不守"等症状

的治疗，注重调补，重视气、血、精的互生互化。

二十九、李济马与《东医寿世保元》

【医家简介】

李济马（1837-1900 年），号东武，朝鲜全州人。撰有《东医寿世保元》。

【学术特点】

1. 四象医学

李济马通过对《灵枢·通天》中五态人论的取舍，结合自身临床经验，根据人体不同的形态及性情，把人分为太阳、少阳、太阴、少阴四种不同的象（类型），临床上根据不同的象来进行治疗。

李济马把《伤寒论》六经病证归属于四象人病证，具有自己独特的认识方法。《东医寿世保元》中大量引用了《伤寒论》条文，尤其李济马最多引用了张仲景的辨证及治疗方法。《东医寿世保元》所引用的《伤寒论》方，占《东医寿世保元》全部用方的四分之一，并分别排列在四象人病所用诸方之首位。可以看出，仲景学术思想对《东医寿世保元》的成书影响颇深。

2. 重视精神心理

四象医学非常重视精神心理、社会因素在发病过程中的作用，如李济马曾说："太阳人，哀极不济则忿怒激外，少阳人，怒极不胜则悲哀动中……如此而动者，无异于以刀割脏，一次大动，十年难复。"

第七章 《伤寒论》方现代临床应用举隅

第一节 经方现代临床应用思路与方法

"经方"一词,最早见《汉书·艺文志·方技略》,原指治疗疾病的经验之方,目前中医界则专指《伤寒论》《金匮要略》中所载诸方。经方用药精当,配伍严谨,力专效宏。经方经过千百年的实践验证,其价值长盛不衰。

经方有两个特点:一是后世应用广泛而频繁,二是成为医家加减衍化和创制新方的基础。汪昂在《医方集解·序》中称:"方之祖始于仲景,后人触类扩而充之。"成无己谓:"唯仲景之方,最为医方之祖。"说明经方的重要地位和作用。然而,如何才能结合时代病谱特点,使经方在当代更加有效地发挥作用呢?有以下思路与方法可供借鉴:

一、病证结合,适应时代需求

当今时代科技快速发展,信息飞速膨胀,疾病谱变化,医学知识普及,患者知情要求提升。中医现代化的趋势明显,与现代科学的交流需求提高,过去的诊断模式难以适应现代化医院的临床与科研的需要。因此,病证结合,即将现代疾病的诊断与中医证候的诊断相结合,成为经方现代临床应用的诊疗方式之一。

张仲景确立了以病为纲、以证相辅的辨证模式,促进了中医临床医学的丰富和发展。病证结合的医学模式是中医整体恒动观的生动体现,二者如同中医认识疾病的经纬线,相互补充。因此,在经方现代应用的临床研究中,常遵循病证结合的诊疗方式。病证结合的诊疗方式具有如下明显优势:双重诊断,交叉定位,综合中西医学的优势;诊断更加清楚,疗效更易判定,有利于医患沟通,有利于提高患者依从性,有利于与现代医学的交流。

二、紧扣病机,拓展现代应用

每一方证都有其相对应的病机,抓住病机是经方运用的关键。

当今许多中医师对经方存在着不知用、不会用、不敢用的心理,究其原因就是抓不住拓展经方现代应用的关键环节。经方在原书中治疗的疾病是有限的,很多现代疾病不能直接找到对应的经方,而病机正是联系经方和现代疾病的关键。单纯从经验层面看,经方现代应用形式有单方单病、方证相对及抓主症。而从理论层面而言,病机则是核心,只有抓住了病机的对应,才抓住了经方拓展应用的关键。紧扣病机,拓展经方现代应用形式主要有以下4种。

一是遵古应用:在熟记原文的前提下,按照方证相应的原则,有是证即用是方。如桂枝汤证以脉弱自汗为主症;麻黄汤以恶寒无汗而喘为主症;小柴胡汤以口苦喜呕、胁痛胸满、往来寒热为主症;等等。临床应对主症要紧抓不放,只有先抓主症,方可明病变之理,理明则施治精当。

二是拓展应用：即抓住经方的主治病机，不拘是何种疾病，有符合的病机即用此方。如肾炎阳虚水泛而水肿，心源性（包括肺源性心脏病、风湿性心脏病）阳虚水上凌心水肿，以及不明原因的水肿，只要病机是"阳虚水邪泛滥"，真武汤皆可取效。五苓散治疗尿少、尿多、遗尿、尿崩4种不同病症，其病机都责之于"膀胱气化不利"，故用五苓散主治。如此种种不同病证，并不在病名上求枝叶，而用一首方"异病同治"，正是辨析病机的精髓和优势。

三是合方应用：在一首经方不能适应病情的情况下，可以将经方两两相合或两三相合，以起到效应叠加的效果。将两首以上的经方或经方与时方相合用，均称为合方应用。《伤寒论》中有桂枝麻黄各半汤证、桂枝二麻黄一汤证、桂枝二越婢一汤证、柴胡桂枝汤证等范例。后世医家在这方面发挥更多，如《伤寒论》之调胃承气汤后世衍化出增液承气汤，即为增液汤和承气汤的合方。柴苓汤即是小柴胡汤和五苓散的合方。在具体运用合方过程中，到底选择两个还是两个以上方剂合方，以及各方之间的轻重比例关系，需要在辨证的基础上根据病因病机、病势病位来加以确定。如本章第二节例举四理汤是四逆散与理中汤两个方剂的合方；柴桂温胆定志汤则是小柴胡汤、桂枝汤、四逆散、温胆汤、定志丸五方的合方。

四是加减应用：方证相应，病机相符，可应用经方原方。但主证相符又有兼证（兼夹病机）时，就需要针对兼证灵活加减应用经方。凡在主证基础上而见新的证候的，就叫做兼证。举例而言，如桂枝汤的主症为发热、汗出、恶风。若兼见气喘，这便是桂枝汤的兼症。《伤寒论》中桂枝加厚朴杏子汤、桂枝去芍药汤、桂枝去芍药加附子汤等，均是《伤寒论》中的加减范例。

经方现代临床应用范例，见本章第二节。

第二节　经方现代临床应用范例

一、加味桃核承气汤治疗糖尿病

【《伤寒论》原方】

桃核承气汤方

桃仁五十枚，去皮尖　大黄四两　甘草二两，炙　芒硝二两　桂枝二两，去皮

上五味，以水七升，煮取二升半，去滓，内芒硝，更上火，微沸下火，先食温服五合，日三服，当微利。

【创新方】

加味桃核承气汤　组成：大黄6~12g，桂枝6~12g，桃仁9~12g，玄明粉3~6g，甘草3g，玄参12~15g，生地12~15g，麦冬12g，黄芪30~45g。

剂型及用法：

（1）水煎剂：日1剂。全方水煎两次，药汁混匀约为400mL，分两次或三次服用，每次120~150mL，于餐后2小时服用。

（2）片剂：各药按上述比例，制成每片含0.915g生药的片剂，取名"三黄降糖片"。日3

次，每次 8~10 片，于饭前空腹服用。

（3）服用本方，应以每日 1~2 次大便为宜。

适应证及加减法：

（1）对于病情较轻，空腹血糖<11.1mmol/L 的患者，可中止其原有治疗；但对于病情较重（无严重并发症：如酮症酸中毒、感染等，心、脑、肾功能基本正常者），空腹血糖≥11.1mmol/L 的患者，宜视病情于一个月内逐渐停用原来的口服西药降糖药；在足量西药降糖药与本方联合治疗一个月以上病情改善欠佳，血糖仍有波动者，调整中西药合用方案继续治疗。

（2）对于临床症状较明显，空腹血糖>10mmol/L 的患者，可用水煎剂；对于临床症状不明显，空腹血糖<10mmol/L 的患者，可单用片剂；对于病情较严重者，也可水煎剂与片剂合用。

（3）若便秘严重者，大黄、玄明粉可后下，或片剂加至 12~15 片；若大便正常或次数多者，大黄同煎，去玄明粉，或片剂减为 5~8 片。

（4）若患者气虚严重者，可于水煎剂中重用黄芪；阴虚严重者，可于煎剂中重用生地、熟地；阴虚有热者，方中去桂枝加知母、地骨皮；脾虚明显者，方中加苍术、淮山药；肾阳虚明显者，方中桂枝改肉桂，加附子；尿多者，方中加山萸肉；合并眼底出血者，方中加赤芍、丹皮；合并周围神经病变者，方中加鸡血藤、忍冬藤、防风。

（5）对于血糖降至 10mmol/L 左右后，可单服"三黄降糖片"，也可与六味地黄丸、八味丸合用或交替使用，以巩固疗效。

（6）对于严重阴阳两虚证患者，疗效欠佳。

（7）不良反应：个别患者出现胃脘部满闷感，改为饭后半小时服药即无此反应；少数患者开始服用时大便次数增多或腹部微痛，一般不影响服药，坚持服用 1 周以上症状可消失；少数患者服用汤剂后（1~2 小时左右）出现肠鸣，下腹部隐隐作痛，但便后即消失，如果改用片剂，可避免这种情况。

【创新理念】

糖尿病属中医消渴病的范畴。中医认为，饮食不节，情志失调，房劳伤肾，先天禀赋不足，或过服温燥药物等，是消渴病发生的重要因素。阴津亏损，燥热内生是消渴病发生的基本病理。糖尿病常可累及胃肠道使其运动或张力减弱，其中最常见的症状是便秘。临床观察亦发现糖尿病患者中兼有便秘症状的比例很高，而且病情越重，病程越长，其便秘程度就越严重。

糖尿病患者出现"大便硬，小便数"是一种病理状态，经过通下后，"大便不硬，小便不数"，病理状态被纠正，血糖降低，症状改善。现代医学认为糖尿病引起便秘等胃肠道症状的主要机理是自主神经病变，而中医的下法不仅能排除肠内容物，而且对消化系统亦有调节作用。通过胃肠功能的改善和恢复，从而对整个机体起到调畅气机，燮理阴阳，促进机体新陈代谢的作用。

糖尿病患者多有疲倦乏力、多汗、消瘦、舌淡胖有齿痕、苔白等脾气虚弱的表现，大部分患者有瘀血指征，其中 90%以上有血液流变学总积分增高和舌下静脉曲张的表现。因此认为，除了阴虚燥热外，脾气虚弱、瘀血阻滞也是糖尿病的重要病机。故以益气养阴、活血通腑为治法，创立加味桃核承气汤。

其作用机理可能是通过益气养阴、活血化瘀、润肠通下的协同作用，改善机体胃肠胰系统的功能，调整内分泌失调和代谢紊乱，推陈出新，安和五脏，使机体阴阳渐趋平衡，从而影响胃肠激素的分泌，改善胰岛的结构和功能，使内源性胰岛素分泌增加，胰高血糖素分泌减少，促进肝糖原的合成，抑制肝糖原的分解，达到降低血糖的目的。

【组方思路】

桃核承气汤由调胃承气汤减芒硝之量加桂枝、桃仁而成，意在借通下之法而逐瘀泻热。方中桃仁辛润以活血化瘀；桂枝辛温以宣阳行气，温通经脉，辛散血结，助桃仁活血之功；再得苦寒泻热逐瘀之大黄，咸寒润燥、清热散结之芒硝；佐以炙甘草调和诸药，共成泻热逐瘀之剂。玄参、生地、麦冬即增液汤，意在增水行舟；重用黄芪益气健脾，以复肺主宣降、脾主运化之功。《伤寒论》方剂桃核承气汤加上益气养阴药而成加味桃核承气汤有益气养阴、活血化瘀、润肠通下的协同作用。

【临床效果】

运用加味桃核承气汤治疗糖尿病 106 例，并与西药格列本脲（优降糖）10 例对照观察，结果表明：加味桃核承气汤有较好的降糖作用，疗效与格列本脲相当，但在降脂、改善微循环、改善症状方面明显优于格列本脲，临床主要症状（口渴、多饮、多尿、多食、消瘦、乏力）均可改善，还有改善糖尿病血管并发症的作用。具有不损害肝肾功能，副作用少的优点。

另有临床试验证明，桃核承气汤的变方（桃仁 12g，大黄 6g，桂枝 6g，芒硝 6g，生黄芪 20g，丹参 15g，沙参 10g，太子参 12g）用于治疗气阴两虚、脉络瘀阻型糖尿病肾病患者，有协同降糖作用，可减少口服降糖药和胰岛素用量，对糖尿病肾病患者血清胆固醇和甘油三酯有显著降低作用，而且治疗后患者 24 小时尿蛋白量明显减少，肌酐清除率明显升高，提示该方能够逆转Ⅳ期糖尿病肾病患者肾小球滤过率逐步下降的趋势。

［主要资料来源：加味桃核承气汤（片）治疗糖尿病临床疗效观察. 新中医，1988，20（4）：53-55.］

二、齐律汤治疗室性早搏

【《伤寒论》原方】

炙甘草汤方

甘草四两，炙　生姜三两，切　人参二两　生地黄一斤　桂枝三两，去皮　阿胶二两　麦门冬半升，去心　麻仁半升　大枣三十枚，擘

上九味，以清酒七升，水八升，先煮八味，取三升，去滓，内胶烊消尽，温服一升，日三服。一名复脉汤。

【创新方】

齐律汤　由炙甘草汤加减化裁而成，主要药物有：党参 15g，生地 30g，麦冬 10g，炙甘草 15g，生姜 10g，大枣 10g，苦参 12g，丹参 15g，阿胶 10g，桂枝 6g。兼阳虚者桂枝增量至 10g，失眠多梦者加生龙骨 30g、生牡蛎 30g，肝郁者加炒川楝 10g。每日 1 剂，阿胶烊化兑服，其余药物水煎 2 次，取汁 200mL，分 2 次口服。

【创新理念】

心律失常室性早搏是常见的心血管系统疾病，中医将其归属于"心悸""怔忡"等疾病范

畴。西医治疗多选用抗心律失常药物，由于这些药物多有严重的副作用和禁忌证，且不少抗心律失常药本身亦可致心律失常。因此，希望能够通过化裁仲景经方，建立一种中医益气养阴复脉之法，以治疗临床上的虚证室性早搏。

【组方思路】

齐律汤以炙甘草汤为基础，减麻仁、清酒，加丹参、苦参组成。炙甘草汤在《伤寒论》中用于治疗"脉结代，心动悸"之证，方中重用生地峻补心阴，阿胶、麦冬滋阴养血，炙甘草、党参、大枣补益心气，生姜、桂枝温通心脉，丹参活血通脉。现代药理研究证明，苦参可降低心肌细胞自律性、延长不应期。诸药合用可滋补阴血，充养心脉，益气通阳，使心脉畅达，则心动悸、脉结代可复，室性早搏可止。

【临床效果】

齐律汤治疗虚证室性早搏 84 例临床研究表明，此方对频发室性早搏呈二联律、三联律或连发室性早搏之疗效明显（总有效率 88.095%），多数病人于服药 1 周内可见早搏数减少，且心律失常好转的同时，病人气血亏虚、气阴两虚的症状如头晕、气短、乏力、心悸、脉结代、舌淡等亦有好转，说明心律失常的好转和心虚证的症状好转相关。在用本方治疗有效的室性早搏病人中，随访 3 月复发率仅为 4.05%，证明此方疗效巩固可靠。本研究还提示：本方对不同证型的室性早搏疗效亦有不同，其中以气虚、气血两虚、气阴两虚型室性早搏疗效较好，兼阳虚者疗效较差。考虑其原因：一为此方偏于滋补心之阴血，疏于温通心阳；二为阳虚早搏病人多兼有一定程度的心功能不全的改变。再者，本研究所讨论之室性早搏包括原因不明者及冠心病、心肌炎所致者，其中不明原因者疗效较好，心肌炎所致者疗效较差，其原因不明，有待进一步研究。

［主要资料来源：齐律汤治疗虚证室性早搏 84 例临床观察．中医杂志，1995，36（10）：605-606.］

三、半夏泻心汤合四逆散治疗慢性浅表性胃炎

【《伤寒论》原方】

1. 半夏泻心汤方

半夏半升，洗　黄芩　干姜　人参　甘草炙，各三两　黄连一两　大枣十二枚，擘

上七味，以水一斗，煮取六升，去滓，再煎取三升，温服一升，日三服。

2. 四逆散方

甘草炙　枳实破，水渍，炙干　柴胡　芍药

上四味，各十分，捣筛，白饮和服方寸匕，日三服。

【创新方】

半夏泻心汤与四逆散合方

主要药物有：柴胡、枳实、半夏、干姜、黄芩、黄连、党参等，以科学中药浓缩制剂配伍而成，每次 4g，每日 3 次。饭前服用，4 周为 1 个疗程。

【创新理念】

慢性浅表性胃炎是临床常见病、多发病，以上腹部饱胀和疼痛为主要临床表现，目前西医对慢性浅表性胃炎尚无特效疗法。慢性浅表性胃炎属于中医学"痞满""胃脘痛"等病证范畴。该研究运用半夏泻心汤和四逆散合方治疗慢性浅表性胃炎，从有效率、症状积分、血浆幽

门螺杆菌抗体角度总结了其临床疗效。

慢性浅表性胃炎发病主要与饮食、情志因素、感受邪气、禀赋不足等有关。脾胃为气机升降之枢纽，运化失司，升降失常则气滞湿阻。水谷腐熟与运化固然是脾胃功能的直接体现，但脾胃的升降又赖以肝胆的疏泄条达。肝气条达，则脾胃气机升降适度，运化正常；若肝气郁结，则脾胃失和，气机郁滞而导致胃脘胀痛，消化功能紊乱。因此，本病在调理脾胃气机的同时还可疏肝理气。

【组方思路】

半夏泻心汤为治疗"心下痞"的临床常用方，半夏燥湿化痰，和胃降逆，开结消痞。芩、连寒而泻热燥湿，味苦降泻。干姜温中暖脾化饮，味辛而散。干姜与芩、连相伍，辛开苦降，宣降结气，泻心消痞。人参、大枣、甘草补益脾胃而味甘，助其复脾升胃降之职。

四逆散在《伤寒论》原治少阴病阳气内郁四逆。本方具有行气解郁之功，后世用于疏肝理气、开胃行滞颇效，因此可作为治疗肝脾气滞不调的基础方。

使用半夏泻心汤与四逆散合方治疗慢性浅表性胃炎，辨证多属肝胃不和、脾胃湿热兼见脾虚。从药物组成来看，此二方合用后，寒热并用，辛苦甘酸俱备，疏达气机，虚实并治，通补兼施，立法较为全面，共奏调和肝脾，扶正祛邪，条畅气机之效，使脾胃消化功能正常运行。

【临床效果】

运用四逆散与半夏泻心汤合方治疗56例慢性浅表性胃炎，总有效率为83.72%，可显著改善胃脘痞满、疼痛、嗳气、泛酸等临床症状。血浆幽门螺杆菌抗体检查表明，治疗后明显低于治疗前，说明四逆散与半夏泻心汤合方对慢性浅表性胃炎有较好的疗效。

（主要资料来源：四逆散半夏泻心汤合方治疗慢性浅表性胃炎的理论探讨和临床疗效观察．北京中医药大学硕士研究生毕业论文，2002．）

四、化痰通腑汤治疗中风

【《伤寒论》原方】

大承气汤方

大黄四两，酒洗　厚朴半斤，炙，去皮　枳实五枚，炙　芒硝三合

上四味，以水一斗，先煮二物，取五升，去滓，内大黄，更煮取二升，去滓，内芒硝，更上微火一两沸，分温再服。得下余勿服。

【创新方】

本方源于《伤寒论》大承气汤化裁，名为化痰通腑汤。主要药物有：生大黄10g（后下），内芒硝10g（分冲），全瓜蒌30g，胆南星6g。视病情每日1~2剂。

【创新理念】

中风病具有较高的发病率、病残率、死亡率，从临床大量观察中发现，一旦发生完全性卒中，任何治疗对其致残率、死亡率的影响都很小。近年来，随着临床诊断技术的提高和发展，人们逐渐认识到，绝大多数完全性卒中发病前，多有中风轻证病史，因此，开展对中风轻证的研究得到了重视。积极治疗中风轻证，可提高治愈率，降低病残率，减少复发率。

研究表明，化痰通腑汤可用于治疗痰热腑实型缺血性中风轻证。缺血性中风病多为风火痰瘀虚诸因素相互作用，阻塞脉络，填塞清窍所致。病变早期，尤以风痰瘀血痹阻脉络为多见，

属中风中经证，病变较轻，无神志改变。中风急性期症状复杂多样，病机转化迅速，体现着风性善行而数变的特性，发病时为中经证，但风火痰瘀相搏，人体气血运行逆乱，邪实充斥三焦，阻滞中腑，蕴而发热，发为痰热腑实证。进而风火痰瘀上扰清窍，以致神识恍惚而转为中腑证。邪气不除，耗气伤阴，正气衰败，损及命门，以致大汗淋漓，舌卷囊缩，阳气外脱，发为中脏，病为不治。因此，抓住其中经络中脏腑的传变规律，积极治疗中风中经轻证，对控制病情发展及预后具有重要的意义。

【组方思路】

化痰通腑汤由大承气汤化裁而成。中风病风火痰瘀，内蕴化热，阻滞中焦，枢机不利以致痰热腑实。依据有是证用是方，异病同治的原则，治当化痰通腑。方中全瓜蒌、胆南星清痰热，通肠腑，熄痰风；生大黄后下，苦寒直折峻下，重用荡涤胃肠积滞；芒硝软坚散结，助通浊之力。急则治其标，给邪气以出路，腑气得通，邪气得去，清阳以升，浊阴以降，利于神志转清，同时气血得以敷布，经脉通畅，利于半身不遂恢复。

【临床效果】

共纳入病例 96 例，其中中药治疗组 62 例，对照组 34 例。全部病例均有半身不遂，而神志障碍较少。治疗组服中药汤剂，视病情 1~2 剂/日，同时静点生理盐水 500mL，1 次/日。对照组 34 例，用低分子右旋糖酐 500mL 静点，1 次/日，疗程均为 28 天，治疗过程中一律不用其他扩血管、抗凝药物，可对症处理。

结果：一般用化痰通腑汤 1~3 剂后，排出积粪，量多臭秽，而后神志多由恍惚转清，瘫肢好转，黄腻苔渐化，病情大有转危为安之势，但泻下药应以知为度，不可过用，待腑气通后，即应依病情改为化痰通络、益气育阴等法。治疗组总有效率达 85.4%，明显优于对照组（67.6%）。

（主要资料来源：运用化痰通络汤、化痰通腑汤治疗中风中经证的临床及实验研究. 中国中医急症，1995，2：66-68.）

五、柴桂温胆定志方治疗抑郁症

【《伤寒论》原方】

1. 小柴胡汤方

柴胡半斤　黄芩三两　人参三两　半夏半斤，洗　甘草炙　生姜各三两，切　大枣十二枚，擘

上七味，以水一斗二升，煮取六升，去滓，再煎取三升，温服一升，日三服。

2. 桂枝汤方

桂枝三两，去皮　芍药三两　甘草二两，炙　生姜三两，切　大枣十二枚，擘

上五味，哎咀三味，以水七升，微火煮取三升，去滓，适寒温，服一升。服已须臾，啜热稀粥一升余，以助药力。

3. 四逆散方

甘草炙　枳实破，水渍，炙干　柴胡　芍药

上四味，各十分，捣筛，白饮和服方寸匕，日三服。

【后世时方】

1. 温胆汤（《三因极一病证方论》）

半夏汤洗七次　竹茹　枳实麸炒，去瓤，各二两　陈皮三两　甘草一两，炙　茯苓一两半

上锉为散，每服四大钱，水一盏半，加生姜五片，大枣一枚，煎七分，去滓，食前服。

2. 定志丸（《备急千金要方》）

人参　茯苓各三两　菖蒲　远志各二两

上四味为末，蜜丸，如梧子大，饮服七丸，一日三次。

【创新方】

小柴胡汤、桂枝汤、四逆散、温胆汤与定志丸合方化裁，名为柴桂温胆定志方。药物组成：柴胡、黄芩、桂枝、赤芍、白芍、半夏、生姜、陈皮、枳壳、竹茹各10g，茯苓20g，人参5g，菖蒲6g，远志10g，大枣5枚，炙甘草6g。水煎2次，分2次服，每日1剂。

【创新理念】

抑郁症是一种精神、心理疾病，是以情绪低落及思维迟缓并伴有兴趣减低、主动性下降等精神运动性迟缓症状为主要表现的一种心理障碍综合征。随着社会的发展，生活节奏的加快，人们的压力增加，情感冲击加大，抑郁症的发病率逐年上升，因此，抑郁症的防治工作已引起社会和医学界的广泛重视。

抑郁症属中医"郁证"范畴，该研究根据心主神志、肝主谋虑、胆主决断理论，提出心、肝、胆阳虚、气虚是易诱抑郁症的体质因素。本法提出以温补心胆阳气，益肝兼助疏泄，养脑涤痰醒神为法，采用柴桂温胆定志汤为主加减治疗抑郁症，取得了较好的疗效。

【组方思路】

柴桂温胆定志方主由小柴胡汤、桂枝汤、四逆散、温胆汤与定志丸合方化裁，具有温补心胆阳气，益肝兼助疏泄，养脑涤痰醒神之效。定志丸用人参补五脏、益元气、安精神、定魂魄、开心健脑；茯苓利窍祛湿导浊，补心益脑养神；菖蒲、远志豁痰开窍、振心阳、益智慧、醒脑神。但温补心阳、振奋肝胆、疏达郁结、涤痰导浊之力均不足。于是配小柴胡汤疏达郁结，振奋肝胆脾胃。且小柴胡汤本证中嘿嘿不欲饮食、心烦、胸胁苦满等症状，在抑郁症中颇多见。合桂枝汤，取其辛甘化阳以温补心胆之阳，酸甘化阴以滋养肝心之体，又可调阴阳、和气血、达气机、通血脉，对于抑郁症中常见的周身窜痛等症状颇有效果。配温胆汤，增强涤痰醒神之力，抑郁症病机甚合。上述诸方中柴胡、枳壳、芍药、甘草即四逆散，为舒阳郁、畅气机之祖方。诸方相合，攻补同施，寒温并用，共成温补心胆、疏肝解郁、豁痰开窍、养脑醒神之剂。

【临床效果】

研究采用现代流行病学手段，以西药丙咪嗪为对照，运用柴桂温胆定志汤治疗了50例抑郁症患者。结果表明：治疗组与西药组治愈率和有效率无明显差别，但柴桂温胆定志汤在改善临床症状和抑郁自评量表积分方面，明显优于西药对照组，且柴桂温胆定志汤治疗组具有起效时间短、作用持久、毒副作用少等优点，取得了满意的疗效。

（主要资料来源：柴桂温胆定志汤治疗精神抑郁症理论研究与临床观察．北京中医药大学硕士研究生毕业论文，2007）

六、加味柴胡桂枝干姜汤治疗溃疡性结肠炎

【《伤寒论》原方】

柴胡桂枝干姜汤方

柴胡半斤　桂枝三两，去皮　干姜二两　栝楼根四两　黄芩三两　牡蛎二两，熬　甘草二两，炙

上七味，以水一斗二升，煮取六升，去滓，再煎取三升，温服一升，日三服，初服微烦，复服汗出便愈。

【创新方】

柴胡桂枝干姜汤加味方

组成：柴胡 30g、黄芩 10g、炙甘草 10g、桂枝 10g、干姜 10g、生牡蛎 10g、天花粉 10g、半夏 10g。用法：每日 1 剂。水煎后分 2 次温服。

【创新理念】

溃疡性结肠炎的发病机制尚不清楚，研究表明可能与免疫功能异常、精神心理因素、感染因素、氧自由基损伤因素等有关。中医学认为，溃疡性结肠炎属于"肠澼""休息痢""便血"等范畴，病机主要为脾胃虚弱、湿热蕴结所致，疾病进展过程中不断产生湿热痰瘀毒等物，使疾病迁延不愈。中医应根据辨证分型进行治疗，临床观察发现，该病以慢性、反复为特点，其中下利黏液或便脓血是必备之症，而腹痛多为或然症。按六经辨证之少阳太阴寒热利辨证，可以更好地体现溃疡性结肠炎之病性复杂，寒热之性同见的特点。

对于辨证属于少阳太阴寒热利型的患者，其病机主要为少阳邪热与太阴寒湿并见，寒热湿滞于肠而发病，下利当属主症。在《伤寒论》147 条中虽未论及下利，但柴胡桂枝干姜汤在临床上治疗有千变万化，只要抓住主证——下利，则左右逢源而万变不离其宗。所以，柴胡桂枝干姜汤证之腹胀下利病理机制是属"少阳气郁"基础上又见"阴寒机转"所致的这一理论的指导下创立本方治疗溃疡性结肠炎，采用柴胡桂枝干姜汤加减以疏肝利胆，温寒通阳，散结化饮。

【组方思路】

柴胡桂枝干姜汤适应证不限于伤寒误治而致邪传少阳、气化失常、津液不布之证，对于少阳肝胆郁热、太阴脾家虚寒之证，只要辨证准确，则行之有效。方中柴胡、黄芩以清透肝胆之热，干姜、桂枝以温太阴阳虚之寒，花粉生津止渴，牡蛎软坚消痞，甘草和中扶虚并和诸药。该方既能清肝胆、利枢机，又能温脾阳、助气化，加半夏一味，既可燥湿化痰、降逆止呕，又能消痞散结、消肿止痛，取与半夏泻心汤合方之义。

【临床效果】

将 62 例溃疡性结肠炎患者随机分为治疗组和对照组，分别给予柴胡桂枝干姜汤加味方及柳氮磺吡啶片治疗，观察治疗前后症状计分、结肠镜检查判断临床疗效、随访 1 年复发率以及治疗期间不良反应的发生率，结果显示柴胡桂枝干姜汤治疗溃疡性结肠炎优于对照组，且不良反应发生率、复发率较低，对腹痛、腹胀症状的改善效果满意。

［主要资料来源：柴胡桂枝干姜汤对溃疡性结肠炎的疗效分析．世界中医药，2013，8（9）：1051-1053.］

七、加味猪苓汤治疗慢性肾炎

【《伤寒论》原方】

猪苓汤方

猪苓去皮　茯苓　泽泻　阿胶　滑石碎，各一两

上五味，以水四升，先煮四味，取二升，去滓，内阿胶烊消，温服七合，日三服。

【创新方】

本方由《伤寒论》猪苓汤加味而成，故名加味猪苓汤。主要药物有：猪苓 20g、茯苓 30g、泽泻 15g、滑石 15g、阿胶 10g、白芍 15g、女贞子 15g、旱莲草 15g、白茅根 30g、生地榆 15g、茜草 10g、泽兰 10g、半枝莲 30g。水煎服，每日 1 剂，分 2 次煎，早晚各服 1 次。

【创新理念】

中医药传统上治疗肾炎水肿，多采用温阳利水之法，近年来慢性肾炎的中医证候逐渐发生转化。研究表明，阴虚证候在慢性肾炎中逐渐增多，主要表现有水肿，腰酸痛，手足心热，头晕目涩，口渴，溲赤或血尿，舌红，脉细数等，病机以肾阴虚为关键，它贯穿于病程的始终。导致这种状况的原因有：阴虚体质增多；过用温燥、破利之品，特别是滥用激素类药物；房室太过、情绪紧张、过食肥甘等，湿热久羁而伤阴。临证发现，阴虚水湿内停是慢性肾炎的重要病理变化，其以阴虚为本，水停为标，故治宜用滋阴利水之法。因此，用滋阴利水法治疗慢性肾炎是临床上值得探索的一条重要途径。

【组方思路】

猪苓汤原方由猪苓、茯苓、泽泻、阿胶、滑石组成，在利水清热的同时，有滋阴之效，加味猪苓汤中猪苓、茯苓、泽泻淡渗利水；滑石甘寒，清热利水而导热下行；阿胶、白芍，酸甘养阴；女贞子、旱莲草滋阴清热；白茅根、生地榆、茜草、泽兰凉血活血止血；半枝莲清热解毒消肿；诸药合用，养阴不滞邪，利水不伤阴。若阴虚明显者加熟地黄、枸杞子；气分有热加生石膏、黄柏；邪热波及血分者加牡丹皮、水牛角；小便不利且尿血者加小蓟、益母草、侧柏叶；湿热毒盛者加白花蛇舌草、茵陈；湿热毒盛而舌苔厚腻者加寒水石、生石膏；呕恶者加陈皮、竹茹；咳嗽者加紫菀、桔梗；虚火上炎者加知母、黄柏。

【临床效果】

经多年临床运用，加味猪苓汤治疗阴虚型慢性肾炎确有良效，通过对 56 例慢性肾炎患者临床治疗观察，总有效率达 94.6%，水肿、血尿等症状明显改善。

［主要资料来源：加味猪苓汤治疗慢性肾炎 56 例临床观察．河南中医，1999，3（19）：9-10.］

八、四理汤改善儿童脾虚体质

【《伤寒论》原方】

1. 四逆散方

甘草炙　枳实破，水渍，炙干　柴胡　芍药

上四味，各十分，捣筛，白饮和服方寸匕，日三服。

2. 理中丸方

人参　干姜　甘草炙　白术各三两

上四味，捣筛，蜜和为丸，如鸡子黄许大。以沸汤数合，和一丸，研碎，温服之，日三四，夜二服。腹中未热，益至三四丸，然不及汤。汤法，以四物依两数切，用水八升，煮取三升，去滓，温服一升，日三服。

【创新方】

四逆散与理中汤合方化裁，名为四理汤，主要药物有：党参、白术、柴胡、白芍等。制备成冲剂，每袋 4g。1~3 岁，每次 4g，每日 2 次；4~5 岁，每次 4g，每日 3 次；6~7 岁，每次 8g，每日 2 次；8 岁以上，每次 12g，每日 2 次。温开水送服，2 周 1 疗程。

【创新理念】

小儿体质虚弱，在我国乃至世界范围的儿童中并不少见。如何改善小儿体质，已成为一个迫切的课题。该研究总结多年的临床经验，运用四逆散、理中汤合方化裁，研制了具有温补脾胃、调肝和胆作用的四理汤冲剂，并从症状学、体重、身高、血色素等方面观察了药物对改善小儿体质的作用。

"脾常不足""肝常有余"为小儿生理特点。"脾常不足"是指小儿脾胃功能较薄弱，脏腑"成而未全，全而未壮"，同时，小儿生长发育对营养物质的大量需求又使原本脆弱的脾胃功能承受较大的负担。因此，小儿极易形成脾胃虚弱的病理状态。"肝常有余"，一方面指小儿患病后，因其生发之气旺盛，感邪则易邪气乖张，而见高热惊悸动风之证；另一方面，由于小儿情绪多娇态急躁，久则肝气不舒，疏泄失常，横逆犯脾，影响脾胃的运化功能，出现"木旺乘土"或"木不疏土"的病理状态。可见，"肝常有余"与"脾常不足"常同时存在，相互影响。肝胆相连，脾胃相关，疏泄和合则运化正常。所以小儿体质虚弱的病机，不仅要责之于脾胃虚弱，更不可忽视肝脾不调，肝胆失和的重要因素。

【组方思路】

四理汤为四逆散、理中汤合方化裁而成，故谓"四理"，具有调理脾胃、调和肝胆的作用。其融补益脾胃，疏肝利胆，调理升降于一体，较之单纯的调理脾胃，更符合小儿脾虚体弱的病机特点。在配伍上，注意药物的寒热与脾胃阴阳之间以及补脾与行气之间的关系，既温补脾胃，调理肝脾，又无热化、壅滞之虞。

【临床效果】

运用四理汤治疗脾虚体质的小儿 197 例，治疗 1 个疗程和 2 个疗程的总有效率分别为 76.55% 和 95.43%，临床疗效满意。治疗后患儿的临床症状改善明显，患儿身高、体重显著增加；气血化源充足，血色素亦显著提高。说明四理汤对增强脾胃功能，改善患儿体质有显著疗效。经多年临床应用及实验室毒性试验，尚未发现任何毒副作用。

[主要资料来源：四理汤冲剂改善儿童脾虚体质的临床观察. 中国医药学报，1994，9 (5)：23-24.]

九、通脉冲剂治疗雷诺病

【《伤寒论》原方】

当归四逆汤方

当归三两　桂枝三两, 去皮　芍药三两　细辛三两　甘草二两, 炙　通草二两　大枣二十五枚, 擘 上七味，以水八升，煮取三升，去滓，温服一升，日三服。

【《金匮要略》原方】

黄芪桂枝五物汤

黄芪三两　芍药三两　桂枝三两　生姜六两　大枣十二枚, 擘 上五味，以水六升，煮取二升，温服七合，日三服。

【创新方】

当归四逆汤与黄芪桂枝五物汤合方化裁，名为通脉冲剂。主要药物有：黄芪、桂枝、当归、赤芍、细辛、木通、炙甘草、生姜等各等分。制成冲剂，每包25g（含生药44.5g）。服药方法：每次1包，1日2次，开水冲服，30天为1疗程，连服2疗程。

【创新理念】

雷诺病是指患者在冬季会发生手指或是脚趾的麻木刺痛，皮肤苍白发紫，尤其是在受到寒冷刺激如冷水时，症状更加明显，甚至肢端皮肤萎缩或手指头溃烂。本病病因至今未完全明了，但多数学者认为与寒冷刺激、情绪波动、精神紧张和内分泌功能紊乱有关。

中医认为雷诺病的病机重点在于阳气不能温布于四肢，寒邪凝结，瘀滞脉络，以及营卫气血不足，复感风寒，脉络痹阻，病情迁延，可出现心肾阳虚或脾肾阳虚，以及溃疡和指端坏疽等变化。因而临床治疗既要扶正益气温阳，也要活血化瘀、疏通络脉。本研究在以往辨证施治的基础上，逐步总结出温阳益气扶正，活血化瘀通脉为主要治法的通脉冲剂，并从每日雷诺氏现象发作范围、次数、持续时间及治疗前后血常规、血小板计数、血沉、肝肾功能、血浆白/球蛋白、抗核因子、抗DNA抗体、可提取性核抗原抗体、免疫球蛋白、免疫复合物等方面观察了药物对雷诺氏征的治疗作用。

【组方思路】

通脉冲剂以当归四逆汤合黄芪桂枝五物汤为主方，加入活血化瘀、通利血脉中药制成。《伤寒杂病论》云："手足厥寒，脉细欲绝者，当归四逆汤主之。""血痹阴阳俱微，寸口关上微，尺中小紧，外证身体不仁，如风痹状，黄芪桂枝五物汤主之。"结合二方之长，创益气温阳、活血化瘀、疏通络脉的通脉冲剂。方中桂枝温通经脉，黄芪、炙甘草振奋阳气，当归、赤芍活血化瘀，木通、细辛通利血脉治血痹，生姜温经散寒。

【临床效果】

运用通脉冲剂治疗雷诺氏征40例临床观察，治疗结果：临床完全缓解者7例，占17.5%；有效31例，占77.5%；无效2例，占5%；总有效率为95%，各项生化指标亦有不同程度改善，提示疗效确切。

［主要资料来源：通脉冲剂治疗雷诺氏征40例临床观察. 北京中医，1994，（5）：16-17.］

第八章　《伤寒论》类方归纳与拓展

所谓类方，就是把类似的方剂进行归类。这种归类始见于唐·孙思邈《千金翼方》："今以方证同条，比类相附，须有检讨，仓卒易知。"可见，这种归类的最初目的是为了便于掌握及临床应用。明·施沛撰《祖剂》一书以仲景方为祖，将后世用药相近的方剂同类相附，归为一系，来研究每类方剂的演化规律和配伍特点；张璐的《张氏医通》有"祖方"卷，选古方 36 首，并附衍化方 391 首；徐灵胎的《伤寒论类方》"不类经而类方"，将《伤寒论》方分为桂枝汤类、麻黄汤类、柴胡汤类等 12 类，每类先定主方，然后附以同类诸方，并明确了"随其病之千变万化"而"从流溯源"的类方意义和类方方法。可见类方多以仲景方为"祖方"。

类方的归类方法有多种，主要的有以下几种：

一是按"祖方"归类。多由一个基础方和它的衍生方而构成。这个基础方一般来源于经方中的主方，又称为"祖方"或"母方"。如以桂枝汤为祖方，归纳其加减方及演化方构成桂枝汤类类方等。

二是按治法归类。如泻心汤类，是以"泻心法"归类。因此，凡是治疗心下痞的方剂，无论是治疗热痞的大黄黄连泻心汤，还是治疗寒热错杂痞的半夏泻心汤等，均可归为此类。

三是按配伍特点归类。如苓桂剂类，是以茯苓与桂枝相配伍为主要药物的方剂，有苓桂术甘汤、苓桂姜甘汤、苓桂枣甘汤等。

四是"杂方"归类。凡按以上归类方法难以单独成类者，则可将其归属"杂方类"。如《伤寒论类方》卷四设"杂法方类"采用的就是这种归类方法。有赤石脂禹余粮汤、炙甘草汤、茵陈蒿汤等。

本书将《伤寒论》中难以归入桂枝汤类、麻黄汤类、苓桂剂类、泻心汤类、白虎汤类、承气汤类、柴胡汤类、理中汤类、四逆汤类的方剂，按近 30 年循证医学统计排序，选择临床较为常用的 18 首方剂，归入"杂方类"。

第一节　桂枝汤类

本节收录桂枝汤类方 25 首，其中包括《伤寒论》方 18 首，《金匮要略》方 6 首，后世医家方 1 首。

一、桂枝汤

【组成】桂枝、芍药、炙甘草、生姜、大枣。

【功效】解肌祛风，调和营卫，益阴助阳。

【主治】治疗外感风寒所致的太阳中风证；外感风寒汗下之后，正气受损，表邪未解之证；营卫不和导致的自汗证。见发热，汗出，恶风，头痛，脉缓等症。

【临床运用】桂枝汤外能解散风邪、调营卫，内能理气血、协阴阳、和脾胃。临床应用极为广泛，如外感病，虚人或妊娠期发热，病后复感寒邪等；阳虚胃痛、虚损腹痛、虚寒胁痛、内伤身痛；顽固自汗证，荨麻疹，皮肤瘙痒，过敏性鼻炎，面神经麻痹，血管神经性头痛；血运迟滞之月经失调、更年期综合征等，凡辨证属卫强营弱或脾胃不和者，均可以本方加减化裁治疗。

二、桂枝加葛根汤

【组成】桂枝、芍药、炙甘草、生姜、大枣、葛根。

【功效】调和营卫，升津舒筋。

【主治】太阳中风兼项背强几几证。

【临床运用】用于肩凝证、落枕、颈椎病引起的项背疼痛、运动不利，风中阳明所致的口眼歪斜，寒湿痹证，太阳中风兼下利，荨麻疹等。

三、桂枝加厚朴杏子汤

【组成】桂枝、芍药、炙甘草、生姜、大枣、厚朴、杏仁。

【功效】解肌祛风，降气平喘。

【主治】太阳中风兼咳喘证。症见发热恶寒，汗出，脉浮缓，喘息，胸闷。

【临床运用】用于外感风寒引起的支气管哮喘、慢性支气管炎、肺炎等。

四、桂枝加附子汤

【组成】桂枝、芍药、炙甘草、生姜、大枣、附子。

【功效】调和营卫，扶阳固表。

【主治】太阳病，发汗过多所致的汗漏不止，恶风，小便难，四肢微急，难以屈伸。

【临床运用】本方可辨证用于阳虚不能固摄所致的漏汗，阳虚自汗，阳虚外感，阳虚腹痛，风湿性关节炎、类风湿关节炎等符合其病机者。

五、桂枝去芍药汤

【组成】桂枝、炙甘草、生姜、大枣。

【功效】解肌祛风，温通胸阳。

【主治】太阳病下之后，胸阳不振，见发热恶风，头痛汗出，胸满脉促者。

【临床运用】本方由桂枝汤去芍药而成，去芍药乃避阴救阳之法。对胸闷、心悸、胸痛、咳逆等证属阴寒邪盛、胸阳不振者疗效满意。

六、桂枝去芍药加附子汤

【组成】桂枝、炙甘草、生姜、大枣、附子。

NOTE

【功效】解肌祛风，温经复阳。

【主治】太阳病下之后，阳气受损较严重，见胸满，恶寒，脉微者。

【临床运用】本方阳气受损程度比桂枝去芍药汤更重，故加附子，补阳消阴。可用于阳虚明显的胸痛证及其他阴寒凝结于内之证。

七、桂枝加芍药生姜各一两人参三两新加汤

【组成】桂枝、芍药、炙甘草、生姜、大枣、人参。

【功效】解肌祛风，益气和营。

【主治】太阳病，发汗后，气营两亏，见身痛绵绵，脉沉迟者。

【临床运用】本方加芍药、生姜、人参以增强敛阴止汗、解表补气之功。临床上用于虚人外感，虚热，妊娠恶阻，产后血虚身痛等。

八、桂枝麻黄各半汤

【组成】由桂枝汤、麻黄汤各取 1/3，按 1∶1 比例合方而成。

【功效】辛温解表，小发其汗。

【主治】表郁日久，邪轻证轻，症见发热恶寒如疟状，一日二三度发，或伴面热，身痒。

九、桂枝二麻黄一汤

【组成】由桂枝汤剂量的 5/12，与麻黄汤剂量的 2/9 相合而成。

【功效】辛温解表，微发其汗。

【主治】表郁日久，邪微证微，症见发热恶寒如疟状，一日发作两次。

十、桂枝二越婢一汤

【组成】由桂枝汤剂量的 1/4，与越婢汤剂量的 1/8 相合而成。

【功效】微发其汗，兼清郁热。

【主治】表郁邪轻，外寒内热。症见发热恶寒如疟状，发热多，恶寒少，口微渴，心烦。

【临床运用】桂枝麻黄各半汤、桂枝二麻黄一汤和桂枝二越婢一汤是《伤寒论》中三个小汗之方，补充了桂枝汤和麻黄汤两方的不足，适用于表郁轻证。临床主要用于风寒外感，日久邪微，表郁不解者；也可加减用于皮肤瘙痒、荨麻疹、变态反应性微血管炎症性疾病，以寒热如疟、身痒为辨证要点。

十一、桂枝去芍药加蜀漆牡蛎龙骨救逆汤

【组成】桂枝、炙甘草、生姜、大枣、蜀漆、牡蛎、龙骨。

【功效】温通心阳，镇惊安神，兼以涤痰。

【主治】发汗过多造成心阳重伤，心神浮越，痰浊扰心，见心悸，乏力，惊狂，卧起不安者。

【临床运用】用于以失眠、惊狂、惕而不安为主要表现的精神分裂症、神经衰弱症、癔症等，证属心阳虚兼痰浊者。

十二、桂枝加桂汤

【组成】桂枝汤加桂枝二两。

【功效】温心阳，镇肾水，降冲逆。

【主治】烧针发汗，针处被寒，损伤心阳，肾水上逆之奔豚证。

【临床运用】除心阳不足，肾水上逆之奔豚证外，还可化裁治疗阳气不足，水邪上逆之胃痛，偏头痛，癫痫，顽固性呃逆等。

十三、桂枝去桂加茯苓白术汤

【组成】芍药、炙甘草、生姜、大枣、茯苓、白术。

【功效】利水通阳，和营益阴。

【主治】水饮内停所致的头项强痛，翕翕发热，无汗，小便不利，心下满微痛等。

【临床运用】本方可用于颈椎病证属饮停中焦，而颈项强痛；饮停中焦，郁而化热的低热，饮停中焦所致的癫痫等。

十四、小建中汤

【组成】由桂枝汤倍芍药加胶饴而成。

【功效】温中健脾，调和气血。

【主治】中焦虚损，气血不足，心神失养所致的心悸、心烦，面色不华，神疲乏力，食少等。

【临床运用】广泛用于外感、内伤多种病证且以脾胃虚弱、气血不足为病机者。如慢性胃炎、消化性溃疡、胃下垂、贫血、过敏性紫癜、血小板减少性紫癜、小儿营养不良、消化不良、小儿反复感冒、自汗症等。本方加黄芪即为黄芪建中汤，则益气固表之功更著。

十五、桂枝附子汤

【组成】桂枝、生姜、大枣、炙甘草、附子。

【功效】祛风散寒，除湿止痛。

【主治】风寒湿邪，痹着于肌表。症见身体疼烦，难以转侧者。

【临床运用】本方由桂枝汤去芍药复加桂一两，炮附子三枚而成。本方可用于类风湿性关节炎、坐骨神经痛、产后痹痛、多发性神经炎、糖尿病性神经病变等病因风寒湿邪而成者。本方去桂枝加白术为白术附子汤，治风寒湿痹，风邪虽去，湿气犹存；去生姜、大枣加白术为甘草附子汤，治风寒湿邪，痹着于关节。

十六、桂枝加芍药汤

【组成】由桂枝汤倍芍药而成。

【功效】通阳益脾，和络止痛。

【主治】治疗太阳病误下所致脾伤气滞络瘀之腹痛证。

【临床运用】本方用桂枝汤调营卫、畅血行，重用芍药除血痹和络以止痛。临证用于治疗

NOTE

急性胃肠炎、消化不良之腹痛、妊娠呕吐等。

十七、桂枝加大黄汤

【组成】由桂枝汤倍芍药加大黄而成。

【功效】通阳益脾，和络泻实止痛。

【主治】治疗太阳病误下所致邪陷太阴，气血凝滞、脉络不合的太阴腹痛实证。

【临床运用】本方为桂枝汤倍用芍药加大黄，以增强敛阴通络之功。可辨证用于太阴病实邪阻滞、泄泻、寒热错杂的积滞、肠结核、慢性痢疾等所致的腹痛。

十八、当归四逆汤

【组成】桂枝、芍药、炙甘草、大枣、当归、细辛、通草。

【功效】养血散寒，温经通脉。

【主治】血虚寒凝，经脉不畅所致的手足厥寒，脉细欲绝；或见四肢关节疼痛，身痛，腰痛；或月经衍期，量少色黯，少腹冷痛等。

【临床运用】本方可用于雷诺病，红斑性肢痛，血栓闭塞性脉管炎，冻疮，风湿性关节炎，关节僵硬症，寒冷性脂膜炎，老年性冬季皮肤瘙痒症属于寒湿凝滞，脉络不和者；痛经，闭经，不孕症，盆腔炎，子宫下垂，妊娠腹痛，月经周期性水肿，产后腰腿痛，产后腹痛等属于寒凝胞宫，血虚受寒者。本方加吴茱萸、生姜为当归四逆加吴茱萸生姜汤，治血虚寒凝，兼见脘腹冷痛、呕吐涎沫、寒疝囊缩等肝胃沉寒证。

十九、《金匮要略》栝楼桂枝汤

【组成】桂枝、芍药、炙甘草、生姜、大枣、栝楼根。

【功效】解肌调卫，养营生津，舒缓筋脉。

【主治】太阳柔痉体强证。见发热，汗出，恶风，项背强直，肢体拘急，脉沉迟等。

【临床运用】本方可用于治疗感染性疾病、变态反应性疾病、落枕、颈椎骨质增生、腰肌劳损、皮肤干燥综合征、小儿抽搐症等病机相符者。

二十、《金匮要略》桂枝芍药知母汤

【组成】桂枝、芍药、知母、麻黄、防风、附子、白术、生姜、甘草。

【功效】通阳行痹，祛风逐湿，和营止痛。

【主治】主诸肢节疼痛，身体尪羸，脚肿如脱，头眩短气，温温欲吐。

【临床运用】本方多用于治疗风湿性关节炎、类风湿性关节炎、鹤膝风、肩凝证、坐骨神经痛、强直性脊柱炎、马尾神经炎、静脉血栓等证属阳虚风寒湿邪痹阻者。

二十一、《金匮要略》黄芪桂枝五物汤

【组成】黄芪、芍药、桂枝、生姜、大枣。

【功效】补气行血，温阳蠲痹。

【主治】血痹重证，见身体麻木不仁，甚则酸痛，脉阴阳俱微，寸关脉微，尺中小紧者。

【临床运用】临床用于冠心病，末梢神经炎，糖尿病周围神经病变，不安腿综合征，雷诺综合征，坐骨神经痛，产后腰腿痛，颈椎病，漏肩风，肌筋膜炎，类风湿性关节炎，气虚感冒，汗出偏沮，小儿多汗，中风后遗症等病机相符者。

二十二、《金匮要略》桂枝加龙骨牡蛎汤

【组成】桂枝、芍药、生姜、炙甘草、大枣、龙骨、牡蛎。

【功效】益阴补阳，镇潜摄精。

【主治】男子遗精之人，阴虚及阳，见少腹弦急，阴头寒，目眩，发落，脉芤动微紧者，女子梦交者。

【临床运用】临床上本方用于治疗遗精，多汗证，遗尿，女子梦交，脱发，心律失常，女性围绝经期多汗症等病机相符者。

二十三、《金匮要略》桂枝加黄芪汤

【组成】桂枝、芍药、炙甘草、生姜、大枣、黄芪。

【功效】调和营卫，扶正祛邪。

【主治】治疗黄汗病，汗出之后，湿随汗出，身重减轻，但阳随汗泄，经脉失养而瞤动，胸阳不足而胸痛，上焦阳虚不能固摄而上身汗出，下焦湿重而腰髋弛痛如有物在皮中，湿伤脾胃则不能饮食，湿阻肌肉则身体痛等。又治黄疸病脉浮，日久卫虚者。

【临床运用】本方用于治疗黄汗、黄疸，末梢神经炎、手足麻木等。

二十四、《金匮要略》桂枝去芍药加麻黄附子细辛汤

【组成】桂枝、生姜、炙甘草、大枣、麻黄、附子、细辛。

【功效】温经通阳，宣行水饮。

【主治】阳虚阴凝，水饮积留于心下，见心下按之坚满，如盘如杯。

【临床运用】临床上本方用于恶性肿瘤、风湿性心脏病心力衰竭、慢性腰腿痛综合征等，病机相符者。

二十五、《丁甘仁用药一百十三法》桂枝去姜甘枣加苓夏佩兰荷叶汤

【组成】桂枝、赤芍、佩兰、制半夏、晚蚕砂、赤茯苓、苏梗、淡黄芩、麸枳壳、焦谷芽、鲜荷叶、佛手。

【功效】调和营卫，祛湿清热。

【主治】虚体感邪，见形寒，微热，汗出，胸闷、纳少等症，属于营卫不调，湿热郁滞者。

【临床运用】酒客（湿热素盛者）为仲景所提出的桂枝汤三禁例之一，本方提供了一个治疗营卫不调又兼有湿热内阻的范例，临床使用效果好。对临床中如何变通化裁使用桂枝汤有启示作用。

第二节　麻黄汤类

本节收录麻黄汤类方 10 首，其中包括《伤寒论》方 7 首，《金匮要略》方 3 首。

一、麻黄汤

【组成】麻黄、桂枝、杏仁、炙甘草。

【功效】辛温解表，宣肺平喘。

【主治】外感风寒所致的身疼，腰痛，骨节疼痛，恶寒，发热，脉浮紧之太阳伤寒证。

【临床运用】临床上用于辨证治疗流行性感冒，哮喘，寒闭失音，支气管哮喘，水肿，过敏性鼻炎，各种寒性疼痛之痹症，小儿夜尿等病机相符者。

二、葛根汤

【组成】葛根、麻黄、桂枝、芍药、炙甘草、生姜、大枣。

【功效】发汗解表，升津舒筋。

【主治】卫闭营郁，经气不利证。见发热，恶风寒，无汗，项背强急，脉浮紧等。

【临床运用】临床上用于辨证治疗流行性脑脊髓膜炎，流行性感冒，鼻炎，颈项肩背酸痛，前额痛，偏头痛，荨麻疹，肩周炎，颈椎病，周围性面瘫，肠炎。"葛根味甘气凉，能起阴气而生津液，滋筋脉而舒其牵引。"因此对于各种肩背疼痛，在辨证用方的基础上，酌情使用葛根，可提高疗效。本方加半夏为葛根加半夏汤，主要用于胃肠型感冒，外见风寒表实，内有呕吐下利者。

三、小青龙汤

【组成】麻黄、芍药、五味子、干姜、炙甘草、桂枝、半夏、细辛。

【功效】发汗解表，温化寒饮。

【主治】外寒内饮所致的发热恶寒，无汗，脉浮紧，或呕，或咳，或渴，或噎，或小便不利，少腹满，或喘者。

【临床运用】本方较多地应用于呼吸系统疾病，如慢性气管炎、肺气肿、肺源性心脏病、支气管哮喘、支气管炎、支气管肺炎、结核性胸膜炎、过敏性鼻炎等，证属外寒内饮者。本方以祛邪为主，发散阳气、耗损阴血，不宜久用；体虚之人，病情缓解，可用苓桂剂扶正祛邪；饮郁化热者，可加生石膏。

四、大青龙汤

【组成】麻黄、桂枝、炙甘草、杏仁、生姜、大枣、生石膏。

【功效】辛温解表，清解郁热。

【主治】风寒束表，卫闭营遏，阳郁化热，症见发热恶寒，身疼痛，不汗出而烦躁，脉浮紧。

【临床运用】本方多用治呼吸系统疾患，如感冒、支气管炎、哮喘等，亦有用治汗腺闭塞症、风湿性关节炎者，其治呼吸系统疾病，必以外寒内热病机为凭。本方为发汗峻剂，无论急性、慢性病证，本方皆不宜久用常服。

五、麻黄杏仁甘草石膏汤

【组成】麻黄、杏仁、炙甘草、生石膏。

【功效】清宣肺热。

【主治】邪热壅肺证。临床见咳喘，发热，汗出，口渴，咳嗽，痰黄黏稠，苔黄，脉数。

【临床运用】急性支气管炎、小儿痉挛性支气管炎、支气管哮喘、毛细支气管炎、老年性慢性支气管炎、肺炎、鼻窦炎等属肺热之病证。

六、麻黄连轺赤小豆汤

【组成】麻黄、连轺、赤小豆、生梓白皮、杏仁、生姜、大枣、炙甘草。

【功效】清热利湿，宣散表邪。

【主治】湿热蕴结，熏蒸肝胆，兼表证未解。症见身黄目黄如橘子色，发热，恶寒，无汗，小便不利而色黄。

【临床运用】急性黄疸型肝炎、淤胆性肝炎、胆囊炎、急性肾小球肾炎、急性气管炎、支气管哮喘、过敏性鼻炎、荨麻疹、皮肤过敏性丘疹等病证，以外有风寒表邪，内有湿热为辨证要点。

七、麻黄附子细辛汤

【组成】麻黄、细辛、附子。

【功效】温经解表。

【主治】少阴阳虚，兼风寒外感。症见发热，恶寒，身痛，脉沉。

【临床运用】本方能散寒通阳，可用于肾阳素虚兼外感风寒；大寒犯肾，暴哑咽痛；素体阳虚复感风寒之久咳；阳虚火衰的癃闭；冷风头痛，风寒齿痛；心阳不振的嗜睡；病态窦房结综合征，窦性心动过缓，肺源性心脏病心力衰竭；肾病综合征，慢性肾炎急性发作属阳虚夹表者。本方去细辛加炙甘草为麻黄附子甘草汤，临床应用与麻黄附子细辛汤相类似，而正气偏虚者。

八、《金匮要略》麻黄加术汤

【组成】麻黄、桂枝、杏仁、炙甘草、白术。

【功效】辛温散寒祛湿。

【主治】寒湿郁表所致的身体疼痛。

【临床运用】临床上用于治疗月经病，颈椎病，头疼，荨麻疹，皮肤瘙痒症，痹症，风湿病等属于寒湿在表之证者。

九、《金匮要略》麻杏苡甘汤

【组成】麻黄、杏仁、薏苡仁、炙甘草。

【功效】解表祛湿。

【主治】风湿在表，湿郁化热所致的一身尽痛，发热，日晡所剧者。

【临床运用】临床用于外感风湿，风湿病，急性肾炎，扁平疣等属于风湿在表，郁而化热者。

十、《金匮要略》越婢加术汤

【组成】麻黄、生石膏、生姜、炙甘草、白术、大枣。

【功效】疏风清热，发汗利水。

【主治】水肿之皮水，症见一身面目悉肿，发热恶风，小便不利，苔白，脉沉者。

【临床运用】用于颈肩部肌筋膜炎、急性肾小球肾炎、肾病综合征、乙型肝炎、痛风、湿疹等湿热为患者。

第三节　苓桂剂类

本节收录苓桂剂类方11首，其中包括《伤寒论》方4首，《金匮要略》方2首，后世医家方5首。

一、茯苓桂枝白术甘草汤

【组成】茯苓、桂枝、白术、炙甘草。

【功效】温阳健脾、利水降冲。

【主治】脾失健运，水饮内停证。见心下逆满，气上冲胸，起则头眩，脉沉紧。

【临床运用】本方临床运用广泛，如美尼尔氏病，内耳眩晕症，高血压，椎-基底动脉供血不足所致的眩晕；脾虚水饮凌心之风湿性心脏病、肺源性心脏病等；脾虚水饮犯肺之急慢性支气管炎；脾虚水停之肾病综合征、肾小球肾炎、尿潴留等。

二、茯苓桂枝甘草大枣汤

【组成】茯苓、桂枝、大枣、炙甘草。

【功效】温通心阳，化气利水。

【主治】心阳虚，下焦水饮欲动。症见脐下悸，筑筑然跳动不安，舌淡苔白。

【临床运用】本方现代临床多用于治疗神经性心悸、假性痫症、神经衰弱、慢性肾炎、胃扩张、胃部有振水音等，辨证属心阳虚水气内停者。

三、茯苓甘草汤（苓桂姜甘汤）

【组成】茯苓、桂枝、生姜、炙甘草。

【功效】温胃散水。

【主治】胃阳不足，水停中焦所致的心下胃脘部悸动不宁，推按之则水声辘辘，呕吐，口不渴，手足厥逆，小便利，脉弦而舌苔白滑。

【临床运用】有治疗肺胀、心下悸、慢性胃炎及特发性水肿等病证的报道。

四、五苓散

【组成】猪苓、泽泻、茯苓、桂枝、白术。

【功效】温阳化气利水。

【主治】膀胱气化不利所致的蓄水证，兼表证未除。症见小便不利，少腹胀满，渴欲饮水但饮后欲吐，或兼发热，苔白滑，脉浮或浮数。并治霍乱热多欲饮水者。

【临床运用】现代临床本方使用非常广泛，泌尿系统疾病如尿潴留、肾炎、尿崩症等；癫痫，脑积水，周期性水肿，风湿性心脏病心功能不全，妊娠恶阻，白带，湿疹，黄疸等病机相符者。

五、《金匮要略》桂苓五味甘草汤

【组成】茯苓、桂枝、五味子、炙甘草。

【功效】温阳化饮，纳气平冲。

【主治】温散伤阳，发动肾气，肾不摄纳所致的阳越冲逆证。

【临床运用】临床上，慢性支气管炎咳喘，低血压所致的眩晕，心功能衰竭等证属肾阳不足，冲气上逆者，可用本方化裁治疗。

六、《金匮要略》茯苓泽泻汤

【组成】茯苓、泽泻、桂枝、白术、生姜、炙甘草。

【功效】温阳化饮，和胃止呕。

【主治】胃中停饮，呕渴并见之证。

【临床运用】临床上本方用以辨证治疗胃反，胃下垂，妊娠恶阻，原发性低血压，高脂蛋白血症者。

七、《伤寒论临证指要》苓桂杏甘汤

【组成】茯苓、桂枝、杏仁、炙甘草。

【功效】温阳下气，宣肺利水。

【主治】水气迫肺证。

【临床运用】本方临床用于水气上逆迫肺，肺气不利，水道失于通调所致的面目水肿，咳喘，小便不利等。

八、《伤寒论十四讲》苓桂杏苡汤

【组成】茯苓、桂枝、杏仁、薏苡仁。

【功效】温阳利水，宣气化湿。

【主治】痰饮病兼挟湿浊之证。

【临床运用】"水心病"兼挟湿浊所致的咳嗽痰多，头重如裹，胸满，小便不利，周身酸楚，食欲不振等。

NOTE

九、《经方临证指南》苓桂芥甘汤

【组成】茯苓、桂枝、白芥子、炙甘草。

【功效】温阳化饮，疏肝下气。

【主治】水饮内停，肝气郁结之证。

【临床运用】临床用于水气内停兼肝气郁结所致的头目眩晕，心悸气短，胸胁满闷，嗳气易怒，小腹作胀，月经后期等证。

十、《伤寒论十四讲》苓桂茜红汤

【组成】茯苓、桂枝、茜草、红花。

【功效】温阳利水，活血通络。

【主治】痰饮病兼瘀血阻滞之证。

【临床运用】用于治疗"水心病"兼瘀血阻滞所致的头晕心悸，胸满痛牵及后背、手指麻木等证。

十一、《伤寒论十四讲》苓桂龙牡汤

【组成】茯苓、桂枝、龙骨、牡蛎、炙甘草。

【功效】通阳下气，利水宁心。

【主治】痰饮病兼心神不安之证。

【临床运用】临床用于水气上冲，兼见心悸，恐惧，睡卧不安，头晕耳鸣，夜不能寐等证。

第四节　泻心汤类

本节收录泻心汤类方13首，其中包括《伤寒论》方7首，《金匮要略》方1首，后世医家方5首。

一、大黄黄连泻心汤

【组成】大黄、黄连。

【功效】泄热消痞，泻火解毒。

【主治】无形邪热壅聚心下，痞满不通所致热痞。症见心下痞，按之濡，心烦口渴，或口舌生疮，舌质红，苔薄黄，关脉浮等。

【临床运用】用于消化系统疾病如胃食管反流性咽喉炎、功能性消化不良、便秘等；出血类疾病如消化道出血、急性肺出血等；循环系统疾病如急性脑血管病、高血压等；其他如急性菌痢、精神分裂症；此外本方外用可治疗烧伤、烫伤、肛门周围湿疹生殖器疱疹等病症，以上情况辨证属于热邪壅滞者。

二、附子泻心汤

【组成】大黄、黄连、黄芩、附子。

【功效】泄热消痞，扶阳固表。

【主治】无形邪热壅聚心下，痞满不通兼表阳不固之热痞。症见心下痞，按之濡，汗出，恶寒等。

【临床运用】主要用于消化不良、食道炎、慢性胃炎、胃及十二指肠溃疡、胃肠功能紊乱、神经性头痛、复发性口腔溃疡等病辨证属邪热壅聚、阳气不足者。

三、半夏泻心汤

【组成】黄芩、黄连、半夏、干姜、人参、炙甘草、大枣。

【功效】和中降逆，消痞散结。

【主治】脾胃虚弱，寒热错杂，中焦痞阻，升降失常。症见心下痞满而不痛，干呕或呕吐，肠鸣下利等。

【临床运用】主要用于治疗消化系统疾病如急慢性胃炎、非溃疡性消化不良、胃及十二指肠球部溃疡、胆囊炎、肠炎、肠易激综合征和小儿腹泻、消化不良等辨证属脾胃虚弱、寒热错杂于中焦者。

四、生姜泻心汤

【组成】生姜、干姜、半夏、黄芩、黄连、人参、炙甘草、大枣。

【功效】和胃降逆，散水消痞。

【主治】胃虚食滞，水饮内停。症见心下痞硬，干噫食臭，肠鸣下利等。

【临床运用】本方由半夏泻心汤加生姜四两、减干姜二两组成。临床主治病证类半夏泻心汤，而偏于水气内停者。

五、甘草泻心汤

【组成】炙甘草、黄芩、黄连、半夏、干姜、人参、大枣。

【功效】益气和胃，消痞止利。

【主治】伤寒中风，误下致脾胃气虚，中焦升降失常致心下痞硬而满，肠鸣下利俱甚，谷不化，干呕心烦等。《金匮要略》亦载甘草泻心汤，但其用为生甘草，主治湿热内蕴，浸淫上下之狐惑病，症见口舌生疮，大便黏滞，舌淡红苔黄厚腻等。

【临床运用】本方系半夏泻心汤重用炙甘草，以补中益气，故更适宜于脾胃虚弱者。本方亦可用于白塞氏综合征，但以生甘草为宜。

六、黄连汤

【组成】黄连、半夏、干姜、桂枝、人参、炙甘草、大枣。

【功效】清上温下，调和脾胃。

【主治】胸中有热，腹中有寒之上热下寒证。症见胸中烦闷，腹痛，恶心，呕吐，或肠鸣泄利等。

【临床运用】现代临床主要用于急慢性胃肠炎、胆汁反流性胃炎、胃及十二指肠球部溃疡、胆囊炎、神经性呕吐、病毒性心肌炎、口疮等辨证属上热下寒、中焦升降失调者。阴虚火旺所致之咳血、咯血、齿衄、尿血等。

七、干姜黄芩黄连人参汤

【组成】干姜、黄芩、黄连、人参。

【功效】苦寒泄降，辛温通阳。

【主治】上热与下寒相格拒证。见下利便溏，食入口即吐等症。

【临床运用】本方临床主要应用于消化性溃疡、急慢性肠炎、胃炎、肾炎、小儿秋季腹泻等辨证属寒热错杂者。

八、《金匮要略》三黄泻心汤

【组成】大黄、黄连、黄芩。

【功效】泻火解毒，燥湿泄热。

【主治】主治邪火内炽，迫血妄行，吐血，衄血，便秘溲赤；三焦积热，眼目赤肿，口舌生疮；外证疮疡，心胸烦闷，大便秘结；湿热黄疸，胸中烦热痞满，舌苔黄腻，脉数实者。

【临床运用】本方临床主要用于上消化道出血、急性肺出血、痤疮等证属热毒炽盛者。

九、《外台秘要》黄连解毒汤

【组成】黄连、黄芩、黄柏、栀子。

【功效】清热泻火。

【主治】实热火毒，三焦热盛之证。见大热烦渴，口燥咽干，不眠；或热病吐血、衄血，或热甚发斑，身热下利，湿热黄疸；外科痈疽疔毒，小便黄赤，舌红苔黄，脉数有力。

【临床运用】本方常用于败血症、脓毒血症、痢疾、肺炎、泌尿系感染、流行性脑脊髓膜炎、乙型脑炎以及感染性炎症等属热毒为患者。

十、《外科正宗》黄连泻心汤

【组成】黄连、黄芩、山栀、荆芥、连翘、木通、薄荷、牛蒡子、灯心草、炙甘草。

【功效】清心泻火。

【主治】心火亢盛证。症见重舌、木舌、紫舌，舌体胀肿坚硬，语言不利等。

【临床运用】本方主要用于治疗炎性舌肿胀、口腔溃疡等属心胃火盛者。

十一、《明医指掌》黄连泻心汤

【组成】黄连、厚朴、干姜、白芍、人参、炙甘草、生姜。

【功效】和胃降逆，益气补中。

【主治】湿热中阻之痞证。症见心下痞满，按之痛，脉濡等。

【临床运用】本方主要用于慢性胃炎、胃及十二指肠球部溃疡、慢性结肠炎等辨证属胃气不和，中焦升降失调者。

十二、《外科真诠》黄连泻心汤

【组成】黄连、金银花、蒲公英、熟地黄、白芍、麦门冬、茯神、远志、人参、炙甘草。

【功效】滋肾阴，泻心火。

【主治】心肾不交之井疽（病名，发于胸部鸠尾穴、中庭穴部位之痈疽）。症见心窝中庭穴处疽疮，初如豆粒，肿痛，心烦如焚，肌热如火等。

【临床运用】本方主要用于心火不能下交于肾、肾水不能上济心火之失眠，疮疡肿毒等。

十三、《魏氏家藏方》泻心汤

【组成】黄连、黄芩、干姜、人参、炙甘草、生姜。

【功效】清胃泻火，健脾温中。

【主治】积热喉闭，舌肿口疮。症见口干，口臭，咽喉肿痛，舌体肿胀，口舌生疮，苔黄厚等。

【临床运用】本方主要用于功能性消化不良、口腔溃疡等辨证属胃热脾虚者。

第五节　白虎汤类

本节收录白虎汤类方9首，其中包括《伤寒论》方3首，《金匮要略》方1首，后世医家方5首。

一、白虎汤

【组成】石膏、知母、炙甘草、粳米。

【功效】辛寒清热。

【主治】①阳明气分热盛，表里俱热证。症见身热面赤，烦渴引饮，汗出恶热，脉浮滑，或见腹满，身重难以转侧，口不仁，面垢，谵语，遗尿，自汗出。②热邪郁遏于里，阳气不达四肢的热厥证。见身热，口渴，脉大有力，手足厥冷等。

【临床运用】本方主要用于呼吸道感染之流行性感冒、急性扁桃体炎、大叶性肺炎、支原体肺炎、流行性乙型脑炎、流行性脑脊髓膜炎、物理性疾病夏季热等辨证属于热在阳明气分者。

二、白虎加人参汤

【组成】石膏、知母、炙甘草、粳米、人参。

【功效】清热益气生津。

【主治】阳明气分热盛，气津两伤。身热烦渴引饮，舌上干燥而烦，或大烦渴不解，喜冷饮，汗出，背微恶寒或时时恶风等。

【临床运用】本方临床应用较为广泛，如糖尿病消渴期、中暑、感染性疾病见高热汗出不退等属邪热炽盛、气津两伤者。

三、竹叶石膏汤

【组成】竹叶、石膏、半夏、麦门冬、人参、炙甘草、粳米。

【功效】清热生津，益气和胃。

【主治】伤寒热病后期，余热未清，气津两伤。症见身体虚弱消瘦，身热多汗或低热不退，心烦，口渴，少气乏力，气逆欲呕，小便短赤，舌红苔少，脉虚细数等。

【临床运用】本方主要用于多种感染性热病恢复期及不明原因的发热、癌性发热、小儿夏季热、肿瘤化疗后呕逆、胆道术后呕逆、复发性口腔溃疡、牙龈炎、唇炎、糖尿病、系统性红斑狼疮等符合本方病机者。

四、《金匮要略》白虎加桂枝汤

【组成】石膏、知母、炙甘草、粳米、桂枝。

【功效】清热通络，祛风和营。

【主治】①温疟。症见身热无寒，头痛，汗出不畅，骨节烦疼，口渴，时呕，舌红，苔黄等。②风湿热痹。症见发热，汗出恶风，口渴，心烦，关节疼痛，局部灼热红肿，苔黄，脉滑数等。

【临床运用】本方主要用于发热性疾病如热多寒少之温疟、急性风湿性关节炎属风湿热痹、外感热病等属邪热入里、表邪未解、热多寒少者。

五、《伤寒类证活人书》白虎加苍术汤

【组成】石膏、知母、炙甘草、粳米、苍术。

【功效】清泄胃热，兼化脾湿。

【主治】湿温病热重于湿。症见身热，汗多，面赤气粗，口渴欲饮，胸闷脘痞，身重，舌红苔黄微腻，脉滑数等。

【临床运用】本方现代主要用于流行性感冒、伤寒、副伤寒、流行性乙型脑炎、钩端螺旋体病、风湿热、夏季热、中暑等辨证属湿热交阻、热重湿轻者。

六、《景岳全书》玉女煎

【组成】石膏、知母、熟地黄、麦门冬、牛膝。

【功效】清胃滋阴。

【主治】少阴不足，阳明有余之胃热阴虚。症见烦热干渴，头痛，牙痛，牙龈出血，舌红苔黄而干，或消渴，消谷善饥等。

【临床运用】临床上可用于治疗牙周炎、口腔溃疡、糖尿病等属胃火炽盛、肾阴不足者。

七、《温病条辨》化斑汤

【组成】石膏、知母、生甘草、粳米、玄参、犀角（现用水牛角）。

【功效】清热凉血，解毒化斑。

【主治】温病热入营血之气血两燔轻证。症见发热，或身热夜甚，口渴，头痛，烦躁，肌肤发斑，舌绛苔黄，脉数等。

【临床运用】本方主要用于黄褐斑、特发性血小板减少性紫癜、过敏性紫癜、紫癜性肾炎、玫瑰糠疹、炎性痤疮、系统性红斑狼疮等属热入营血者。

八、《医学衷中参西录》通变白虎加人参汤

【组成】石膏、生杭芍、生山药、人参、炙甘草。

【功效】清热生津，益气止利。

【主治】痢疾邪热下迫。症见身热，下痢赤白相兼，腹痛，下重，苔厚，脉洪长有力等。

【临床运用】本方主要用于细菌性痢疾、急性胃肠炎、糖尿病等属热入阳明、气阴不足者。

九、《外科正宗》消风散

【组成】石膏、知母、苍术、当归、生地、荆芥、防风、苦参、蝉衣、胡麻、牛蒡子、甘草、木通。

【功效】疏风养血，清热除湿。

【主治】风疹，湿疹。皮肤疹出色红，或遍身云片斑点，瘙痒，抓破后渗出津水，苔白或黄，脉浮数。

【临床运用】本方是治疗风疹、湿疹、荨麻疹、过敏性皮炎、稻田性皮炎、药物性皮炎、神经性皮炎等皮肤病，辨证属风湿为患的常用方剂。

第六节　承气汤类

本节收录承气汤类方20首，其中包括《伤寒论》方5首，《金匮要略》方6首，后世医家方9首。

一、大承气汤

【组成】大黄、厚朴、枳实、芒硝。

【功效】峻下热实，荡涤燥结。

【主治】阳明腑实，燥屎内结，痞满燥实证。症见大便秘结或热结旁流，腹胀满痛，或下利清水，色纯青，绕脐痛，按之坚硬，喘冒，口舌干燥，脉滑实。甚或潮热谵语，目中不了了，睛不和，手足濈然汗出，舌苔黄燥起刺，或焦黑燥裂，脉沉实等。或里热实证之热厥、痉病或发狂等。

【临床运用】现代临床对大承气汤的应用较为广泛，如急性不完全性肠梗阻、急性胰腺炎、急性胆囊炎、胆石症、细菌性痢疾、精神分裂症、大叶性肺炎、流行性感冒、中枢神经系统感染所致高热、惊厥、便秘等多种疾病，符合燥热结实的基本病机，皆可使用。

二、小承气汤

【组成】大黄、厚朴、枳实。

【功效】泻热通便，行气除满。

【主治】阳明热实内结，腑气不通。症见腹胀满，大便硬，潮热，心烦，谵语，脉滑而疾等。

NOTE

【临床运用】本方主要用于不完全性肠梗阻、胆道感染、细菌性痢疾、腹外科术后、小儿食积等属胃肠里热结实较轻者。

三、调胃承气汤

【组成】炙甘草、大黄、芒硝。

【功效】泻热和胃，润燥软坚。

【主治】阳明腑实，胃肠燥热初结。症见身热，汗出，腹胀满，不大便，或心烦谵语等。

【临床运用】本方主要用于急性胆囊炎、急性胰腺炎、急性肺炎、肠型荨麻疹、湿疹等属胃肠里热结实较轻者。

四、桃核承气汤

【组成】桃仁、大黄、桂枝、炙甘草、芒硝。

【功效】活血化瘀，通下瘀热。

【主治】血热初结，蓄于下焦。症见神志如狂，少腹急结，小便自利，舌红苔黄，脉沉涩等。

【临床运用】本方临床应用较为广泛，如脑出血、脑梗死、精神分裂症、腰椎骨折、下肢静脉血栓形成、动脉硬化闭塞症、肾病综合征、不完全性肠梗阻、急性阑尾炎、糖尿病、卵巢囊肿等属瘀热阻于下焦者，均可使用。

五、麻子仁丸

【组成】麻子仁、芍药、枳实、大黄、厚朴、杏仁、蜂蜜。

【功效】润肠滋燥，缓通大便。

【主治】胃肠燥热，津液不足之脾约证。症见大便干结，腹胀满不甚，小便频数等。

【临床运用】本方现代临床应用较为广泛，如肛肠术后的调理、老人及产妇便秘、不完全性肠梗阻；感染性疾病、冠心病、糖尿病等属胃热津亏、大便秘结或干燥等病证。

六、《金匮要略》厚朴七物汤

【组成】厚朴、大黄、枳实、炙甘草、大枣、桂枝、生姜。

【功效】行气除满，疏表散邪。

【主治】气滞腹满里实兼表寒证。症见腹胀满，便秘，发热，脉浮数等。

【临床运用】本方常用于治疗胃肠型感冒、急性肠炎、细菌性痢疾、不完全性肠梗阻等符合本方病机者。

七、《金匮要略》厚朴三物汤

【组成】厚朴、大黄、枳实。

【功效】行气除满，泻热通便。

【主治】实热内积，气滞不行之积证。症见腹胀满痛，大便秘结等。本方和小承气汤药物组成相同而各药用量不同，故其功效主治亦有差异。本方重用厚朴，功专行气，主治肠胃间胀满甚于积滞之证，而小承气汤重用大黄荡涤胃肠，主治肠胃间积滞重于胀满之证。

【临床运用】本方主要用于治疗脐腹胀痛痞满、便秘为主要表现的病证，如十二指肠壅积症、急性肠炎、不完全性肠梗阻等辨证属于气滞实热内积者。

八、《金匮要略》大黄附子汤

【组成】大黄、附子、细辛。

【功效】温中散寒，通便止痛。

【主治】寒积里实证。腹痛便秘，胁下偏痛，发热，手足厥冷，舌苔白腻，脉弦紧。

【临床运用】本方常用于急性阑尾炎、急性肠梗阻、睾丸肿痛、胆绞痛、胆囊术后综合征、慢性痢疾、尿毒症等属寒积里实者。

九、《金匮要略》厚朴大黄汤

【组成】厚朴、大黄、枳实。

【功效】理气逐饮，荡涤实邪。

【主治】饮热郁肺，腑气不通之支饮腹满证。症见胸腹胀满，气急，大便秘结等。

注：本方与小承气汤、厚朴三物汤的药物组成相同而剂量不同，功能主治亦有区别。本方以厚朴为君，意在理气以消满，重用大黄荡涤实邪以逐饮，用于支饮胸腹胀满证；而小承气汤以大黄为君，意在泻下肠胃积滞，用于阳明腑实证；厚朴三物汤以厚朴、枳实为主药，行气力强，而泻下力弱，用于气滞腹胀便秘证。

【临床运用】本方主要用于治疗支饮兼胸满腹胀者，如渗出性胸膜炎、麻痹性肠梗阻等符合本方病机者。

十、《金匮要略》大黄硝石汤

【组成】大黄、黄柏、硝石、栀子。

【功效】清热通便，利湿退黄。

【主治】热盛里实之黄疸病。症见身热，汗出，腹胀满疼痛拒按，大便干结难解，身黄，色鲜明如橘子色，小便短赤而不利等。

【临床运用】本方主要用于黄疸热重于湿，里热成实者。如胆石症、急性传染性肝炎等。

十一、《金匮要略》大黄牡丹汤

【组成】大黄、牡丹、桃仁、冬瓜子、芒硝。

【功效】泻热破瘀，散结消肿。

【主治】肠痈初起。症见少腹肿痞，按之疼痛如淋，时时发热，自汗出而复恶寒，小便自调，舌苔黄厚，脉迟而紧等。

【临床运用】本方现代主要用于证属湿热瘀滞之术后粘连性肠梗阻、急性阑尾炎、附件炎、盆腔炎等。

十二、《伤寒直格》三一承气汤

【组成】大黄、芒硝、厚朴、枳实、炙甘草。

NOTE

【功效】攻下火结。

【主治】里热壅盛，大、小、调胃三承气汤证兼备。症见大便结滞，腹满实痛，或谵语下利等。

【临床运用】本方主要用于幽门梗阻、急性不完全性肠梗阻、急性胰腺炎属阳明腑实者。

十三、《伤寒六书》黄龙汤

【组成】大黄、芒硝、枳实、厚朴、人参、当归、炙甘草、生姜、大枣、桔梗。

【功效】清热泻下，益气养血。

【主治】胃肠燥热，气血两虚。症见身热，大便秘结或下利清水，腹痛拒按，口渴，神昏谵语，循衣摸床，神倦少气，舌苔焦黄或焦黑，脉沉细数而虚等。

【临床运用】本方主要用于阳明腑实兼见气血俱虚之证，如急性胰腺炎、麻痹性肠梗阻、急腹症术后、便秘等符合本方病机者。

十四、《温病条辨》增液承气汤

【组成】玄参、麦门冬、生地黄、大黄、芒硝。

【功效】滋阴增液，攻下腑实。

【主治】阳明热结，阴液亏虚证。症见身热，腹满便秘，口干唇裂，舌苔焦燥，脉沉细等。

【临床运用】本方主要用于阳明腑实兼见阴液亏虚之证。如炎性肠梗阻、腹腔术后肠梗阻、胃肠道功能紊乱、功能性便秘、病毒性肺炎等符合本方病机者。

十五、《温病条辨》宣白承气汤

【组成】生石膏、生大黄、杏仁、瓜蒌皮。

【功效】宣肺化痰，泄热攻下。

【主治】痰热阻肺，腑有热结证。症见身热，喘促不宁，痰涎壅滞，潮热，腹满，便秘，苔黄腻或黄滑，脉右寸实大等。

【临床运用】本方主要用于肺系疾病急性期的治疗，如病毒性肺炎、慢性支气管炎急性发作、慢性阻塞性肺疾病、风温肺热病等符合本方病机者。近年来，在"肺与大肠相表里"理论指导下，开展的多中心、随机双盲对照临床研究，证实宣白承气汤可有效降低慢性阻塞性肺疾病急性加重期痰热壅肺证患者临床症状积分、改善肺功能和动脉血气，为临床应用肺肠同治法辨治呼吸系统疾病提供了循证医学依据。

十六、《温病条辨》牛黄承气汤

【组成】安宫牛黄丸、生大黄末。

【功效】清心开窍，攻下腑实。

【主治】温病热入心包，阳明腑实证。症见身热，神昏，舌謇肢厥，腹胀，便秘，按之硬痛，舌绛苔黄燥，脉数沉实等。

【临床运用】本方主要用于发热、脑出血、脑梗死等辨证属热入心包兼阳明腑实者。

十七、《温病条辨》导赤承气汤

【组成】赤芍、细生地、黄连、黄柏、生大黄、芒硝。

【功效】通大肠之秘，泻小肠之热。

【主治】阳明腑实，小肠热盛证。症见身热，大便不通，小便涓滴不畅，溺时疼痛，尿色红赤，时烦渴甚，苔黄燥，脉沉数，左尺牢坚等。

【临床运用】本方主要用于便秘、急性肾盂肾炎、急性尿道炎等符合本方病机者。

十八、《温病条辨》新加黄龙汤

【组成】生大黄、芒硝、生甘草、细生地、麦门冬、元参、海参、人参、当归、姜汁。

【功效】攻下腑实，补益气液。

【主治】气液两虚，阳明热结证。症见身热，腹满，便秘，口干咽燥，倦怠少气，撮空摸床，肢体震颤，目不了了，苔黄或焦黑，脉象沉弱或沉涩等。

【临床运用】本方主要用于治疗便秘、中风后便秘、粘连性肠梗阻、急性胰腺炎、急腹症术后、肝硬化腹水等属气液不足、阳明热结者。

十九、《儒门事亲》玉烛散

【组成】当归、川芎、熟地、白芍、大黄、芒硝、甘草。

【功效】养血清热，泄积通便。

【主治】血虚发热，大便秘结；或妇人经候不通，腹胀作痛；或产后恶露不尽，脐腹疼痛；或胃热消渴，善食渐瘦。

二十、《备急千金要方》温脾汤

【组成】大黄、当归、干姜、附子、人参、芒硝、甘草。

【功效】温补脾阳，攻下冷积。

【主治】脾阳不足，冷积便秘，或久利赤白，腹痛，手足不温，脉沉弦。（阳虚寒积证。腹痛便秘，脐下绞结，绕脐不止，手足不温，苔白不渴，脉沉弦而迟。

【临床运用】本方常用于消化不良、急性单纯性肠梗阻或不全梗阻等属中阳虚寒、冷积内阻者。

第七节　柴胡汤类

本节收录柴胡汤类方14首，其中包括《伤寒论》方6首，《金匮要略》方1首，后世医家方7首。

一、小柴胡汤

【组成】柴胡、黄芩、人参、炙甘草、半夏、生姜、大枣。

【功效】和解少阳。

【主治】邪入少阳，胆火内郁，枢机不利。症见往来寒热，胸胁苦满，心烦喜呕，默默不欲饮食，口苦，咽干，目眩，脉弦细等。

【临床运用】本方临床应用非常广泛，如发热、上呼吸道感染、流行性感冒、渗出性胸膜炎、急性胆囊炎、胆汁反流性胃炎、传染性肝炎、肋间神经痛、便秘、急性肾盂肾炎、更年期综合征、抑郁症、小儿厌食症等，均可辨证使用。

二、柴胡桂枝汤

【组成】柴胡、黄芩、桂枝、芍药、半夏、生姜、人参、炙甘草、大枣。

【功效】和解少阳，调和营卫。

【主治】伤寒少阳枢机不利，太阳营卫不和证。症见发热微恶风寒，四肢骨节疼痛，微呕，心下支结等。

【临床运用】本方现代临床应用较为广泛，如反复上呼吸道感染、胆囊炎、肝纤维化、风湿热、类风湿性关节炎、颈椎病、肩关节周围炎、癫痫等均可辨证使用。

三、大柴胡汤

【组成】柴胡、黄芩、芍药、半夏、生姜、枳实、大枣、大黄。

【功效】和解少阳，通下热结。

【主治】少阳胆火内郁，兼阳明燥热里实证。症见往来寒热，胸胁苦满，呕不止，心下急，郁郁微烦，或心下痞硬，呕吐，下利臭秽不爽，或大便秘结，小便黄赤，舌红苔黄，脉弦数等。

【临床运用】本方常用于肝炎、胆囊炎、胆石症、急性胰腺炎、腹膜炎、急性阑尾炎、流行性感冒等辨证属少阳病兼腹气壅滞者。

四、柴胡加芒硝汤

【组成】柴胡、黄芩、人参、炙甘草、半夏、生姜、大枣、芒硝。

【功效】和解少阳，润燥软坚。

【主治】少阳病兼阳明里实，正气偏弱，燥热较轻。症见胸胁满而呕，日晡所发潮热等。

【临床运用】本方主要用于胆囊炎、胆石症、急性阑尾炎、附件炎等辨证属枢机不利，燥热内结，正气偏弱者。

五、柴胡桂枝干姜汤

【组成】柴胡、桂枝、干姜、栝楼根、黄芩、牡蛎、炙甘草。

【功效】和解少阳，温化水饮。

【主治】少阳枢机不利，兼有水饮内停，或疟病。症见往来寒热，胸胁满微结，心烦，渴而不呕，但头汗出，小便不利，或疟病寒多微热，或但热不寒等。

【临床运用】本方临床主要用于支气管炎、肺炎、慢性肝炎、肝纤维化、胆囊炎、慢性胃炎、消化性溃疡、肠易激综合征、更年期综合征、肾盂肾炎、糖尿病、乳腺小叶增生等辨证属于少阳火郁水停者。

六、柴胡加龙骨牡蛎汤

【组成】柴胡、黄芩、半夏、生姜、人参、大枣、龙骨、牡蛎、桂枝、茯苓、大黄、铅丹。

【功效】和解少阳，通阳泻热，重镇安神。

【主治】少阳病邪气弥漫，心神逆乱。症见胸胁满闷，心烦惊惕不安，甚则谵语，小便不利，身重不可转侧等。

【临床运用】本方临床主要用于精神分裂症、躁郁症、神经衰弱、神经官能症、丛集性头痛、更年期综合征、美尼尔氏综合征、甲状腺功能亢进、高血压病等辨证属少阳邪气弥漫，心神不安者。现可用生铁落代铅丹。

七、《金匮要略》柴胡去半夏加栝楼根汤

【组成】柴胡、黄芩、人参、炙甘草、栝楼根、生姜、大枣。

【功效】和解少阳，益气生津。

【主治】少阳病兼津气两伤证，或疟病。症见往来寒热，胸胁苦满，口渴欲饮，易饥，舌红苔薄黄等。

【临床运用】本方主要用于少阳病兼津气耗伤者，如糖尿病消渴期辨证属少阳枢机不利，胃热津伤者。

八、《伤寒论十四讲》柴胡加桂枝汤

【组成】柴胡、黄芩、桂枝、炙甘草、半夏、生姜、大枣。

【功效】和解少阳，外散风寒，平冲降逆。

【主治】少阳病兼外感风寒证。症见胸胁苦满，心悸而烦，气上冲胸咽，发热恶寒，头痛无汗等。

【临床运用】本方主要用于少阳病又兼有心悸，气上冲或风寒外束者。

九、《伤寒论十四讲》柴胡加芍药汤

【组成】柴胡、芍药、人参、炙甘草、半夏、生姜、大枣。

【功效】和解少阳，和中缓急。

【主治】少阳病兼中焦虚弱，肝脾不和证。症见胸胁苦满，胃脘疼痛，小腹拘急，或妇女行经腹痛等。

【临床运用】本方主要用于少阳病而见肝脾不和，经脉不利之胃痛、腹痛、痛经等病证。

十、《伤寒论十四讲》柴胡加茯苓汤

【组成】柴胡、茯苓、人参、炙甘草、半夏、生姜、大枣。

【功效】和解少阳，健脾利水。

【主治】少阳病三焦不通，水气内停证。症见往来寒热，胸胁苦满，默默不欲饮食，心下悸动不安，小便不利，脉弦，舌苔水滑等。

NOTE

【临床运用】本方主要用于少阳三焦不通，水气内停之水气病。如慢性肾炎、特发性水肿等符合本方病机者。

十一、《伤寒论十四讲》柴胡姜味汤

【组成】柴胡、黄芩、干姜、五味子、半夏、炙甘草。

【功效】和解少阳，温化水饮。

【主治】少阳病兼寒饮犯肺证。症见往来寒热，胸胁苦满，口苦，咽干，咳嗽，痰涎清稀，舌苔白润，脉弦而缓等。

【临床运用】本方主要用于少阳病而见水寒之气犯肺的上呼吸道感染、急慢性气管支气管炎、流行性感冒等。

十二、《景岳全书》柴平汤

【组成】柴胡、黄芩、半夏、人参、炙甘草、陈皮、厚朴、苍术、生姜、大枣。

【功效】和解少阳，祛湿和胃。

【主治】湿疟。症见一身尽痛，手足沉重，寒多热少，脉濡等。

【临床运用】现代主要用于反流性食管炎、慢性胃炎、功能性消化不良、肠易激综合征、慢性乙型肝炎等辨证属少阳疏泄失职，湿阻中焦者。

十三、《重订通俗伤寒论》柴胡陷胸汤

【组成】柴胡、黄芩、姜半夏、黄连、桔梗、瓜蒌仁、枳实、生姜汁。

【功效】和解少阳，清热化痰，宽胸开结。

【主治】少阳病兼小结胸病。症见寒热似疟，心烦，胸膈痞满，按之痛，或胸闷膈痛，痛引两胁，口苦，大便不畅，舌质红，苔黄微厚，脉弦而滑等。

【临床运用】本方主要用于治疗少阳枢机不利，痰热火郁交阻之胸痛，心下痛等病证，如冠心病、胆汁反流性胃炎、肝内胆管结石等。

十四、《重订通俗伤寒论》柴胡达原饮

【组成】柴胡、黄芩、炙甘草、生枳壳、厚朴、青皮、苦桔梗、草果、槟榔、荷叶梗。

【功效】和解少阳，祛湿化痰，透达膜原。

【主治】痰湿阻于膜原。症见胸膈痞满，心烦懊憹，头眩，口腻，咳痰不爽，或间日疟，苔厚如积粉，扪之粗糙，脉弦而滑等。

【临床运用】本方主要用于治疗发热、流行性感冒、慢性乙型肝炎、胆胃综合征等辨证属湿热郁伏膜原，湿重热轻者。

第八节　理中汤类

本节收录理中汤类方20首，其中包括《伤寒论》方3首，《金匮要略》方2首，后世医家

方 15 首。

一、理中丸（汤）

【组成】人参、白术、干姜、炙甘草。

【功效】温中祛寒，补气健脾。

【主治】脾胃虚寒证。见呕吐下利，脘腹疼痛，喜温喜按，不欲饮食，畏寒肢冷，舌淡苔白，脉沉细。并治"霍乱寒多不用水者"。

【临床运用】临床主要用于治疗消化系统疾病，如胃炎、慢性肠炎、溃疡性结肠炎、肠易激综合征、小儿腹泻等，也可治疗小儿多涎、小儿慢惊风、复发性口疮等辨证属中焦阳虚，寒湿内阻者。

二、桂枝人参汤

【组成】桂枝、人参、白术、干姜、炙甘草。

【功效】温中解表。

【主治】太阳病误下伤脾，脾虚下利而表邪不解。症见利下不止，心下痞硬，兼发热恶寒。

【临床运用】本方主要应用于消化系统疾病，如小儿秋季腹泻、消化性溃疡、慢性萎缩性胃炎、胃食管反流、慢性阑尾炎、慢性胃肠炎、胃肠型感冒、食管癌术后呕吐等病机相符者。

三、甘草干姜汤

【组成】炙甘草、干姜。

【功效】温中复阳。

【主治】①误发少阴之汗，而见肢厥、烦躁、呕逆之证；②肺痿吐涎沫，不渴，遗尿，小便频数，头目眩晕，多涎唾之证。

【临床运用】本方临床应用于遗尿、肺寒咳嗽、晚期肺癌咯血、过敏性鼻炎、肺炎重症、寒性胃脘痛、顽固性口中多涎唾、眩晕、虚寒性崩漏、内耳眩晕症、花粉症、鹅口疮、慢性咽痛等，辨证属于中阳不足者。

四、《金匮要略》大建中汤

【组成】干姜、蜀椒、人参、胶饴。

【功效】温中补虚，降逆止痛。

【主治】中阳衰弱，阴寒内盛之脘腹剧痛证。腹痛连及胸脘，痛势剧烈，其痛上下走窜无定处，或腹部时见块状物上下攻撑作痛，呕吐剧烈，不能饮食，手足厥冷，舌质淡，苔白滑，脉沉伏而迟。

【临床运用】本方主要用于消化系统疾病如十二指肠球部溃疡、单纯性肠梗阻、蛔虫性腹痛、胆囊炎急性发作等证属寒气上冲者。

五、《金匮要略》甘姜苓术汤

【组成】炙甘草、茯苓、干姜、白术。

NOTE

【功效】温脾胜湿。

【主治】身劳汗出，衣里冷湿，致患肾着，身重，腰及腰以下冷痛，如坐水中，腹重，口不渴，小便自利，饮食如故。

【临床运用】本方可用于腰痛，泄泻，水肿，眩晕，带下等病，证属寒湿阻滞者。

六、《太平惠民和剂局方》附子理中丸

【组成】人参、白术、干姜、炙甘草、炮附子。

【功效】温阳祛寒，益气健脾。

【主治】脾胃虚寒，腹痛吐利，脉微肢厥，心下逆满，手足厥寒，腹中雷鸣，纳呆，霍乱转筋，感寒头痛以及一切沉寒痼冷。

【临床运用】本方临床应用广泛，可用于治疗溃疡性结肠炎、久泻型慢性结肠炎、腹泻型肠易激综合征、慢性胃炎、慢性荨麻疹、肿瘤化疗后白细胞减少症等病机相符者。

七、《太平惠民和剂局方》枳实理中丸

【组成】人参、白术、干姜、炙甘草、枳实、茯苓。

【功效】理中焦，除痞满，逐痰饮，止腹痛。

【主治】伤寒结胸欲绝，心膈高起，实满作痛，手不得近。

【临床运用】本方可用于治疗胃下垂、肾下垂等辨证属中焦脾胃虚寒气滞者。

八、《明医杂著》理中化痰丸

【组成】人参、白术、干姜、炙甘草、茯苓、半夏。

【功效】益气健脾，温化痰涎。

【主治】主治脾胃虚寒，痰饮内停证。见呕吐少食，或大便不实，饮食难化，咳唾痰涎。

【临床运用】现代临床用本方加减治疗糖尿病胃轻瘫、呕吐、胃食管反流病、咳嗽等，证属脾胃虚寒而痰饮内停者。

九、《症因脉治》连理汤

【组成】人参、白术、干姜、炙甘草、黄连。

【功效】温中祛寒，清化湿热。

【主治】主治脾胃虚寒，湿热内蕴。症见泻痢烦渴，吞酸腹胀，小便赤涩，心痛口糜等。

【临床运用】本方临床多用于治疗消化系统疾病，如溃疡性结肠炎、腹泻型肠易激综合征、慢性肠炎等，也可用于治疗复发性口腔溃疡、过敏性鼻炎、耳鸣、牙周萎缩、口腔黏膜扁平苔藓等五官科疾病，证属脾胃虚寒，湿热内蕴者。

十、《类证活人书》治中汤

【组成】人参、白术、干姜、炙甘草、陈皮、青皮。

【功效】温中散寒，行气和胃。

【主治】脾胃伤冷物，胸胁疼痛，中脘胀满，腹痛，嗳气呃逆等。

【临床运用】现代临床用本方加味治疗慢性胃炎、消化性溃疡等消化系统疾病，病机属脾胃虚寒，气机阻滞者。

十一、《张氏医通》理苓汤

【组成】人参、白术、干姜、炙甘草、茯苓、猪苓、泽泻、桂枝。

【功效】温中补虚，利水渗湿。

【主治】胃虚食滞，喘胀水肿，小便不利。

【临床运用】本方加味可用于治疗小儿轮状病毒性肠炎、肝硬化顽固性腹泻等消化系统疾病，病机属脾胃虚寒，水湿内停者。

十二、《类证治裁》理中安蛔汤

【组成】人参、白术、干姜、茯苓、蜀椒、乌梅。

【功效】温中安蛔。

【主治】蛔虫腹痛，或吐蛔，便蛔，便溏，溲清，四肢不温，舌苔薄白，脉虚缓。

【临床运用】主要用于治疗虚寒型胆道蛔虫症。

十三、《三因极一病证方论》桂附理中丸

【组成】人参、白术、干姜、炙甘草、肉桂、附子。

【功效】补命火，暖脾土，温中阳，健脾气。

【主治】主治脾肾阳虚，阴寒重证。症见脘腹冷痛，呕吐泄泻，四肢厥冷等。

【临床运用】本方可用于治疗糖尿病周围神经病变、慢性非特异性结肠炎、慢性盆腔炎、婴幼儿秋季腹泻等辨证属于脾肾阳虚，阴寒内盛者。

十四、《太平惠民和剂局方》胡椒理中丸

【组成】白术、干姜、炙甘草、款冬花、胡椒、荜茇、高良姜、橘皮、细辛。

【功效】温中散寒，温肺化痰。

【主治】肺胃虚寒，气不宣通。见咳逆喘急，胸膈噎闷，逆气虚痞，腹胁满痛，畏寒气短，呕吐痰涎，不能饮食。

【临床运用】本方临床应用与理中丸类似，用于治疗理中丸证兼气滞痰阻者。

十五、《证治准绳》香砂理中汤

【组成】人参、白术、干姜、炙甘草、藿香、砂仁。

【功效】温中祛寒，行气化湿。

【主治】肢冷便溏，中寒腹痛，呕吐脘满，苔白腻，脉沉弦。

【临床运用】本方临床应用与理中汤类似，用于治疗理中汤证而兼气滞湿阻者。

十六、《医灯续焰》香砂理中汤

【组成】人参、白术、干姜、炙甘草、砂仁、木香。

NOTE

【功效】温中祛寒，理气止痛。

【主治】脾胃虚寒气滞，肠鸣泄泻，腹痛喜温喜按，或见呕吐，腹中雷鸣，胸膈满闷等症。

【临床运用】本方临床应用与理中汤类似，用于治疗理中汤证兼气滞腹痛明显者。

十七、《景岳全书》加味理中汤

【组成】人参、白术、干姜、炙甘草、茯苓、半夏、陈皮、细辛、五味子、大枣、生姜。

【功效】温中散寒，温肺化饮。

【主治】脾肺俱虚，咳嗽不已。

【临床运用】本方临床主要用于虚寒型感冒后咳嗽。

十八、《医宗金鉴》丁萸理中汤

【组成】人参、白术、干姜、炙甘草、丁香、吴茱萸。

【功效】温中健脾，降逆止呕。

【主治】脾胃虚寒。见腹痛喜温喜按，畏寒肢冷，暮食朝吐，朝食暮吐，精神不振等症。

【临床运用】本方主要用于治疗中焦虚寒之呕吐。

十九、《杂病源流犀烛》理中降痰汤

【组成】人参、白术、干姜、炙甘草、半夏、茯苓、苏子。

【功效】温中健脾，降气化痰。

【主治】痰盛自汗。

【临床运用】本方临床应用与理中汤类似，用于治疗理中汤证而兼痰涎壅盛者。

二十、《景岳全书》理中加丁香汤

【组成】人参、白术、干姜、炙甘草、丁香。

【功效】温中祛寒，降逆止呕。

【主治】中脘停寒，喜辛物，入口即吐、哕。

【临床运用】本方用于治疗理中汤证兼顽固呕逆者。

第九节 四逆汤类

本节收录四逆汤类方 16 首，其中包括《伤寒论》方 10 首，《金匮要略》方 1 首，后世医家方 5 首。

一、四逆汤

【组成】附子、干姜、炙甘草。

【功效】回阳救逆。

【主治】少阴病。四肢厥逆，身踡恶寒，呕吐不渴，腹痛下利，神衰欲寐，舌苔白滑，脉

微细；或太阳病误汗亡阳，而见四肢厥逆，面色苍白，脉微细者。

【临床运用】本方临床应用广泛，常用于治疗循环系统疾病，如心力衰竭、休克、心肌梗死、右束支传导阻滞、病态窦房结综合征等；也可用于治疗呼吸系统疾病和消化系统疾病，如肺气肿、肺源性心脏病、支气管哮喘、急慢性肠胃炎、胃下垂等，辨证属于阳气大虚，阴寒内盛者。

二、四逆加人参汤

【组成】附子、干姜、炙甘草、人参。

【功效】回阳益气，救逆固脱。

【主治】真阳衰微，元气亦虚之证。四肢厥逆，恶寒踡卧，脉微而复自下利，利虽止而余证仍在者。

【临床运用】本方主要用于治疗循环系统疾病，如心肌缺血、冠心病、心力衰竭、心源性休克等辨证属阳亡液脱者。

三、通脉四逆汤

【组成】四逆汤倍干姜，附子用大者一枚。

【功效】破阴回阳，通达内外。

【主治】少阴病，阴盛格阳证。症见下利清谷，手足厥逆，脉微欲绝，身反不恶寒，其人面色赤，或利止脉不出等。

【临床运用】本方常用于治疗冠心病、心力衰竭、休克、无名热、急慢性肠胃炎等辨证属于阳虚阴盛，格阳于外者。

四、通脉四逆加猪胆汁汤

【组成】由通脉四逆汤加猪胆汁而成。

【功效】回阳救逆，益阴和阳。

【主治】吐利过重，阳亡阴竭证。见频繁吐利后，无物可吐且无物可下，并伴见汗出肢厥，四肢拘急，脉微欲绝。

【临床运用】本方临床应用与通脉四逆汤相似，用于治疗四逆汤证而吐利厥冷较甚者。

五、白通汤

【组成】附子、干姜、葱白。

【功效】破阴回阳，宣通上下。

【主治】少阴病阴寒内盛，格阳于上。见下利，面赤，恶寒踡卧，脉微细，但欲寐。

【临床运用】白通汤主要应用于心力衰竭、尿毒症、肝性脑病、霍乱、肠伤寒以及雷诺综合征等辨证属于阴盛戴阳证者。

六、白通加猪胆汁汤

【组成】附子、干姜、葱白、童尿、猪胆汁。

NOTE

【功效】破阴回阳，宣通上下，兼咸苦反佐。

【主治】白通汤证兼见寒盛格拒热药之证，见下利不止，厥逆无脉，面赤，干呕，心烦等。

【临床运用】本方可用于治疗虚寒性腹泻、烦躁症、顽固性心力衰竭、咽炎及皮肤结节性红斑等辨证属阴寒内盛，戴阳服药格拒者。

七、干姜附子汤

【组成】附子、干姜。

【功效】急救回阳。

【主治】阳气暴虚，阴寒内盛。见昼日烦躁不得眠，夜而安静，脉沉微，身无大热。

【临床运用】本方主要用于治疗各种疾病后期的虚脱者，也可用于心力衰竭水肿、肝硬化腹水、肾炎水肿、感染性休克等辨证属于肾阳虚者。

八、茯苓四逆汤

【组成】附子、干姜、炙甘草、茯苓、人参。

【功效】回阳益阴。

【主治】阴阳两虚证。见烦躁，肢厥，恶寒，脉微细。

【临床运用】本方临床应用广泛，可用于治疗心力衰竭、冠心病、雷诺综合征、血栓闭塞性脉管炎、急性单纯性胃炎、肠道易激综合征、慢性腹泻等辨证属阴阳两虚者。

九、真武汤

【组成】附子、茯苓、白术、生姜、芍药。

【功效】温阳利水。

【主治】肾阳虚衰，水气泛滥。症见腹痛，小便不利，四肢肿重疼痛，或利，或咳，或下利，或呕。

【临床运用】真武汤为温阳利水之名方，现代临床应用广泛，包括循环系统疾病，如高血压、心力衰竭等；消化系统疾病，如萎缩性胃炎、胃下垂等；呼吸系统疾病，如慢性支气管炎、肺气肿等；泌尿系统疾病，如肾衰竭、尿潴留等；妇科疾病如妇女白带过多，证属阳虚水泛者。

十、附子汤

【组成】附子、茯苓、人参、白术、芍药。

【功效】温经助阳，祛寒除湿。

【主治】阳虚寒湿身痛证。症见背恶寒，口中和，身体痛，骨节痛，手足寒，舌淡，苔白滑，脉沉无力。

【临床运用】本方临床可用于治疗风湿性关节炎、类风湿性关节炎、习惯性流产、妊娠腹痛、妊娠中毒症、慢性盆腔炎、慢性附件炎等辨证属于阳虚寒湿盛者。

十一、《金匮要略》附子粳米汤

【组成】附子、炙甘草、粳米、半夏、大枣。

【功效】温阳止痛，化湿降逆。

【主治】脾胃虚寒，寒气上逆引起的腹中雷鸣切痛，胸胁逆满，呕吐，四肢冷，舌淡苔白，脉沉迟。

【临床运用】本方主要用于治疗胃肠道疾病，如顽固性久泄、胃脘痛、腹痛呕吐、寒疝腹痛、习惯性便秘，也可用于治疗术后腹痛、产后腹痛、妊娠恶阻、滑胎等病机相符者。

十二、《伤寒微旨论》茵陈四逆汤

【组成】附子、干姜、炙甘草、茵陈蒿。

【功效】温里助阳，利湿退黄。

【主治】阴黄。黄色晦暗无华，四肢逆冷，皮肤冷，身体沉重，神疲食少，舌淡，苔白腻，脉沉细涩。

【临床运用】本方临床可用于治疗胆道感染、药物性肝损害、慢性胆囊炎、急性肝炎等病机相符者。

十三、《景岳全书》六味回阳饮

【组成】附子、炮姜、炙甘草、人参、熟地、当归。

【功效】回阳救逆，益阴固脱，补气养血。

【主治】阴阳将脱证。

【临床运用】本方可用于治疗冠心病心绞痛、萎缩性胃炎、功能性子宫出血、体虚感冒、肺源性心脏病等病机相符者。

十四、《医学心悟》茵陈术附汤

【组成】附子、干姜、炙甘草、茵陈蒿、白术、肉桂。

【功效】温阳利湿。

【主治】寒湿阻滞而致的阴黄，见身目熏黄，身冷不渴，小便自利，脉沉细。

【临床运用】本方临床多用于治疗慢性重型肝炎、急性无黄疸型肝炎、淤胆型肝炎、慢性活动性肝炎等表现为阴黄或病机为寒湿内阻者。

十五、《伤寒六书》回阳救急汤

【组成】附子、干姜、炙甘草、肉桂、人参、白术、半夏、陈皮、茯苓、五味子、麝香。

【功效】回阳救逆、益气生脉。

【主治】寒邪直中三阴，真阳衰微证。无身热，无头痛，恶寒，四肢厥冷，腹痛吐泻，口不渴，引衣自盖，踡卧沉重，神衰欲寐，口唇指甲青紫，口吐涎沫，身寒战慄，舌淡苔白，脉沉迟无力，或无脉。

【临床运用】本方常用于治疗急性胃肠炎、食物中毒等吐泻剧烈所致的虚脱，血压下降者。

十六、《重订严氏济生方》实脾散

【组成】附子、干姜、炙甘草、厚朴、木香、木瓜、白术、草果仁、大腹子、茯苓。

【功效】温阳健脾，行气利水。

【主治】阳虚水肿证。症见腰以下肿甚，胸腹胀满，身重食少，手足不温，口中不渴，小便少，大便溏薄，舌苔厚腻，脉沉迟或沉细。

【临床运用】本方常用于治疗慢性肾小球肾炎、心源性水肿、肝硬化腹水等证属阴水者。

第十节　杂方类

本节收录《伤寒论》方18首。

一、四逆散

【组成】柴胡、枳实、芍药、炙甘草。

【功效】疏理气机，透达郁阳。

【主治】阳郁致厥证。见四肢逆冷，或见咳，悸，小便不利，腹中痛，泄利下重等。

【临床运用】本方可用于肝脾不和、气机失调所致的多种疾病，如急性黄疸性肝炎、慢性肝炎、胆囊炎、胆结石、慢性胃炎、顽固性咳嗽、肋间神经痛、男子阳痿、女子月经不调、痛经、乳癖等。

二、炙甘草汤

【组成】炙甘草、生姜、大枣、桂枝、人参、生地黄、阿胶、麦门冬、麻仁、清酒。

【功效】通阳复脉，滋阴养血。

【主治】心气血两虚证，症见心动悸、脉结代、短气、乏力、动则尤甚。

【临床运用】本方主要用于心血管疾病，如冠心病、不稳定性心绞痛、心肌梗死、功能性室性早搏、阵发性室上性心动过速、期前收缩、病态窦房结综合征、阵发性心房颤动、交界性早搏、肺源性心脏病、慢性充血性心力衰竭、扩张型心肌病，心脏骤停等证属心阴阳两虚者。

三、茵陈蒿汤

【组成】茵陈蒿、栀子、大黄。

【功效】清热泄湿，利胆退黄。

【主治】湿热郁蒸，熏蒸肝胆，兼腑气壅滞。症见身黄（目黄、身黄）如橘子色，发热，无汗，或但头汗出，身无汗，齐颈而还，小便不利而色深黄，口渴，腹微满，舌红，苔黄腻，脉弦数或弦滑。

【临床运用】本方系治疗阳明湿热发黄的代表方。现广泛用于治疗病毒性肝炎，如急性黄疸型肝炎、淤胆型肝炎、胆石症、胆石症术后、胆道感染、肝脓肿等病证。

四、乌梅丸

【组成】乌梅、细辛、干姜、黄连、附子、当归、蜀椒、桂枝、人参、黄柏。

【功效】清上温下，安蛔止痛。

【主治】厥阴寒热错杂以及蛔厥证。症见脘腹阵痛，烦闷呕吐，时发时止，得食则吐，甚则吐蛔，手足厥冷，或久泻久痢。

【临床运用】乌梅丸临床应用比较广泛，包括胆道蛔虫病、蛔虫性肠梗阻、慢性肠炎、结肠炎、慢性细菌性痢疾、过敏性腹泻、十二指肠球部溃疡、慢性萎缩性胃炎、崩漏、带下、痛经、月经不调以及慢性角膜炎、角膜溃疡等辨证属于寒热错杂者。

五、白头翁汤

【组成】白头翁、黄柏、黄连、秦皮。

【功效】清热燥湿，凉肝止利。

【主治】肝经湿热，下迫大肠证。症见下利脓血便，血色鲜艳，里急后重，肛门灼热，可见口渴欲饮冷水，舌红苔黄等热象。

【临床运用】本方重在苦寒直清里热，坚阴厚肠，凉肝解毒，多用于细菌性痢疾、阿米巴痢疾、急性肠炎和慢性非特异性结肠炎等病机相符者。

六、吴茱萸汤

【组成】吴茱萸、生姜、大枣、人参。

【功效】温胃散寒，降逆止呕。

【主治】肝寒犯胃，或阳明中寒，浊阴上逆证。症见不能食，食谷欲呕，呕吐清涎冷沫，头痛，舌淡苔白，脉缓弱等。

【临床运用】本方主要用于急慢性胃肠炎、慢性胃溃疡、神经性呕吐、幽门痉挛、神经性头痛、梅尼埃综合征、疝痛等，证属肝胃虚寒，浊阴上逆者。本方加附子，名吴茱萸加附子汤，可治寒疝腰痛，牵引睾丸，脉沉迟等。

七、黄连阿胶汤

【组成】黄连、黄芩、芍药、阿胶、鸡子黄。

【功效】滋阴清热，交通心肾。

【主治】阴虚火旺，心肾不交证，见心中烦，不得卧寐，咽干口干，舌红少苔，脉沉细数。

【临床运用】多用于治疗失眠、心悸、烦躁、血证等。西医病名如神经衰弱症、甲状腺功能亢进、功能性子宫出血、更年期综合征等病机相符者。

八、小陷胸汤

【组成】黄连、半夏、栝楼实。

【功效】清热，化痰，散结。

【主治】痰热互结于心下。症见心下痞硬，按之则痛，胸闷喘满，咳吐黄痰，苔黄腻，脉浮滑等。

【临床运用】本方主要用于治疗急慢性胃炎、食管炎、胃溃疡、十二指肠溃疡、胆囊炎、胸膜炎、肺源性心脏病、冠心病、急慢性支气管炎、急慢性肺炎等疾病，证属痰热互结于心下者。

九、旋覆代赭汤

【组成】旋覆花、代赭石、半夏、生姜、人参、大枣、炙甘草。

【功效】和胃降逆，化痰下气。

【主治】胃虚气逆，痰浊内阻证。症见心下痞硬，噫气不除。

【临床运用】旋覆代赭汤被广泛应用于治疗慢性胃炎、胆汁反流性胃炎、胃神经官能症、幽门不全梗阻、十二指肠溃疡、反流性食管炎、肿瘤放化疗后之胃肠反应、眩晕、梅尼埃综合征、癔症等证属胃气虚弱，痰浊内结，胃失和降者。

十、猪苓汤

【组成】猪苓、茯苓、泽泻、阿胶、滑石。

【功效】清热利水育阴。

【主治】阴虚有热，水热互结证。症见发热，口渴，小便不利，脉浮，或见下利，咳而呕，心烦不得眠。

【临床运用】本方常用治慢性肾炎、泌尿系感染、肾盂积水等，具有阴虚水热互结辨证特点。

十一、桂枝甘草汤

【组成】桂枝、炙甘草。

【功效】温通心阳。

【主治】心阳虚衰证，见心悸、欲得按者。

【临床运用】心血管疾病，包括心律失常、冠心病、心绞痛、心血管神经官能症、肺源性心脏病等属心阳不足者，常以本方加味治疗，使用时应注意桂枝用量两倍于甘草，以利温通心阳。

本方加龙骨、牡蛎为桂枝甘草龙骨牡蛎汤，主治心阳虚损，浮越于外。症见心悸、欲得按、烦躁不安、怵惕不寐、多汗、脉浮虚者。现代临床可用于快速型心房纤颤、频发室性期前收缩、窦性心动过速、房性心律失常、病态窦房结综合征、变异性心绞痛、失眠、注意力缺陷多动症等病机相符者。

十二、栀子豉汤

【组成】栀子、淡豆豉。

【功效】清宣郁热。

【主治】无形邪热郁扰胸膈证，症见虚烦不得眠，甚至反复颠倒，心中懊憹，或胸中窒，或心中结痛，苔黄。

本方加炙甘草为栀子甘草豉汤，治栀子豉汤证兼少气者；加生姜为栀子生姜豉汤，治栀子豉汤证兼呕者；加枳实为枳实栀子豉汤，治大病差后，劳复者；去豆豉加枳实、厚朴汤，为栀子厚朴汤，治心烦，腹满，卧起不安；去豆豉加干姜为栀子干姜汤，治身热不去，微有心烦，或有腹满时痛，食少下利者。去豆豉加柏皮、甘草为栀子柏皮汤，治湿热发黄，热重于湿，见身热发黄，心烦，渴不多饮，汗出不彻等。

【临床运用】本方多用于外感热病初起，邪在气分轻证，亦可用于治疗肝炎、胃炎、自主神经功能紊乱、神经官能症等属于热郁胸膈者。

十三、葛根黄芩黄连汤

【组成】葛根、炙甘草、黄芩、黄连。

【功效】清热止利，兼以解表。

【主治】热迫大肠，兼表证不解。症见下利不止，大便臭秽，肛门灼热，小便短赤，发热，喘而汗出，脉数等。

【临床运用】本方主要用于急性消化道感染如急性胃肠炎、细菌性痢疾、非特异性溃疡性结肠炎、食物中毒等；病毒性疾病如流感、流脑、乙脑、流行性腮腺炎等。并治胃肠型感冒证属表里皆热者。

十四、黄芩汤

【组成】黄芩、芍药、炙甘草、大枣。

【功效】清热止利。

【主治】少阳邪热内迫阳明，症见发热，口苦，小便短赤，下利灼肛，或大便黏滞不爽。

【临床运用】可用于治疗多种感染性疾病，如急性胃肠炎、细菌性痢疾、阿米巴痢疾、小儿秋季腹泻、肺炎、咽炎、会厌炎、结膜炎等病机相符者。本方加半夏、生姜即黄芩加半夏生姜汤，兼有和胃降逆之功。

十五、桔梗汤

【组成】生甘草、桔梗。

【功效】清热开结利咽。

【主治】邪热客于咽喉所致的咽喉红肿疼痛证。

【临床运用】桔梗汤后世易名甘桔汤，主要用于咽喉口舌诸病，如咽痛、急慢性咽炎、扁桃体炎、喉炎等，是治疗咽喉疼痛的祖方。现代临床可以本方配用清热解毒药或养阴清热药，能够发挥引经作用，治疗上呼吸道感染、肺部感染、慢性支气管炎等。

十六、芍药甘草汤

【组成】白芍药、炙甘草。

【功效】养阴柔筋，缓急止痛。

【主治】阴津不足，筋脉失养所致的挛急疼痛证。

【临床运用】本方化裁所用于治疗胃痛、腹痛、胆绞痛、肾绞痛、肌肉疼痛、痛经、头痛、神经痛、支气管痉挛等。本方加附子即为芍药甘草附子汤，可两补阴阳，治阴阳皆虚，恶寒者。

十七、厚朴生姜半夏甘草人参汤

【组成】厚朴、生姜、半夏、炙甘草、人参。

NOTE

【功效】行气宽中，健脾温运。

【主治】脾虚不运，气机壅滞证。症见腹胀满，时轻时重，按之不痛。

【临床运用】本方主要用于吐泻后腹胀满，如消化功能紊乱，过敏性结肠炎，慢性胃炎，胃下垂，胃十二指肠溃疡，不完全性肠梗阻，慢性胃肠功能紊乱，功能性消化不良等，证属脾虚气胀者。

十八、赤石脂禹余粮汤

【组成】赤石脂、太乙禹余粮。

【功效】涩肠固脱止利。

【主治】下元不固，滑脱不禁证。

【临床运用】用于慢性肠炎或慢性痢疾、消化不良等久泻滑脱者；亦可用于崩中漏下、带下、脱肛属滑脱不固者。

第九章 《伤寒论》重视误治的学术思想研究

《汉书·艺文志·方技略》记载："经方者，本草石之寒温，量疾病之浅深，假药味之滋，因气感之宜，辨五苦六辛，致水火之齐，以通闭解结，反之于平。及失其宜者，以热益热，以寒增寒，精气内伤，不见于外，是所独失也。故谚曰：有病不治，常得中医。"提出了经方的使用，必须辨证准确，若用药不当，不仅加重病情，还可导致"内伤"。因此说，有病与其被庸医误治，还不如不治。

仲景宋本《伤寒论》十卷22篇，有大量篇幅论述"误治"所致"坏病"的救治。特别是卷七、卷八、卷九、卷十为"可与不可"八篇。王叔和整理《伤寒论》注曰："夫以为疾病至急，仓卒寻按，要者难得，故重集诸可与不可方治，比之三阴三阳篇中，此易见也。"因此，徐灵胎撰《伤寒论类方》叹曰："此书（指《伤寒论》）非仲景依经立方之书，乃救误之书也。"

可见，《伤寒论》既是辨证论治的专著，也是教人如何避免误治的专著，想要成为一名优秀的中医临床医生，首先应该学会如何避免"误治"。

第一节 《伤寒论》重视误治理论概要

一、误治的基本概念与常见原因

所谓"误治"，就是在误诊基础上，发生治法、处方及用药方面的错误，如误汗、误下、误清、误温、误攻、误补等，误治的直接后果是失去疾病有利的治疗时机，从而延误治疗，加重病情。所谓"误诊"，则是医生对疾病判断错误，将病人所患的病证错误诊断为另一种病证，还包括遗漏诊断、错误判断病情轻重等。可见，通常所说的"误治"，实际包括了误治与误诊两层含义。

误治属于现代医学医源性疾病（iatrogenic disease）病因范畴。自20世纪七八十年代以后，有关医源性疾病的报道和著作才日益增多。中医典籍中虽无"医源性疾病"一词，但有许多与医源性疾病相同的内容。如：《内经》"疏五过""徵四失"，《伤寒论》"变证""坏病"等。

发生误治的原因既与医生有关，也与患者关系密切。其中基本理论生疏、基础知识匮乏、辨证论治能力不足等是医生层面导致误治的常见原因；同时，患者擅自用药、讳疾忌医、秘患试医、喜补厌攻等不良习惯，也是临床常见的导致误治发生的因素。

NOTE

二、常见误治析因

因汗、吐、下、温针等治法错误，导致病情复杂危重的病证，在《伤寒论》中称为"坏病"。据统计，仅《伤寒论》中十篇398条原文中，论及误治的条文就有130余条。故徐灵胎叹曰："观《伤寒》叙所述，乃为庸医误治而设，所以正治之法，一经不过三四条，余皆救误之法。"现将《伤寒论》所蕴含的误治思想，按原因分类概要如下。

（一）不察表里

1. 表证当汗误下　太阳表证误下是《伤寒论》中最常见的误治原因。"太阳病，外证未解，不可下也，下之为逆"（44条）、"若太阳病证不罢者，不可下，下之为逆"（48条），均提出表证本当发汗、禁用下法。若误下损伤正气，则易使表邪内陷，造成诸多变证。如第162条"下后不可更行桂枝汤，若汗出而喘，无大热者，可与麻黄杏子甘草石膏汤。"即为误用攻下后邪热不解，内壅于肺，气逆不得宣降，故见气喘之证。

2. 里实证当下误汗　阳明里实证误用汗法，非但邪气不除，而且徒伤津液，化燥成实。如第203条："阳明病，本自汗出，医更重发汗……"则会导致"大便硬"，此"以亡津液，胃中干燥，故令大便硬"。再如218条所述，若"伤寒四五日，脉沉而喘满，沉为在里，而反发其汗"，则可因"津液越出"，使阳明燥热加重，而致"大便为难，表虚里实，久则谵语"。

3. 三阴病当温误下　三阴病属里，属虚属寒，以正虚邪恋为主要病机，故治以扶正为主，而禁用下法。如太阴病见"腹满而吐，食不下，自利益甚，时腹自痛"（273条），为脾阳虚弱，寒湿内盛，治则"当温之"（277条）。而若将腹满、呕吐、不欲食、腹痛误认为阳明里实证而用下法，则使中阳更伤，脾胃更弱，运化无力，湿停气滞，可导致"胸下结硬"。

（二）不辨虚实

凡是表证兼阴、阳、气、血不足者，如"咽喉干燥""淋家""疮家""衄家""亡血家""汗家""病人有寒"，或"伤寒脉浮，自汗出，小便数，心烦，微恶寒，脚挛急"，皆不宜径用发汗，否则，便会导致"便血""痉""直视不能眴，不得眠""寒慄而振""恍惚心乱，小便已阴疼""胃中冷，必吐蛔""厥，咽中干，烦躁，吐逆"等诸多变证（83、84、85、86、87、88、89、29条）。

少阴里虚寒，症见下利清谷、四肢厥冷，误用发汗之剂，轻则阳虚不运而见腹胀满（364条），重则可致元阳大伤，阴寒内盛，虚阳躁动，甚则"必动其血，未知从何道出，或从口鼻，或从目出"。第294条即少阴病误用发汗而致伤阴动血的变证。厥逆因阳气衰于下，故称"下厥"，阴血又从口鼻眼目外出而竭于上，故称"上竭"。少阴之厥多为虚证，宜温宜补，而医生却认为是实证而误发其汗，故酿成阳厥阴竭的出血证，多预后不良。

（三）不辨寒热

1. 热证误用温法　太阳温病误用辛温发汗，则"身灼热者……脉阴阳俱浮，自汗出，身重，多眠睡，鼻息必鼾，语言难出"（第6条），为以温治温，热盛伤津所致。又如第221条："阳明病，脉浮而紧，咽燥口苦，腹满而喘，发热汗出，不恶寒反恶热，身重。若发汗则躁，心愦愦反谵语。若加温针，必怵惕烦躁不得眠……"论述的即是阳明热证误治后的诸多变证。

2. 寒证误用寒凉之剂　"伤寒脉迟六七日"（第333条），证属里寒证，虽有下利发热，亦不可误用黄芩汤之类清热之剂。若医者不察，见其下利而有热象，误辨为热利而用黄芩汤，以寒治寒，必衰其阳，胃气大伤，为厥阴病误用寒凉转为除中的危候。

（四）　证型复杂难辨

对表里同病，虚实夹杂之证，若辨证不清，治法单一，也易导致误治。如伤寒初起，"脉浮，自汗出""微恶寒"（第29条）虽为表虚，"小便数，心烦"却为阳虚，"脚挛急"又为阴虚，因此本证阴阳表里两虚，病情比较复杂，理应扶正解表，表里同治，若误以为是单纯的表虚证给以桂枝汤解表，则产生"厥，咽中干，烦躁，吐逆"的亡阳证，就是一个很典型的病例。

（五）　施治不循次第，表证汗下失序

太阳表证发汗不当，复用下法，或先下之不解，复用下法，也是常见的误治原因。如"大下之后，复发汗，小便不利者，亡津液故也"（第59条），为下后复汗，耗夺津液。"必振寒，脉微细"（第60条），为汗下后阴阳两伤；"昼日烦躁不得眠，夜而安静"（61条），为下后复汗，致阳气暴虚，阴寒内盛。

（六）　其他原因

表证当汗，汗之太过，损伤正气，使病邪传里，造成变证。而若汗之不及，同样会使病邪不去，或留于肌表不去而使表证久不得解，或入里传化而导致变证。大青龙汤"一服汗者"，当"停后服"。"若复服"，则"汗多亡阳遂虚。恶风，烦躁不得眠也"。若太阳病误用"火疗"劫汗，可致"发黄""烦躁""谵语""惊狂""奔豚""衄血""唾血""清血"等火热熏蒸、扰神、迫血妄行及过汗亡阳之诸多变证；"二阳并病，太阳初得病时，发其汗，汗先出不彻，因转属阳明""本太阳初得病时，发其汗，汗先出不彻，因转属阳明"（第185条），为发汗不彻，不仅太阳表证不解，而且阳气怫郁于表，外邪入里化热，呈现阳明里证，或导致太阳阳明二阳合病。

三、《伤寒论》重视误治对后世的影响

《伤寒论》问世后，虽然未见专门研究误治内容的专著，但后世伤寒医家，均认识到了误治带来的危害，并在各自的著作中对其有明确的阐发和评价。

晋·王叔和在《脉经·序》中云："夫医药为用，性命所系。和、鹊至妙，犹或加思；仲景明审，亦候形证。一毫有疑，则考校以求验。故伤寒有承气之戒，呕哕发下焦之间……致微疴成膏肓之变，滞固绝振起之望，良有以也。"王氏对医生不审明证候便随意施用方药的做法进行了深刻的批判。除《脉经》第七卷设"病不可发汗证""病不可吐证""病不可下证"等篇外，还记载有针灸的适应证和禁忌证，即凡属里、虚、寒证宜用灸法；表、实、热证宜用针刺疗法。凡表证未解或阴虚血燥者，禁用灸法（包括温针、烧针）。这些论述均堪警示后人，避免失误。

唐·孙思邈所著《千金要方》中的一些章节如《针灸禁忌》《太医针灸宜忌》等旨在预防误治的发生。

宋·许叔微在《百证歌·可火不可火歌》言："中风忽然被火劫，咽烂发黄津液竭。荣微血弱与烧针，烦躁昏迷并发热。阳明被火必怵惕，太阳被火必清血，少阴火劫小便难。脉洪紧盛为热病，脉虚细弱为伤暑……缪加热药发黄斑，可怪庸医心术误。"这实际上是告诫医者使用温法治论疾病时要注意适应证，不可误用而引发变证。

宋·韩祗和在《伤寒微旨论·辨脉篇》中强调了必须要根据患者的具体情况使用汗、吐、法，书中指出："今深戒医流不可将病人三日以前妄投汗药，四日以后妄投下药，切宜慎守仲

NOTE

景云发汗吐下之相反，其祸至速信矣。"

宋·郭雍在《伤寒补亡论》中列举了许多误治后变证的治疗方法，如对过汗后出现的胃中虚冷呕吐的变证，提出可以选用小建中汤、四味桔皮汤来治疗。

金·成无己在《注解伤寒论》中数次提及误治所引起的严重后果，明确指出："投汤不当，则灾祸立见，岂暇计其日数哉。"还指出误下的变证："若不宜下，而便攻之，内虚热入，协热遂利，烦躁诸变，不可胜数，轻者困笃，重者必死矣。"

明·张景岳在《景岳全书·论治篇》中着重谈到因医术不精而误人的问题。若医者"凡遇一证，便若观海望洋，茫无定见，则势有不得不为杂乱而用广络原野之术。"要么药不及病，杯水车薪；要么妄投药剂，误治误人，都是医者应引以为戒的。

明·喻嘉言集自身临床经验及前贤著述，撰成《医门法律》。书中着重确立了医疗是非标准，用以指导临床，从而规范诊疗方法，免致庸医误人。特别指出治病必须在"审逆从""辨脉证之相反""远寒热""约方""约药"等方面仔细斟酌，多下功夫，方可不致误治。

清·徐灵胎认识到误治不尽然是医者的原因，与患者的错误观念或行为也不无关系。徐氏在《慎疾刍言·病家论篇》云："天下之病，误于医家者固多，误于病家者尤多。医家而误，易良医可也。病家而误，其弊不可胜穷。"徐灵胎针对有的医生为了迎合人们好补的心理而滥用补药并造成严重后果的时弊，专门撰写了《医学源流论》《慎疾刍言》等书对其匡正。在《医学源流论》中批评那些庸医"有杀人之实，无杀人之名"，着重强调辨证论治是中医的精髓，提倡学医必须追溯源流，博采众长，小心谨慎，以免误人性命。

清·尤怡所著《伤寒贯珠集》以法类证，书中将各经病证分为正治、权变、斡旋、救逆、类病、明辨、杂治等法。他在书中专门设立了救逆法，其中论述了当汗误下致结胸证，用陷胸汤的救逆法；当汗误下致痞证，用泻心汤的救逆法等内容，易于学者掌握。

清·吴鞠通认为庸医害人是因为其学医不精，执迷不悟，并对此极其愤慨，着眼于医生诊治中的弊病，特著《医医病书》，以惊醒世医。他感叹道："生民何辜，不死于病，而死于医，是有医不若无医也，学医不精不若不学医也。"

可见，祖国医学重视误治的历史悠久，《伤寒论》中具有较为完善的误治防治体系，这表明仲景非常重视医疗实践中的"误治"问题，并提出"救误"方法，对后世影响深远。因此，重视《伤寒论》中的误治问题，并对后世医家有关学术经验进行深入研究，不仅可以减少临床上误治的发生，还可以为临床解决误治提供恰当的诊疗方案。

第二节　伤寒误治医案分析

一、辨证失误案分析

（一）太阳病误案分析

1. 营卫不和发热误辨为阴虚发热案

【案例】

李某，女，53岁。患阵发性发热汗出1年余，每天发作2~3次。前医按阴虚发热治疗，服药 20 余剂罔效。问其饮食、二便尚可，视其舌淡苔白，切其脉缓软无力。辨为营卫不和，卫不护营之证。当调和营卫阴阳，用发汗以止汗的方法，为疏桂枝汤。桂枝 9g，白芍 9g，生姜 9g，炙甘草 6g，大枣 12 枚。2 剂。服药后，啜热稀粥，覆取微汗而病瘳。（《刘渡舟临证验案精选》）

【分析】

误治原因："发热汗出"之证，阴虚可见，营卫不和亦可见。前医辨证有误。

救治要点：遵《伤寒论》第 54 条："病人藏无他病，时发热自汗出而不愈者，此卫气不和也，先其时发汗则愈，宜桂枝汤。"

本案启示：熟悉阴虚"发热汗出"与营卫不和"发热汗出"的鉴别要点。阴虚发热者，必当伴有小便短少，或大便燥结，舌红少苔，脉细而数。本案二便正常，舌淡苔白，脉缓无力，无阴虚之象，属"卫气不和"，故"先其时发汗则愈"。

2. 协热下利误辨为阳明发热案

【案例】

黄某，男，3 岁，患流行性乙型脑炎。入院时，高热 40℃，有汗，口渴，面赤，唇干，呕吐，舌苔黄而润，大便日 2 次，微溏，脉数，右大于左。诊为暑邪已入阳明气分，予辛凉重剂，白虎汤加味。处方：生石膏 45g，知母 6g，山药 9g，连翘 9g，粳米 9g，炙甘草 3g。二诊：热反高达 40.5℃，舌黄而腻，大便日 3 次，溏薄。仍进原方，石膏量加至 60g。午后再诊，体温上到 40.9℃，更加入人参服之，热仍如故。大便溏泄不减。

三诊：白虎汤连用 2 天，高热不但不退，而且溏便增至 4 次，闻声惊惕，气粗呕恶，病势趋向恶化。但汗出口渴高热，舌黄脉大而数，均是白虎之适应证，何以服药后诸症不减反而加重呢？苦思良久，忽悟到患儿人迎脉数、面赤、高热、汗出、微喘，是表有邪；舌黄不燥，呕恶上逆，大便溏泄且次数多，是脾胃蕴有暑湿，乃协热下利证。屡投清阳明热之白虎，既犯不顾表邪之错误，又犯石膏、知母凉润助湿之忌，无怪服药后高热和溏泄反有增无减。患儿既属协热下利，纯系葛根黄芩黄连汤证，因亟为处方：葛根 12g，黄芩 9g，黄连 1.5g，甘草 3g。1 剂服下，热即减至 39.4℃，第 2 剂又减至 38.8℃，大便转佳，呕恶亦止，很快痊愈出院。（《岳美中医案集》）

【分析】

误治原因：此案误在辨证不明，用药不当。患儿在暑湿较甚之夏日发病，虽有似高热、汗出等阳明白虎之象，但又有舌黄不燥、呕恶上逆、微喘、大便溏泄且次数较多等表现，则非阳明白虎之里热证，应属脾胃蕴热挟有表邪的协热利证。用白虎徒清阳明经热，既犯不顾表邪之误，又有石膏、知母凉润助湿之忌，脾胃所蕴湿热仍在，故了无寸效。

救治要点：本案患者有呕恶上逆、大便溏泄且次数多等里证，同时又有高热、汗出等表证，为热迫大肠，兼表证不解，证属表里同病，治当表里双解，遵《伤寒论》第 34 条，以葛根芩连汤清热止利，兼以解表。

本案启示：明确区分表里的不同症状表现，遵循表里同病的治疗原则。本案"大便溏泄且次数多"为葛根芩连汤证的辨证眼目，虽见"微喘"与"汗出"等，但要与阳明热证鉴别。

（二） 阳明实热误辨为中寒头痛案

【案例】

若华忽病头痛，干呕，服吴茱萸汤，痛益甚，眠则稍轻，坐则满头剧痛，咳嗽引腹中痛，按之，则益不可忍，身无热，脉微弱，但恶见火光，口中燥，不类阳明腑实证状。盖病不专系肠中，而所重在脑，此张隐庵所谓阳明悍热之气上循入脑之证也。按即西医所谓脑膜炎之类。及其身无热、脉微弱之时，而急下之，所谓釜底抽薪也。若身有大热、脉大而实，然后论治，晚矣。生川军三钱，芒硝三钱，枳实四钱，厚朴一钱。佐景按：若华女士服本方后约三小时，即下，所下非燥矢，盖水浊也，而恙乃悉除，不须再诊。（《经方实验录》）

【分析】

误治原因：本案之中"咳嗽引腹中痛，按之，则益不可忍""口中燥"两个不典型的阳明病证表现没有受到足够的重视。忽视阳明病热邪炽盛，热邪传腑，燥气上冲，引发头痛。误以为阳明中寒，浊阴上逆，以吴茱萸汤治之，以热治热，犯了实实之戒。

救治要点：《伤寒论》第56条云："伤寒，不大便六七日，头痛有热者，与承气汤。其小便清者，知不在里，仍在表也。"本案虽未言二便，患者也无发热，但腹痛及口燥均是阳明病典型表现，由于阳明热实转化迅速，故书中有阳明三急下证。不可坐等身有大热、脉大而实而后论治，当以大承气汤通腑泻热，阳明燥气不得上攻，头痛遂除。

本案启示：辨明表里寒热是避免误治的重要措施之一。《医宗金鉴·伤寒心法要诀》中"头痛"言："三阳头痛身皆热，无热吐沫厥阴经，不便尿红当议下，尿白犹属表未清。"头痛一症，三阳均可见到，但常有身热之伴症；而厥阴头痛则有"干呕，吐涎沫"的兼症，原文378条："干呕，吐涎沫头痛者，吴茱萸汤主之。"不难鉴别。另外，阳明实证诊断之中，不可仅以"大便难""大便硬""燥屎"为要点，还要掌握阳明三急下所提示的阳明燥热，传变迅速的特征，并结合小便情况，方可避免误治。

（三）少阳枢机不利误辨为葛根汤证案

【案例】

苏某，女性，46岁，1985年8月23日就诊，症见：项背强痛，转侧不灵，伴寒热往来，每日一发，寒轻热重，热来大饮不解其渴，不欲饮食已4天，经到某医院门诊，治以葛根汤连服3剂，汗出甚多，寒热往来未除，项背强痛益增，而求治。查问病史，去年患胆石症曾到福建医学院附属一院进行手术，素体虚衰，月经行期色淡，白带多而清稀，面色无华脉弦而细，舌质淡，苔薄黄，症属少阳热重伤津，治宜和解，方用小柴胡汤治之：柴胡、黄芩各12g，半夏、党参各9g，炙甘草6g、生姜3片，红枣6粒（剖）。1剂而寒热解，3剂尽，项背强痛除。[吴光烈. 临证应用小柴胡汤一得. 福建中医药，1987，（5）：16-17]

【分析】

误治原因：本案对少阳病枢机不利所导致的"项背强痛"症状缺少认识，加之忽视"往来寒热""口渴""嘿嘿不欲饮食"等证，而依"项背强几几，无汗恶风者，葛根汤主之"进行治疗，导致误治。

救治要点：少阳病以枢机不利为核心病机，临床表现常变化多端。《伤寒论》原文第99条："伤寒四五日，身热恶风，颈项强，胁下满，手足温而渴者，小柴胡汤主之。"指出三阳不利"颈项强"者，治在少阳。原文96条，小柴胡汤证即有四大主症，七个或然症的复杂表现，但原文101条明确指出："有柴胡证，但见一证便是，不必悉具。"另，本案患者素体虚衰、月经色淡、白带多而清稀、面色无华恰如原文97条"血弱气尽"的表现，脉弦而细为典型少阳之脉象，故治疗旨在"和法"，以小柴胡汤原方和解少阳，调达枢机。

本案启示："方证相应"是经方用于临床治疗的重要思维与方法，但不可把患者最感痛苦的"主诉"认定为主症而简单、机械地套用经方，还要通过抓主症，辨病机，方与证（病机）相符，方可取效。本案患者所表现出的气血不足，在葛根汤与小柴胡汤的使用中，具有重要的鉴别诊断意义。

（四） 太阴虚寒误辨为食积案

【案例】黄连素

余某，女，2岁，2000年夏初患泄泻。1日3~4次，泻下夹有未消化食物，腹部膨胀，不想饮食。其母为当地乡卫生院医生，诊为伤食泄，投以消积化滞之保和丸治之，其病加重，大便清稀，日十余次。改服西药痢特灵（呋喃唑酮）、黄连素、泻痢停及肌注庆大霉素等近一月之久，仍未见效。患儿面黄形瘦，神疲倦怠，洞泄无度，下利清谷，睡时露睛，四末不温，舌淡苔白，脉沉细而迟。诊为脾肾阳虚，火不生土，不能腐熟水谷之证。治宜温补脾肾为主，以理中汤四神丸合用，方用党参8g，炒白术5g，干姜5g，破故纸8g，五味子4g，炒豆蔻4g，吴茱萸3g，大枣2g，生姜1片。服2剂后，仅精神好转，饮食稍振，但泄泻依然不止。余虑其久泻必致虚寒滑脱，故仍宗前方加附片10g，粟壳5g，续服2剂，泄泻止，诸症俱除。再服参苓白术散2剂以善其后。（李克勋．小儿泄泻治验一则．黑龙江中医药，2002，（1）：10.）

【分析】

误治原因：本案误治原因在于思维固化，以小儿"泻下夹有未消化食物"，便断定是伤食，忽视了脾虚泄泻的症状，也未参考舌象、脉象导致误治。

救治要点：误以消积化滞的保和丸治疗太阴虚寒，更损脾阳，脾肾阳虚，火不暖土，故泄泻继加，四末不温。初以温中祛寒，补益脾胃之理中汤加温肾暖脾之四神丸合方，此脾肾两虚泄泻的常见治法，为何其效不显？薛生白《湿热论篇》云："欲温土中之阳，必补命门之火。若虚寒甚而滑脱者，当加附子以补阳，不得杂入阴药矣。"故后又加附片补阳祛寒，粟壳收敛固脱，则诸症悉除，泄泻乃止。如原文277条"当温之，宜服四逆辈。""四逆辈"理中汤、四逆汤一类方剂所治太阴腹泻之特征即是本案之救治要点。

本案启示：儿科素有"哑科"之称，又有稚阴稚阳、传变迅速之特征。小儿泄泻之病，虽然伤食者最多，然必须参考舌脉，若见厚腻之苔，消食导滞方较稳妥。太阴腹泻常有大便稀溏、次数增加、完谷不化、口不渴、舌淡苔薄，脉微细等症，全面参考不难鉴别。

（五） 少阴病误案分析

1. 少阴阳虚寒湿身痛误辨为阴虚案

【案例】

张某，女，39岁，农民。13年前曾患产后大出血，经治血止。半年后，右上肢肩下腕上整个部位有痛感，逐渐加重，每于夜半子丑之时痛甚难忍。众医皆谓阴虚而用滋阴养血通络法，久治罔效。现症：夜半子丑痛甚，难以睡眠，平时汗出湿衣，手足心热，恶心，舌体淡胖苔白厚腻，脉沉缓无力。证属肾阳虚衰，寒湿内生，流注经络，阻遏气血，不通则痛。治以温阳益气，除湿活血。方用附子汤：制附子30g（另包，先煎30分钟），茯苓18g，党参20g，焦白术12g，赤芍12g。水煎服。1剂而痛减，连服30剂后诸症均瘥。［张长庆．附子汤治愈十三年定时臂痛．国医论坛，1989，（6）：25］

【分析】

误治原因：本案患者有产后大出血的病史，有手足心热的症状，加之久病十余年，以上三点，导致医生误判，而以"滋阴养血通络"法进行治疗。另有两点原因尤须重视：其一，忽视症状加重的时间特征"每于夜半子丑之时痛甚难忍"；其二，忽视舌脉表现"舌体淡胖苔白厚腻，脉沉缓无力"。

救治要点：夜半子丑为阴阳交汇之时，阴尽阳生，此时疼痛加重，提示阳气不足。原文291条："少阴病，欲解时，从子至寅上。"恰在欲解之时，身痛加重，加之"舌体淡胖苔白厚腻，脉沉缓无力"，阳气不足证据确凿，故以附子汤重用制附子，温阳祛寒镇痛，与党参相伍，既补元阳，又助气津而获效。

本案启示：脉象在辨六经表里虚实时，具有重要的参考价值，如太阳病之"脉浮"。少阴病提纲证281条："少阴之为病，脉微细，但欲寐也。"第323条："少阴病，脉沉者，急温之，宜四逆汤。"第305条："少阴病，身体痛，手足寒，骨节痛，脉沉者，附子汤主之。"四诊合参，凭脉辨证，明辨阴阳，是避免误治的重要措施。

2. 少阴阳郁误为阳虚案

【案例】

患者张某，女，教师。胆囊炎反复发作，发则剧痛难忍，口苦、苔黄、尿黄、呕吐不食。每发经用四逆散加郁金、山栀、火硝、鸡内金、川楝子、茵陈等疏利肝胆之品，即可逐渐缓解。一次剧痛月余，肢冷脉细，倦怠乏力，他症如前，予吴茱萸汤加味，痛益剧，更感困倦。改用四逆散合大黄牡丹皮汤。两剂后痛减，手足渐温，脉转弦象，诸症随之消退。一周后即平复如常。(《医林误案》)

【分析】

误治原因：病者患胆囊炎日久，口苦、苔黄、尿黄、呕吐不食，辨证属肝胆郁热，故以四逆散加疏利肝胆药而缓解。复发再诊时，因剧痛月余，出现肢冷脉细，倦怠乏力，结合呕吐不食之症，医者误认为证属厥阴肝经虚寒，忽略"口苦、苔黄、尿黄、呕吐不食"为肝胆有热；"肢冷脉细"，属肝胆阳气内郁，不能外达四末之热厥，其病机为阳郁，非阳虚也。

救治要点：本证乃胆囊炎日久，阳郁较重，以四逆散舒畅气机、透达郁阳为主，配合泻热化瘀、散结消肿的大黄牡丹皮汤治疗，诸症随之消退。

本案启示：四肢厥逆，证有寒热虚实之分。337条谓："阴阳气不相顺接便为厥。"肢冷脉细、倦怠乏力是在久痛剧痛之后产生的，痛是因，肢冷脉细、倦怠乏力是果。因痛久入络，络阻血瘀，阴阳之气不相顺接，故肢冷脉细；病程日久，精神不振，食欲减退，故倦怠乏力。何况在手足冷的同时尚有口苦、苔黄、尿黄、呕吐不食等症。临证之时当辨清因果，治病求本。

（六） 厥阴寒热错杂误为气滞血瘀案

【案例】

白某，男，42岁。患上腹疼痛，反复发作，犯病时多在深夜，疼痛极甚，辗转不安，默默不语，呻吟不停，伴有恶心，每次犯病1~2日不能食，起病已7~8年之久，现发病逐渐频繁，每月约发3~4次，经查胃肠、肝胆、胰等皆无异常，诊为肠神经官能症。观其形体消瘦，神郁不乐；询其脘腹喜热，四肢欠温，望其舌质偏暗，苔灰微腻，脉沉细弦。先投四逆散合失笑散未效。思其病久有寒热虚实错杂之势，乃改投乌梅汤：乌梅9g，花椒4.5g，马尾连 9g，干姜 6g，细辛 4.5g，黄柏 6g，党参 9g，当归 6g，肉桂 4.5g，制附片 6g。药进 1 剂疼痛遂止，亦能进食，连服 10 剂而愈。一年后随访，未再犯病。[薛伯寿. 乌梅丸的临床应用. 中医杂志，1982，（1）：51-53]

【分析】

误治原因：本案误治在于忽视病程。患者病久，由气及血，由实见虚，由腑及脏，已有厥阴寒热错杂之势，非一般疏肝和胃，调和肝胆所能治疗。

救治要点：厥阴为六经之末，已成寒热错杂之证是其要点。乌梅丸以治疗蛔虫著称，亦为厥阴病之主方。全方寒热并用，清上温下，尤适合肝脾不调，寒热错杂之久证、重证。乌梅丸也是仲景应用"肝之病，补用酸，助用焦苦，益用甘味之药调之"治疗原则的体现。

本案启示：原文 326 条厥阴病提纲证候寒热错杂，提示厥阴病的寒热错杂证容易出现复杂之症状，然而对于内伤杂病患者而言病程常常较长，如原文 308 条谓乌梅丸"又主久利"。病程长及寒热错杂之表现对于厥阴病的诊断具有重要意义，而治疗组方之中，酸、苦、辛三味并用，寒、热两性同调，则是治疗关键。

二、治疗失误案分析

（一）汗法误用案

1. 汗之太过

【案例】

宋道援治雷某之子，年 20 岁。初因劳作往返，抵家热甚，遂用井水淋浴，拂晓即发寒热。年事方壮，不以为意，三天犹不退，虽经治仍日甚一日。病人虽云冷甚，但坚拒盖被，语声高亢，欲饮冷茶。虽委顿，但面色缘缘正赤，目光炯炯有神，唇周燥焦破裂，上有血迹（曾齿鼻衄血），张口则腥热之气喷人，龈间亦有血迹，舌质色红，苔灰白干燥。脉浮数，一息六至以上。按其胸腹，皮肤干燥，抚之热如炙，腹柔软，遍寻无痛处，脾可触及。小溲赤热，6 天来大便共两次，色黄不黑。腹诊之顷，时时蜷缩，口亦为噤。病至今日，虽曾服汗药，但从未出汗，并增烦热难过。

证为表之严寒不解，里之炽热亢盛，热为寒困，为大青龙汤证。处方：麻黄六钱，桂枝二钱，生石膏八钱，杏仁五钱，甘草二钱。1 剂。并嘱：服后能得汗，则热亦当随之而退。服药一煎，不久即出汗很多，怕冷怕热，口渴难过，病好一大半，深夜服二煎，但汗不如白天之多，不过热未退清。家人以药贱却验，又赎 1 剂。服后，汗较昨天更多，且一直不止，热虽退清，但怕冷更甚，继而四肢亦冷，浑身如冰，四肢抽筋，依次神识昏迷，话也不能说，如此一昼夜，延至深夜而亡。[宋道援，宋麒，宋鹏等. 运用大青龙汤得失案析. 中医杂志，1981，（8）：26-27]

【分析】

误治原因：患者确系大青龙汤证无疑，发生误治的原因，并非药不对证，而在于忽视大青龙汤为峻汗之剂，过发其汗，造成亡阳，才有此严重误案。另外，大青龙汤方中原有生姜、大枣二味，医生轻视其作用，并忽视第 38 条原文方后言"若复服汗出亡阳"，则是导致本案发生的直接原因。

救治要点：发汗之剂，中病即止，是《伤寒论》汗法治疗的要点。仲景云："若一服汗出

NOTE

病差，停后服，不必尽剂。"大青龙汤作为《伤寒论》的峻汗之剂，尤须小心，故方后既有"汗出多者，温粉粉之"的治法，以应对过汗，又有"一服汗者，停后服。若复服，汗多亡阳遂虚"的警示，这些均是救治要点。另外，经方法度严明，不可随意增删，故常有差之毫厘，谬以千里的情况发生。大青龙汤中，生姜、大枣具有补中以滋汗源的作用，在一定程度上也可以起到防止误治发生的作用。

本案启示：大青龙汤为发汗峻剂，服之不当，则过汗亡阳，用之要求医生胆大心细。既要求辨证准确，用药得当，还须有预防之法，如原文方后的"温粉粉之"。另外，如果过汗出现"厥逆，筋惕肉瞤""恶风烦躁，不得眠也"等亡阳之症，应急投四逆汤，以期回阳救逆。

2. 当汗不汗

【案例】

张隐庵治一少年，伤寒三四日，头痛发热，胸痛不可忍。病家曰：三日前因食面而致病。张曰：不然，面食粮食，何日不食，盖因风寒外感，以致内停饮食，非因面食而头痛发热也。故凡停食感寒，只宜解表，不可推食，如里气一松，外邪即陷入矣。且食停于内，在胸下脘间，按之而痛；今胸上痛不可按，此必误下而成结胸。病家云：昨延某师，告以食面，故用消食之药，以致胸中大痛。因诊其症尚在，仍用桂枝汤加减，一服而愈。（《伤寒名案选新注》）

【分析】

误治原因：本案误治原因在于表里同病之时，未能分清孰重孰轻，如《伤寒论》第 90 条所说："本发汗，而复下之，此为逆也；若先发汗，治不为逆。"

救治要点：本案停食本为风寒外感所为，故自当解表为先，否则，误用消导，使表邪内陷，与有形之邪互结，可致结胸。

本案启示：大凡外感病表里证皆见时，必先辨别表里之先后缓急。若表先而里后，且里之不急者，治当循先表后里的原则。原文第 91 条："伤寒，医下之，续得下利，清谷不止，身疼痛者，急当救里；后身疼痛，清便自调者，急当救表。救里宜四逆汤，救表宜桂枝汤。"提示下利清谷不止为里证为急的辨证要点。另外，原文第 92 条："病发热头痛，脉反沉，若不差，身体疼痛，当救其里。"明确提示脉沉在表里同病时治法选择的依据。

（二）清法误用案

1. 清之太过

【案例】

段某，素体衰弱，形体消瘦，患病一年余，久治不愈。症见两目欲脱。烦躁欲死，以头冲墙，高声呼烦。家属诉初起微烦头痛，屡经诊治，因其烦躁，均用寒凉清热之剂，多剂无效，病反增剧。面色青黑，精神极惫，气喘不足以息，急汗如油而凉，四肢厥逆，脉沉细欲绝。拟方如下：茯苓一两，高丽参一两，炮附子一两，炮干姜一两，甘草一两。急煎服之。服后烦躁自止，后减其量，继服十余剂而愈。（《伤寒论十四讲》）

【分析】

误治原因：烦躁一证多为阳盛，然而《素问》有言："阳盛则烦，阴盛则燥。"本案初起见微烦头痛，且"素体衰弱，形体消瘦"，即为虚证头痛，误用寒凉无效，就该迷途知返，然医者又屡次清之，最终出现"急汗如油而凉，四肢厥逆，脉沉细欲绝"等阴阳两亡之象。

救治要点：此证阴寒内盛、虚阳上越之烦躁，因肾阳虚无以纳气，故见气喘不足以息，阳虚不固,阴液外亡则急汗如油而凉。阳虚久久不复,无以化生阴液,又加汗多伤津,遂致阴液不继,阳无所依,从而使诸症加剧,且形成恶性循环。此证病机与茯苓四逆汤证相合,故进药1剂,烦躁即止,减量续服而收全功。

本案启示:《伤寒论》中"烦躁"与"躁烦"均有多条提及,二者并无明确区分,也并无程度轻重的差别。烦躁也不可以心烦和手足躁动简单地区分阴阳。临床中,舌象与脉象是除兼证外,避免误治的重要诊断要点。阳盛之证,舌色多红,脉多数而有力;阴盛之证,舌色多淡,脉多微弱无力。

2. 清之不及

【案例】

曹颖甫治江阴缪姓女,偶受风寒,恶风自汗,脉浮,两太阳穴痛,投以轻剂桂枝汤,汗出,头痛差,寒热亦止。不料一日后,忽又发热,脉转大,身烦乱,因与白虎汤:生石膏八钱,知母五钱,生草三钱,粳米一撮。服后,病如故。次日,又服白虎汤。孰知身热更高,烦躁更甚,大渴引饮,汗出如浆。又增重药量为:石膏二两,知母一两,生草五钱,粳米二杯,并加鲜生地二两,天花粉一两,大、小蓟各五钱,丹皮五钱。令以大锅煎汁,口渴即饮。共饮三大碗,神志略清,头不痛,壮热退,并能自起大小便。尽剂后,烦躁亦安,口渴大减。翌日停服,至第三日,热又发,且加剧,周身骨节疼痛,思饮冰凉之品,夜中令其子取自来水饮之,尽一桶。论证情,确系白虎,其势盛,则用药亦宜加重,第就白虎汤原方,加石膏至八两,余仍其旧。仍以大锅煎汁冷饮。服后,大汗如注,湿透衣襟,诸恙悉除,不复发。(《经方实验录》)

【分析】

误治原因:本案热、渴、汗、烦、脉大诸症俱备,乃白虎汤证无疑,然给予白虎汤而不效,非为不对证,是为病重药轻。

救治要点:曹氏为伤寒大家,辨证不疑,责为药量过轻,清之不及,乃逐渐加大白虎之量,最终至石膏八两,其热方彻,足见其"热郁在里"之重。

本案启示:除邪务尽与中病即止均是《伤寒论》所尊崇的重要治疗原则。临床之中,必须辨证准确,用药得当,方能避免误治。对于清法而言,四肢厥逆与烦渴不解是判断清之太过与清之不及的重要依据之一。

(三) 下法误用案

1. 下之太过(虚则太阴)

【案例】

患者女,25岁,护士。患习惯性便秘数年,7~10天大便1次,每次均需用开塞露。前医多治以大黄、芒硝等,起初大多有效,停药则病复如初。患者体型偏胖,痛经,经量少,色暗,伴有血块,经期四肢不温,喜温,遇冷则疼痛加重。平素手脚冰凉,怕冷,腰骶酸困;舌淡苔薄白,脉沉细。患者虽患便秘,然一派寒象,且前医屡以寒凉攻下之剂,并无长效,考虑其兼有痛经之苦,故予附子理中丸合当归四逆汤加减:黑附子12g,干姜12g,当归30g,桂枝15g,白芍10g,党参15g,生白术30g,细辛6g,泽泻30g,炙甘草6g。共6剂,水煎服,日1剂。6天后复诊,自诉3剂药后腹泻2次,6剂服完后,每日大便1次,余无不适。效不更方,前方续进10剂痊愈。[臧英.附子理中丸加减治疗便秘验案2则.包头医学院学报,2011,27

NOTE

（6）：99]

【分析】

误治原因：便秘证有寒热虚实之分。本案虽患习惯性便秘，而手脚冰凉、恶寒，脉沉细，证属太阴脾虚，运化无力；误以阳明腑实，故屡用苦寒攻下。

救治要点：证属中焦虚寒，故以附子理中丸温阳散寒止泻；因有寒凝经痛，故合以当归四逆汤加减。

本案启示：因过食生冷寒凉、久坐乏动，气虚阳虚型便秘临床十分常见。阳明腑实之证，固然可与承气类，下之可愈。然素体阳气不足或经屡用寒凉攻下者，则易从太阴寒化，应行以温通之法。正所谓"实则阳明，虚则太阴"。

2. 当下不下

【案例】

梁某，男，28岁。患流行性乙型脑炎6日，曾连服中药清热、解毒、养阴之剂，病势有增无减。会诊时，体温高40.3℃，脉象沉数有力，腹满微硬，哕声连续，目赤不闭，无汗，手足妄动，烦躁不宁，有欲狂之势，神昏谵语，四肢微厥，昨日下利纯青黑水，此虽病邪羁踞阳明，热结旁流之象，但未至大实满，而且舌苔秽腻，色不老黄，乃用小承气汤法微和之。服药后，哕止便通，汗出厥回，神清热退，诸症豁然，再以养阴和胃之剂调理而愈。（《蒲辅周医案》）

【分析】

误治原因：前医拘泥于"流行性乙型脑炎"的常规治法，未详加审证，仅凭经验，率用清热、解毒、养阴之法，忽视了中医辨证论治的精髓。

救治要点：此患者症见腹满微硬，谵语欲狂，热结旁流，目赤肢厥，身热无汗，脉沉数有力，乃里闭表郁之征。腹满微硬，哕声连续，提示下焦腑结，气逆于上。虽屡用清热、解毒、养阴之剂，而表不解，提示体内热毒尚无出路，必须下之，给邪以出路，则里通而表自和。否则，里结表闭，久久不解，后果严重。

本案启示：此案说明治疗温病高热神昏，并不只局限于应用清热、解毒、养阴、开窍之法。若腹中燥屎内结，热扰神明，往往可出现神昏谵语之证，此时使用上述诸法收效甚微，而攻下之法则可攻其热积，釜底抽薪，既可退热醒神，又可顾护将竭之阴。

（四）和法误用案

【案例】

杨某，女，15岁，病发热呕吐，泻利，头痛，恶寒，前医以小柴胡汤加三棱、莪术，诊治一周无效。刻下症见：呕逆不止，腹痛硬满，面赤，烦躁，仍感头痛，恶寒，手足僵冷，脉细而欲绝，舌淡紫。证为厥阴虚寒，急投以当归四逆汤加吴茱萸生姜汤加味。处方：当归12g，桂枝9g，炒杭芍12g，吴茱萸6g，细辛2g，通草6g，炒小茴香6g，砂仁6g，川黄连3g，炙甘草6g，烧生姜3片，大枣3个。上方服后，次日来诊，呕逆全止，肢已转温，面赤、烦躁、腹痛均减。续处以吴萸四逆汤。处方：黑附片60g，炒吴萸9g，干姜12g，炙甘草6g。服第二方后，诸症悉除，且满身出现红斑此病邪由里达表，已收预期之效。乃因势利导，以四逆汤振奋阳气，祛邪外散，遂告痊愈。（《戴丽三医疗经验选》）

【分析】

误治原因：初病发热恶寒头痛，病在太阳；呕吐、泻利，病属阳明。此太阳之邪不得外解，内迫阳明，逆于足阳明经则发生呕吐，注于手阳明经而大肠传导失司、水谷不别，泄利自作。本应采用外散表邪，升阳止泄的"逆流挽舟"法治疗，而医见寒热、呕吐，误诊为少阳证，兼见腹痛硬满、舌淡紫，又疑有下焦血瘀，遂用小柴胡汤加三棱、莪术攻之。

救治要点：此证初起为表邪未解，挟热下利。然前医却屡投柴、芩，苦寒伤正，邪气内陷厥阴，闭阻不通，故以当归四逆加吴茱萸生姜汤温润通脉，使其阴血得复，血脉调和。继以吴茱四逆汤，鼓荡阳气，温中扶阳，祛除浊阴，而诸症悉平。

本案启示：病证初起时，应先恰当地分析邪在何经，属于何证，不能以小柴胡汤具和解之功而率用之。本病初起"发热、呕吐、泄利、头痛、恶寒"，当遵《伤寒论》第32条："太阳与阳明合病者，必自下利，葛根汤证主之。"

（五）温补太过案（实则阳明）

【医案】

吴某，男，40岁，农民。患腹部胀满，阵发性腹部隐痛，便溏日行十来次，纳呆。前医投葛根芩连汤加味2剂不效，复以白头翁汤加味2剂，药后诸症加剧，遂至卧床不起。现症见：面色少华，语言无力，腹部胀满不适，时有隐痛，大便稀薄日近20次，量少，食纳不思，四肢欠温，舌苔白滑，脉沉细而迟。脉证合参，乃太阴脾虚寒湿证，治宜温中散寒，健脾燥湿，处以附子理中汤加味。处方：西党参、炒白术、干姜、炙甘草、淮山药、扁豆各20g，黑附片10g。嘱服3剂后再诊。药后诸症好转，胃纳大增，但起床行走，仍感乏力。

药后疗效显著，患者认为此方中病，多服无妨，乃持原方再服4剂。不料药后5日不大便，腹中灼热胀痛，口渴喜冷饮，烦躁不安，舌红少津、苔黄，脉数而有力。此为过服辛燥之品，耗伤胃阴，导致津液干竭，而成阳明腑实证。乃用"增水行舟"法。处以增液承气汤：玄参24g，麦冬、生地各20g，大黄12g（后下），玄明粉6g（冲服）。2剂。当日服1剂后，从午夜至天明已大便3次，前硬后稀，量较多，2剂后病势大减。后以参苓白术散加减数剂以善后，药后病愈。[蔡克贤.太阴转属阳明之验案.新中医，1983，（9）：22]

【分析】

误治原因：本案前医不察下利病机，见利投凉，误用葛根芩连汤、白头翁汤，损伤脾阳，而见太阴虚寒下利证。医以附子理中加味调理，本属切证，药已中病，症为好转，然病家自作主张，继服温燥之品，损伤胃阴，转为阳明。

救治要点：柯韵伯曾云："实则阳明，虚则太阴。"本案症见"大便稀薄日近20次，量不多，食纳不思，四肢欠温，舌苔白滑，脉沉细而迟"，为太阴虚寒，而后过服温燥，而大便5日未行，烦躁，口渴喜冷饮及舌红少津、苔黄，脉数有力，则为阳明实热之象，考虑前已损伤正气，故以增液承气汤，增水行舟治疗。

本案启示：第187条言："伤寒，脉浮而缓，手足自温者，是为系在太阴。太阴者，身当发黄，若小便自利者，不能发黄。至七八日，大便硬者，为阳明病也。"提示太阴阳明虚实之间转化较多，然于临床中必当以大便作为辨证之关键。大便硬者多在阳明实热，大便溏者多属太阴虚寒。

（六）实证误补

【案例】

一人，每下午发热，直至天明，夜热更甚，右胁胀痛，咳嗽引痛，投以参术，痛益增。孙宿东诊之：（脉）左弦大，右滑大搏指。乃曰：《内经》云："左右者，阴阳之道路也。"据脉肝胆之火为痰所凝，必勉强作文，过思不决，木火之性，不得通达，郁而致疼。夜甚者，肝邪实也。初治只当通调肝气，一剂可瘳。误以为疟，燥动其火，补以参术，闭塞其气，致汗不出，而苔如沉香色，热之极矣。乃以小陷胸汤，用瓜蒌30g，黄连9g，半夏6g，加前胡、青皮各3g。煎服。夜以当归龙荟丸微下之，遂痛止热退，两帖全安。（《伤寒名案选新注》）

【分析】

误治原因：此人下午发热，直至天明，夜热更甚，而右胁胀痛，颇具疟疾之定时发热的特征，直以疟治，是前医辨病之误；本案脉证所现，显为肝气郁滞化火之象，前医不察，径投参术，是其辨证之误。

救治要点：患者脉左弦大为肝火炽盛，右滑大搏指为痰火壅盛，痰火壅盛故而午后发热，木郁不达乃至夜热更甚，右胁胀痛。故治用小陷胸汤清热涤痰开结，加前胡、青皮以通理肺肝，以复气机左升右降之职，夜以当归龙荟丸清肝泄热，药达病所，只两帖而愈。

本案启示：本案初起一派实象，本不应出现"实实"之误，而医以参术之剂温补，究其原因，乃是受明代温补之风影响所致。本案的启示乃是避免随"风"用药或者刻舟求剑，照搬经验，不依据病证遣方用药。

（七）　应消反用温补

【案例】

郑某，胃脘疼痛。医治之，病不减，反增大便秘结，胸中满闷不舒，懊憹欲呕，辗转难卧，食少神疲，历七八日。适我下乡防疫初返，过其门，遂邀诊视。按其脉沉弦而滑，验其舌黄腻而浊，检其方多桂附、香砂之属。此本系宿食为患，初只须消导之品，或可获愈。今迁延多日，酿成"夹食致虚"，补之固不可，下之亦不宜，乃针对"心中懊憹""欲呕"二症，投以生姜栀子豉汤（生栀子三钱，生姜三钱，香豉五钱）分温作两服。嘱若一服吐，便止后服。再次服后，并无呕吐，且觉胸舒痛减，遂尽剂。翌日，病家称谢，称服药尽剂后，诸证均瘥，昨夜安然入睡，今晨大便已下，并能进食少许。（《伤寒论汇要分析》）

【分析】

误治原因：胃脘痛一病，临床以虚寒证较为多见，而实证、热证也时有发生。前医误辨为虚寒之证。

救治要点：此证误经温补而致下焦不通，胸中满闷，症见心中懊憹、欲吐，辗转难卧，胸膈气机壅塞可知，故以栀子生姜豉汤，清宣郁热，调畅气机，安中和胃，复升降而开壅滞，上下得通，病向痊愈。

本案启示：胃脘痛的证治有很多种类型，在临床尤应辨清虚实寒热，针对病机进行治疗，不能见痛只以温通，偏执一隅，胶柱鼓瑟。本案其误有二：一者实其实；二则温其温。虚实之辨，临证尤慎。

（八）　妄用渗利

【案例】

曾某，女，42岁，1978年4月5日就诊。自诉1977年10月起，即腹胀，少腹拘急，尿少而尿意频频，日排尿仅100~200mL，某医院拟诊为"少尿原因待查和内分泌机能紊乱"，频频给予维生素类、双氢克尿塞（氢氯噻嗪）、速尿（呋塞米）等剂治疗。初服药后尿量增至

1500~2000mL，腹胀随减，但纳食渐差，停药诸症又发，再以前药治而难有起色，转中医治疗，以八正散、五苓散等利水剂出入，亦仅服药时症情好转，停药复如旧，病趋重笃。曾服济生肾气丸、滋肾通关丸等加减，也仅可取一时之效，数日后复旧状。

现症见：面色苍白，形体肥胖，口和纳呆，恶心欲呕，心烦易怒，少腹拘急，腹胀，尿少，尿意频频，尿色白浊，大便干，三四日一行，舌黯淡肥大，脉沉紧。此属脾肾阳气衰惫，枢机不运，气化无权。治宜温运脾肾阳气、枢转气机，方拟桃花汤：赤石脂60g，干姜、粳米各30g。清水煎至米熟烂为度，弃渣分昼3夜1温服。2日后大便通，小便利，色白浊，精神好转，寐安，纳食稍增，余症减轻。嘱再服2剂，煎服法同前。4日后，尿量增，腹胀、少腹拘急和心烦欲呕等症已除，面色转红润，纳增，舌体肥胖，苔净，脉沉紧，此中阳已运，肾气来复，原方再进。10日后舌脉复如常人，小便正常，大便通畅，遂以调理脾肾之剂善后。［林上卿. 运用仲景桃花汤的体会. 中医杂志，1984，(7)：18］

【分析】

误治原因：本案脾阳不足，累及肾阳，肾失所司，二便难主，遂生"腹胀，小便不利"之症。前医不察病机根本，仅予渗利小便之对症治疗，故难以治愈。

救治要点："肾司二便"。患者虽小便不利，大便干结，但小便色白，尿意频频。第282条云："若小便色白者，少阴病形悉具。小便白者，以下焦虚有寒，不能制水，故令色白也。"故用桃花汤温运脾肾阳气，枢转气机，俟肾阳充足，气化渐复，诸证悉除。

本案启示：小便不利，有淡渗利湿、清热通淋、通阳化气、提壶揭盖等不同治法，治当法以病机，切莫对症治疗，图一时之效。

（九） 药量比例失调致误案

【案例】

魏生诊治一妇女，噫气频作而心下痞闷，脉来弦滑，按之无力。辨为脾虚肝逆，痰气上攻之证。为疏：旋覆花9g，党参9g，半夏9g，生姜3片，代赭石30g，炙甘草9g，大枣3枚。令服3剂，然效果不显，乃请余会诊。诊毕，视方辨证无误，乃将生姜剂量增至15g，代赭石则减至6g。嘱再服3剂，而病竟大减。魏生不解其故。余曰：仲景此方的剂量原来如此。因饮与气搏于心下，非重用生姜不能开散。代赭石能镇肝逆，使气下降，但用至30g则直驱下焦，反掣生姜、半夏之肘，而于中焦之痞则无功，故减其剂量则获效。可见经方之药量亦不可不讲求也。魏生称谢。(《新编伤寒论类方》)

【分析】

误治原因：本案辨证准确，误在药量比例失调。医者处方用药时只凭自己平日的习惯随便处以剂量，更改了经方的药量比例，如此不能恰中病机，故而无效。

救治要点：旋覆代赭汤主治胃虚痰阻、虚气上逆之证，临床以"噫气不除"为病证特点，病位在中焦。方中代赭石、人参、旋覆花、生姜之剂量比例为1：2：3：5，代赭石用量不宜过大，过大则引药直趋下焦，且易耗伤中气，临床运用时当作参考。

本案启示：古谚云"中医不传之秘在药量"。仲景方不但其药物配伍准确精当，其药量的配比亦饶有深意。在临证应用时虽然不必太过拘泥书中原量，但是应该对方中药物的剂量比例详加斟酌，不宜擅自颠倒比例，以免失去仲圣制方之旨。

NOTE

（十）缺药或替代不当致误案

【案例】

杨某，男，42岁。偶尔食不适即呕吐，吐出未经消化之食物及夹杂不少黏沫，吐出量并不多，为此未引起足够的重视，如此延续了将近10年。近1年病情加重，每日饭后隔一至二小时，即频频呕吐不休，天气寒冷时尤其严重。曾用过不少止呕和胃健胃等药品，未曾获效。现手足厥逆，消化迟滞，脉沉而迟。治以吴茱萸汤：吴茱萸12g，人参6g，生姜30g，大枣5枚。服2剂后呕吐减十分之五六。继服3剂呕吐又复发到原来的程度，经询问情况才知道因当时未找到生姜而以腌姜代替，不仅无效反而又使病情反复。后配以生姜再进4剂，呕吐减十分之七八，饮食增加，手足厥逆好转。宗此方化裁，共服20余剂。呕吐停止。(《经方发挥》)

【分析】

误治原因：用腌姜代生姜，造成病情反复。姜经过腌制后，辛温之性大大减小，而增咸味，与生姜性味迥异，故用之不效。

救治要点：吴茱萸汤方中尤其是重用生姜30g，以温胃散寒止呕，是其用药关键。本病中患者频吐，遇冷加重，手足厥逆，脉沉迟，用吴茱萸汤应恰对病机，然而患者以腌姜代生姜以致病情反复。生姜性温味辛，能散寒温中，为止呕之圣药，故改用生姜后疗效又至。

本案启示：药物经过不同的炮制之后，性味和功效会随之变化。吴茱萸汤用生姜六两，目的在于温胃散寒止呕，临床使用时不宜随意变更。

条文索引

第一部分（前四篇）

（辨脉法、平脉法、伤寒例、痉湿暍篇）

NOTE

第二部分（中十篇）

（辨太阳病、阳明病、少阳病、太阴病、少阴病、厥阴病、霍乱、阴阳易差后劳复篇）

NOTE

NOTE

第三部分（后八篇）

（不可发汗、可发汗、发汗后、不可吐、可吐、不可下、可下、发汗吐下后篇）

NOTE

NOTE

NOTE

方剂索引*

（按方剂首字拼音排序）

※本索引以方剂第1次出现时的页码检索，反复出现者不再标页码。

NOTE

NOTE

伤寒医家索引

（按出生年排序）

姓名	生卒年代	主要著作	页码
庞安时	1042-1099 年	《伤寒总病论》	160
朱肱	约 1050-1125 年	《类证活人书》	162
成无己	约 1066-1156 年	《注解伤寒论》《伤寒明理论》《药方论》	163
许叔微	1080-1154 年	《伤寒发微论》《伤寒九十论》	164
郭雍	约 1106-1187 年	《伤寒补亡论》	166
陶华	约 1369-1450 年	《伤寒六书》《伤寒全生集》	167
方有执	1523-1593 年	《伤寒论条辨》	168
俞昌	1585-1664 年	《尚论篇》	169
李中梓	1588-1655 年	《伤寒括要》	170
张志聪	1644-1722 年	《伤寒论集注》	171
张璐	1617-1699 年	《伤寒缵论》《伤寒绪论》	172
柯琴	约 1662-1735 年	《伤寒来苏集》	173
汪琥	生卒年不详	《伤寒论辨证广注》	174
钱璜	生卒年不详	《伤寒溯源集》	176
秦之桢	生卒年不详	《伤寒大白》	177
尤怡	1650-1749 年	《伤寒贯珠集》	177
叶桂	1667-1745 年	《温热论》《临证指南医案》	179
吴谦	1689-1748 年	《医宗金鉴·伤寒心法要诀》	180
徐大椿	1693-1771 年	《伤寒论类方》	182
俞根初	1734-1799 年	《通俗伤寒论》	183
陈念祖	1753-1823 年	《伤寒论浅注》《伤寒医诀串讲》《长沙方歌括》	185
吴瑭	1758-1836 年	《温病条辨》	187
张锡纯	1860-1933 年	《医学衷中参西录》	189
唐宗海	1862-1918 年	《血证论》	191

附1：日本医家

附2：朝鲜医家

主要参考书目

1. 刘渡舟．伤寒论校注［M］．北京：人民卫生出版社，1991

2. 刘渡舟．伤寒论十四讲［M］．天津：天津科学技术出版社，1982

3. 刘渡舟．经方临证指南［M］．天津：天津科学技术出版社，1993

4. 刘渡舟．新编伤寒论类方［M］．太原：山西人民出版社，1984

5. 陈亦人．伤寒论译释［M］．第3版．上海：上海科学技术出版社，1992

6. 李培生．高等中医院校教学参考书·伤寒论［M］．北京：人民卫生出版社，1983

7. 钱超尘．伤寒论文献通考［M］．北京：学苑出版社，1993

8. 聂惠民．三订聂氏伤寒学［M］．北京：学苑出版社，2010

9. 聂惠民，王庆国，高飞．伤寒论集解［M］．北京：学苑出版社，2001

10. 王庆国．伤寒论讲义［M］．北京：高等教育出版社．2007